Manual Prático de
**Assistência Nutricional
ao Paciente Oncológico
Adulto e Pediátrico**

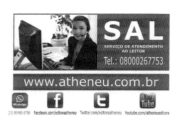

NUTRIONCO
Grupo de Estudos de Nutrição em Oncologia

Manual Prático de
Assistência Nutricional ao Paciente Oncológico Adulto e Pediátrico

Ana Carolina Leão Silva
Erika Yuri Hirose
Simone Tamae Kikuchi

O NUTRIONCO, Grupo de Estudos de Nutrição em Oncologia, congrega experiências e conhecimentos de cerca de 40 instituições públicas e privadas de atuação em nutrição oncológica.

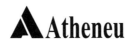

São Paulo • Rio de Janeiro
2020

EDITORA ATHENEU

São Paulo	— *Rua Avanhandava, 126 – 8º andar* *Tel.: (11)2858-8750* *E-mail: atheneu@atheneu.com.br*
Rio de Janeiro	— *Rua Bambina, 74* *Tel.: (21)3094-1295* *E-mail: atheneu@atheneu.com.br*

CAPA: Equipe Atheneu
PRODUÇÃO EDITORIAL/DIAGRAMAÇÃO: Know-How Editorial

CIP-BRASIL. CATALOGAÇÃO NA PUBLICAÇÃO
SINDICATO NACIONAL DOS EDITORES DE LIVROS, RJ

S578m

Silva, Ana Carolina Leão
Manual prático de assistência nutricional ao paciente oncológico adulto e
pediátrico : grupo de estudos de nutrição em oncologia : Nutrionco / Ana
Carolina Leão Silva, Erika Yuri Hirose, Simone Tamae Kikuchi. – 1. ed. – Rio
de Janeiro : Atheneu, 2020.
256p. ; 21 cm.

Inclui bibliografia e índice

ISBN 978-85-388-1069-8

1. Câncer – Pacientes – Cuidado e tratamento. 2. Câncer – Aspectos nutricionais. 3.
Câncer – Dietoterapia. I. Hirose, Erika Yuri. II. Kikuchi, Simone Tamae. III. Título.

20-62216

CDD: 616.9940654
CDU: 616-006:613.2

Meri Gleice Rodrigues de Souza – Bibliotecária CRB-7/6439

07/01/2020   08/01/2020

SILVA, Ana Carolina Leão; HIROSE, Erika Yuri; KIKUCHI, Simone Tamae (Org.)

Manual prático de assistência nutricional ao paciente oncológico adulto e pediátrico
Grupo de Estudos de Nutrição em Oncologia — NutriOnco —

© *Direitos reservados à EDITORA ATHENEU – São Paulo, Rio de Janeiro, 2020.*

Organizadoras

Ana Carolina Leão Silva
Graduada em Nutrição pela Faculdade de Saúde Pública da Universidade de São Paulo (FSP/USP). Especialista em Pediatria Clínica pelo Instituto da Criança do Hospital das Clínicas da Faculdade de Medicina da USP. Especialista em Oncologia Multiprofissional pelo Hospital Israelita Albert Einstein. Especializanda em Educação na Saúde para Preceptores do SUS (Instituto de Ensino e Pesquisa do Hospital Sírio-Libanês – IEP-HSL). Nutricionista no Centro de Oncologia e Tutora do Programa de Residência Multiprofissional em Saúde no Cuidado ao Paciente Oncológico no Hospital Sírio-Libanês. Coordenadora do Grupo de Estudos NutriOnco.

Erika Yuri Hirose
Graduada em Nutrição pelo Centro Universitário São Camilo. Aprimoramento em Nutrição Clínica, Funcional e Preventiva Aplicada à Oncologia pelo Instituto Adriana Garófolo (IAG). Aperfeiçoamento em processos educacionais na saúde com ênfase em facilitação de metodologias ativas de ensino-aprendizagem pelo Instituto de Ensino e Pesquisa do Hospital Sírio-Libanês. Estágio em análise da composição corporal por tomografia computadorizada, bioimpedância elétrica, whole body calorimetry unit, fitmate, bodpod e dual-energy x-ray absorptiometry na Human Nutrition Research Unit, Department of Agricultural, Food and Nutritional Science, University of Alberta, Edmonton, Canadá. Mestre em Ciências pelo Programa de Pós-graduação em Hematologia e Hemoterapia do Departamento de Oncologia Clínica e Experimental da Universidade Federal de São Paulo (Unifesp). Doutoranda pelo mesmo departamento. Nutricionista especialista da Oncologia e Preceptora do Hospital Sírio-Libanês. Coordenadora do Grupo de Estudos NutriOnco.

V

Simone Tamae Kikuchi
Graduada em Nutrição pelo Centro Universitário São Camilo. Aperfeiçoamento em Processos Educacionais pelo Instituto de Ensino e Pesquisa do Hospital Sírio-Libanês (IEP-HSL). Aprimoramento em Nutrição Clínica, Funcional e Preventiva Aplicada à Oncologia pelo Instituto Adriana Garófolo (IAG). Especialista em Educação na Saúde para Preceptores do SUS (IEP-HSL) e em Nutrição em Doenças Crônico Degenerativas pelo Hospital Israelita Albert Einstein. Líder de Nutrição das Unidades de internação oncológicas e cirúrgicas, Check-up, Centros Oncológicos e Hemodiálise e Tutora da Residência Multiprofissional em Gestão dos Serviços de Saúde e Redes de Atenção à Saúde do Hospital Sírio-Libanês. Coordenadora do Grupo de Estudos NutriOnco.

Colaboradores

Adriana Garófolo
Nutricionista Coordenadora do Serviço de Nutrição do Instituto de Oncologia Pediátrica – Grupo de Apoio ao Adolescente e à Criança com Câncer (GRAACC) Universidade Federal de São Paulo (Unifesp). Tutora de Nutrição do Programa de Residência Multiprofissional em Oncologia Pediátrica da Unifesp. Professora dos cursos de pós--graduação em Nutrição na área de Nutrição Oncológica em São Paulo (Centro Integrado de Nutrição/CIN) e Goiânia (PUC/CEEN). Nutricionista na São Paulo Oncologia Clínica. Estágio no exterior em terapia nutricional no Hospital Universitário la Paz-Madri. Certificada pela ESPEN em Terapia Nutricional.

Ana Lúcia Chalhoub Chediác Rodrigues
Especialista em Cardiologia pela Sociedade de Cardiologia do Estado de São Paulo. Especialista em Administração Hospitalar. Especialista em Gestão da Atenção à Saúde pela Fundação Dom Cabral e pelo Instituto de Ensino e Pesquisa do Hospital Sírio-Libanês. Mestre em Gestão para Competitividade – Linha Saúde pela Fundação Getulio Vargas (FGV).

Ana Paula Noronha Barrére
Graduada em Nutrição pela Pontifícia Universidade Católica de Campinas (PUCCAMP). Nutricionista Sênior do Hospital Israelita Albert Einstein. Mestre em Ciências da Saúde pelo Instituto Israelita Ensino e Pesquisa Albert Einstein. Especialista em Nutrição Parenteral e Enteral pela Sociedade Brasileira de Nutrição Parenteral e Enteral (SBNPE/ BRASPEN). Especialista em Nutrição Funcional pela VP Consultoria Nacional. Especialista em Nutrição Hospitalar pelo Hospital das Clínicas da Faculdade de Medicina da Universidade de São Paulo (ICHCFMUSP). Membro do Academy of Nutrition and Dietetics.

Angela Cristina Barbaro
Graduada em Nutrição pela Universidade Metodista de São Paulo. Nutricionista Pleno da Associação do Sanatório Sírio. Nutricionista Clínica do Hospital do Coração especialista em Oncologia Multidisciplinar.

Ariane Nadólskis Severine
Especialista em Gestão da Atenção à Saúde pela Fundação Dom Cabral. Mestre em Ciências da Saúde pela Universidade Federal de São Paulo (Unifesp). Especialista em Nutrição Clínica pela Associação Brasileira de Nutrição (ASBRAN). Graduada em Nutrição pela Universidade São Camilo.

Bianca Stachissini Manzoli
Graduada em Nutrição pela Universidade Presbiteriana Mackenzie. Especialista em Nutrição e Pediatria pelo Instituto da Criança do Hospital das Clínicas (HCFMUSP). Coordenadora do Comitê de Nutrição da Associação Brasileira de Linfoma e Leucemia (ABRALE). Atualmente é responsável pelo Ambulatório de Nutrição do Instituto de Tratamento do Câncer Infantil (ICR-HCFMUSP).

Bruna Del Guerra de Carvalho Moraes
Nutricionista da Divisão de Nutrição e Dietética do Instituto Central do Hospital das Clínicas da Faculdade de Medicina da Universidade de São Paulo (ICHC-FMUSP). Graduada em Nutrição pelo Centro Universitário São Camilo. Mestranda do Programa Doenças Infecciosas e Parasitárias da FMUSP.

Bruna Gonzalez
Nutricionista Clínica do Hospital São Camilo Pompeia (atendimento principal para pacientes da oncologia, hematologia e transplante de medula óssea). Graduada em Nutrição pela Universidade Bandeirante de São Paulo. Pós-graduada em Nutrição Clínica pelo Centro Universitário São Camilo. Palestrante no I Fórum de Nutrição Hospitalar da Rede de Hospitais São Camilo de São Paulo, com o tema "Assistência Nutricional ao Paciente Submetido a Transplante de Medula Óssea". Tutora no curso de Personal Diet no Instituto Racine.

Carolina Dumit Sewell
Graduada em Nutrição pela Faculdade de Saúde Pública da Universidade de São Paulo (USP). Especialista em Terapia Nutricional e Nutrição Clínica pelo Grupo de Apoio de Nutrição Enteral e Parenteral (GANEP). Especialista em Nutrição Clínica Funcional pela UNICSUL/VP.

• Colaboradores

Carolina Mariano Ferraz
Graduada em Nutrição pela Faculdade de Saúde Pública da Universidade de São Paulo (USP). Mestranda em Saúde Pública pela University of Colorado, Denver, Estados Unidos. Exerceu o cargo de Nutricionista Clínica do Instituto do Câncer do Estado de São Paulo (ICESP). Possui experiência na área de Nutrição Clínica, Educação Nutricional, Segurança Alimentar e Pesquisa.

Cíntia Tamami Sato
Graduada em Nutrição pelo Centro Universitário São Camilo. Pós--graduada em Nutrição e Metabolismo Esportivo pelo GANEP Educação. Atualmente trabalha na Irmandade da Santa Casa de Misericórdia de São Paulo (Hospital Santa Isabel).

Claudia Harumi Nakamura
Graduada em Nutrição pelo Centro Universitário São Camilo. Aprimoramento em Nutrição Clínica em Oncologia Pediátrica pelo Instituto de Oncologia Pediátrica (IOP/GRAACC). Especialista em Terapia Nutricional e Nutrição Clínica pelo Grupo de Apoio de Nutrição Enteral e Parenteral (GANEP). Especialista em Multiprofissional em Oncologia Pediátrica na Área Ambulatorial e Hospitalar pela Universidade Federal de São Paulo (Unifesp). Especialista em Terapia Nutricional em Cuidados Intensivos pelo GANEP. Nutricionista do Serviço de Transplante de Células-tronco Hematopoéticas e Coordenadora Administrativa da Equipe Multiprofissional de Terapia Nutricional do IOP/GRAACC.

Cristiane Ferreira Marçon
Nutricionista do Instituto de Oncologia Pediátrica (IOP/GRAACC/ Unifesp). Especialista na modalidade Residência Multiprofissional em Área Profissional da Saúde no Programa de Oncologia Pediátrica, área profissional – Nutrição, pela Universidade Federal de São Paulo (Unifesp).

Cristiane Santos da Rocha
Graduada em Nutrição pela Universidade do Grande ABC (UniABC). Pós-graduada em Atendimento Nutricional pela Universidade São Judas Tadeu em Doenças Crônicas Não Transmissíveis pelo Instituto Israelita de Ensino e Pesquisa Hospital Israelita Albert Einstein e em Cuidados Paliativos pela Faculdade Santa Marcelina (FASM). Atualmente é Nutricionista Clínica em Unidade de Terapia Intensiva no Hospital Santa Marcelina.

Daiane Santos de Oliveira
Graduada em Nutrição pelo Centro Universitário São Camilo. Especialista em Nutrição Clínica e Terapia Nutricional pelo Insira Educacional. Nutricionista Clínica no Hospital do Coração (HCor).

IX

Deise de Andrade Silva

Técnica de Nutrição pela Escola técnica Estadual (ETEC). Nutricionista pelo Centro Universitário São Camilo/CUSC. Especialista em Nutrição Clínica pelo GANEP. Nutricionista Clínica responsável pela Unidade de Onco-Hematologia do Hospital IBCC.

Eloisa Nunes Rodrigues Oliveira

Graduada em Nutrição pela Universidade São Camilo. Especialista em Nutrição Clínica pelo GANEP. Especialista em Oncologia pelo Instituto Israelita de Ensino e Pesquisa Albert Einstein. Atualmente é Nutricionista Clínica no Ambulatório de Oncologia e Especialidades do Hospital Samaritano de São Paulo.

Érica Line de Oliveira Pedron

Graduada em Nutrição pela Universidade São Judas Tadeu. Especialista em Nutrição Clínica pelo GANEP. Mestre em Ciências do Envelhecimento pela Universidade São Judas Tadeu. Atualmente é Nutricionista Clínica no Ambulatório de Oncologia da Real e Benemérita Associação Portuguesa de Beneficência (São Paulo).

Fabiana Lúcio

Nutricionista Clínica do Centro de Oncologia e Hematologia do Hospital Israelita Albert Einstein. Especialista em Nutrição nas Doenças Renais da Criança e do Adulto pela Universidade Estadual de Campinas (Unicamp).

Fernanda Lancellotti

Nutricionista Clínica do Instituto do Câncer do Estado de São Paulo. Aprimoramento em Nutrição Hospitalar pelo Instituto de Infectologia Emilio Ribas.

Fernanda Pacheco Magalhães e Silva

Nutricionista Clínica do Hospital Beneficência Portuguesa de São Paulo. Pós-graduada em Nutrição Humana Aplicada e Terapia Nutricional pela Instituição Insira Educacional. Aprimoramento em Transtornos Alimentares para Nutricionistas pela Instituição AMBULIM (HCFMUSP).

Fernanda Rodrigues Alves

Nutricionista e Coordenadora do Setor de Nutrição e Gastronomia do Hospital Samaritano de São Paulo. Mestre em Ciências pela Universidade Federal de São Paulo (Unifesp). Pós-graduada em Nutrição Clínica pela Associação Brasileira de Nutrição (ASBRAN), com aperfeiçoamento em Gastronomia Hospitalar pelo Hospital Alemão Oswaldo Cruz, especialista em Terapia Nutricional Enteral e Parenteral pela BRASPEN e com MBA em Gestão de Negócios pela Uninove.

• Colaboradores

Gabriela Barabani Utescher
Graduada em Nutrição pelo Centro Universitário São Camilo. Pós--graduada em Terapia Nutricional e Nutrição Clínica pelo GANEP. Nutricionista na Irmandade da Santa Casa de Misericórdia de São Paulo.

Janilene Medeiros S. Pescuma
Graduada em Nutrição pelo Centro Universitário São Camilo. Especialista em Gerontologia pela Faculdade de Medicina da Universidade de São Paulo (FMUSP) e em Nutrição Clínica pela Associação Brasileira de Nutrição (ASBRAN), Educadora em Diabetes pela Universidade Paulista (UNIP).

Jaqueline Nunes de Carvalho
Graduada em Nutrição pela Universidade Paulista (UNIP). Pós-graduada em Nutrição Clínica pelo GANEP. Nutricionista Clínica no IBCC, responsável pela internação (clínico, cirúrgico e cuidados paliativos) e ambulatório.

Josiane de Paula Freitas
Nutricionista Clínica na Fundação Antônio Prudente. Pós-graduada em Nutrição Humana e Terapia Nutricional pelo Instituto de Metabolismo e Nutrição (IMeN).

Juliana Mayumi Iwakura
Nutricionista na APS Santa Marcelina. Residente em Oncologia pelo Hospital Israelita Albert Einstein. Especialista em Nutrição Clínica pelo GANEP. Pós-graduada em Oncologia pelo Instituto Israelita de Ensino e Pesquisa Albert Einstein.

Juliana Moura Nabarrete
Graduada em Nutrição pela Universidade São Judas Tadeu (USJT). Especialista em Nutrição Clínica Pediátrica pelo Instituto da Criança do Hospital das Clínicas e da Faculdade de Medicina da Universidade de São Paulo (HCFMUSP). Membro do Comitê de Nutrição da Sociedade Brasileira de Oncologia Pediátrica (SOBOPE). Membro do International Pediatric Oncology Group (IPONG) da International Society of Pediatric Oncology (SIOP).

Karen Jaloretto Teixeira Guedes
Especialista em Nutrição Humana e Terapia Nutricional pelo Instituto de Metabolismo e Nutrição (IMeN) e em Nutrição Clínica pelo Centro Integrado em Nutrição (CIN). Graduada em Nutrição pelo Centro Universitário São Camilo. Aperfeiçoamento em Oncologia Pediátrica pelo Instituto de Oncologia Pediátrica (IOP/GRAACC/Unifesp). Atua no Setor de Nutrição Clínica do IOP/GRAACC/Unifesp. Preceptora do Programa de Residência Multiprofissional em Saúde com ênfase em Nutrição em Oncologia Pediátrica (Unifesp). Membro do Núcleo Docente Assistencial Estruturante (NDAE) do Programa de Residência Multiprofissional em Oncologia Pediátrica (Unifesp).

XI

Kátia Cristina Camondá Braz

Especialista em Nutrição Hospitalar Oncológica pela Fundação Antônio Prudente/A.C. Camargo Cancer Center. Especialista em Nutrição Clínica pelo GANEP. Especialista em Terapia Nutricional pela BRASPEN. Mestre em Ciências, com foco em Oncologia, pela Fundação Antonio Prudente/A.C. Camargo Cancer Center. Nutricionista do Centro de Oncologia do Hospital Alemão Oswaldo Cruz. Docente nos cursos de Graduação e Pós-graduação na Universidade Paulista. Coordenadora do Curso de Nutrição em Oncologia da Faculdade de Educação em Ciências da Saúde do Hospital Alemão Oswaldo Cruz.

Larissa Cardoso Monteiro

Coordenadora da Nutrição do Centro de Combate ao Câncer. Graduada em Nutrição pelo Centro Universitário São Camilo. Especialista em Nutrição Clínica pelo Instituto de Metabolismo e Nutrição. Especialista em Nutrição Funcional pelo Centro de Nutrição Funcional (VP). Expreceptora da Residência Multidisciplinar em Oncologia no A.C. Camargo Cancer Center. Atuou como Nutricionista Oncológica no Hospital A.C. Camargo Cancer Center.

Larissa Grossi da Costa

Graduada em Nutrição pela Faculdade de Medicina do ABC (FMABC).

Lidiane Pereira Magalhães

Doutoranda em Ciências da Saúde pela Universidade Federal de São Paulo (Unifesp). Mestre em Ciências da Saúde pela Unifesp. Especialista em Nutrição Clínica pelo GANEP. Tutora do Programa de Residência Multidisciplinar em Nutrição em Oncologia do Adulto (Unifesp). Graduada em Nutrição pela Universidade São Judas Tadeu (USJT).

Ligia Cristina Nobre Moreira

Nutricionista Pleno do Centro de Combate ao Câncer. Graduada em Nutrição pelo Centro Universitário São Camilo. Residente em Nutrição Oncológica pelo A.C. Camargo Cancer Center. Pós-graduada pelo Insira Educacional em Nutrição Clínica e Terapia Nutricional.

Líria Núbia Alvarenga Oliveira

Pós-graduação em Nutrição pela Faculdade de Saúde Pública da Universidade de São Paulo (FSP/USP). Especialista em Nutrição Clínica pelo GANEP. Aprimoramento em Atendimento Interdisciplinar em Geriatria e Gerontologia pelo Instituto de Assistência Médica do Servidor Público Estadual (IAMSPE). Especialista em Gestão de Saúde pela FGV. Nutricionista Clínica pelo Centro Paulista de Oncologia (CPO).

• Colaboradores

Marcela Peres Rodrigues Galindo Cinacchi
Nutricionista do Hospital Israelita Albert Einstein, com atendimento no ambulatório de Oncologia e Transplantes de Órgãos Sólidos do Hospital Vila Santa Catarina. Graduada em Nutrição pelo Centro Universitário São Camilo. Especialista em Nutrição pela Universidade Gama Filho.

Márcia Tanaka
Nutricionista do Centro de Oncologia e Hematologia do Hospital Israelita Albert Einstein. Especialista em Nutrição Parenteral e Enteral pela Sociedade Brasileira de Nutrição Parenteral e Enteral (SBNPE). Especialista em Nutrição Clínica pela Associação Brasileira de Nutrição (ASBRAN). Especialista em Oncologia pelo Instituto de Ensino e Pesquisa Hospital Israelita Albert Einstein. Especialista em Doenças Cronicodegenerativas pelo Instituto de Ensino e Pesquisa Hospital Israelita Albert Einstein.

Maria Cecilia Tiburcio
Graduada em Nutrição pelo Centro Universitário São Camilo. Especialista em Nutrição Clínica pela Faculdade CBES. Especialista em Gestão em Nutrição Hospitalar no Hospital Alemão Oswaldo Cruz. Atualização em Oncologia pelo Hospital Israelita Albert Einstein.

Mariana de Moraes Fernandes Costa
Nutricionista Instrutora e Clínica no Ambulatório do Instituto do Câncer do Estado de São Paulo. Graduada em Nutrição pela Faculdade de Saúde Pública da Universidade de São Paulo (FSP/USP). Aprimoramento em Nutrição Hospitalar pelo Hospital Universitário da Universidade de São Paulo. Especialista em Nutrição Clínica e Hospitalar pelo GANEP.

Mariana Ferrari Fernandes dos Santos
Graduada em Nutrição pelo Centro Universitário São Camilo. Pós--graduada em Nutrição Clínica pelo GANEP.

Mariana Rodrigues
Graduada em Nutrição pelo Centro Universitário São Camilo. Pós--graduada em Nutrição Clínica: Metabolismo, Prática e Terapia Nutricional pela Universidade Gama Filho. Nutricionista da Equipe Multidisciplinar de Câncer de Cabeça e Pescoço do Hospital Heliópolis.

Mariele Aparecida Marcatto
Graduada em Nutrição pelo Centro Universitário São Camilo. Pós--graduada em Nutrição Clínica pelo GANEP. Nutricionista Clínica no Instituto Brasileiro de Controle do Câncer (IBCC).

Michelle Ferreira Gil
Especialista em Nutrição Clínica pelo Centro Universitário São Camilo. Nutricionista Clínica do Instituto do Câncer do Estado de São Paulo.

Nayara Dorascenzi Magri Teles
Graduada em Nutrição pela Universidade Federal do Triângulo Mineiro (UFTM). Pós-graduada em Nutrição e Oncologia Pediátrica pelo Programa de Residência Multiprofissional em Saúde da Universidade Federal de São Paulo (Unifesp) e em Terapia Nutricional em Cuidados Intensivos pelo GANEP. Mestranda do Programa de Pós-graduação em Nutrição da Unifesp. Nutricionista do Instituto de Oncologia Pediátrica (IOP/GRAACC/Unifesp).

Patrícia Claudia Modesto
Nutricionista Sênior do Hospital Samaritano (São Paulo). Docente do curso de pós-graduação em Oncologia Multiprofissional pela Faculdade Israelita de Ciências da Saúde Albert Einstein. Pós-graduada em Oncologia Multiprofissional pela Faculdade Israelita de Ciências da Saúde Albert Einstein. Especialista em Nutrição Enteral e Parenteral pela BRASPEN. Especialista em Nutrição Clínica pela ASBRAN. Aprimoramento em Nutrição Clínica e Terapia Nutricional em Pediatria pelo Instituto de Oncologia Pediátrica da Universidade Federal de São Paulo (Unifesp).

Priscila dos Santos Maia-Lemos
Doutora pelo Programa de Pós-graduação em Pediatria e Ciências Aplicadas à Pediatria pela Universidade Federal São Paulo (Unifesp).

Priscila Po Yee Cheung
Graduada em Nutrição pela Faculdade de Saúde Pública da Universidade de São Paulo (FSP/USP). Pós-graduada em Nutrição Clínica Funcional pelo VP Centro de Nutrição Funcional. Aprimoramento Profissional em Nutrição Clínica pelo IEP Hospital Sírio-Libanês. Nutricionista no Centro Paulista de Oncologia (CPO-SP) do Grupo Oncoclínicas.

Pryscila Pan de Freitas
Graduada em Nutrição pela Universidade Bandeirante (UNIBAN). Especialista em Nutrição Clínica pelas Faculdades Metropolitanas Unidas (FMU). Especialista em Nutrição voltada para Geriatria e Gerontologia (IAMSP). Nutricionista Clínica responsável pela Unidade de Onco-hematologia do Instituto Brasileiro do Controle do Câncer (IBCC).

• Colaboradores

Roberta Saks Hahne

Nutricionista Clínica Oncológica no Hospital Heliópolis. Graduada em Nutrição Clínica pelo Centro Universitário São Camilo. Especialista em Nutrição Clínica e Terapia Nutricional pelo GANEP. Especialista em Nutrição e Oncologia pelo Hospital A.C. Camargo. Capacitação em Oncologia Pediátrica pelo Hospital ITACI.

Tainá Teixeira Ortega

Nutricionista Clínica Pleno do Hospital Sírio-Libanês. Especialista em Nutrição Parenteral e Enteral pela Sociedade Brasileira de Nutrição Parenteral e Enteral (SBNPE/BRASPEN). Pós-graduada em Saúde Nutricional Integral em Consultório, Hospital e Pós-alta pelo GANEP e em Nutrição Clínica em Cirurgia de Cabeça e Pescoço pela Faculdade de Medicina de Botucatu (Unesp). Graduada em Nutrição pelo Instituto de Biociências de Botucatu (Unesp).

Tatiana Scacchetti

Graduada em Nutrição pelo Centro Universitário São Camilo. Coordenadora de Nutrição do Hospital Municipal Dr. Gilson de Cassia Marques de Carvalho (Vila Santa Catarina/Sociedade Beneficente Israelita Brasileira Albert Einstein). Especialista em Nutrição Clínica pela Associação Brasileira de Nutrição (ASBRAN). Especialista em Nutrição Parenteral e Enteral pela Sociedade Brasileira de Nutrição Parenteral e Enteral (SBNPE/BRASPEN). Especialista em Geriatria e Gerontologia pelo Instituto Israelita de Ensino e Pesquisa Albert Einstein. Especialista em Fisiologia do Exercício pela Universidade Federal de São Paulo (Unifesp).

Thais de Campos Cardenas

Graduada em Nutrição pela Universidade de São Paulo (USP). Mestre em Nutrição Humana Aplicada pela Faculdade de Saúde Pública da Universidade de São Paulo (FSP/USP). Especialista em Nutrição Clínica pela Associação Brasileira de Nutrição (ASBRAN). Pós-graduada em Administração Hospitalar pelo Centro Universitário São Camilo. Coordenadora Assistencial do Serviço de Nutrição do Instituto Brasileiro de Combate ao Câncer (IBCC) (Unidade Mooca). Coordenadora Técnica da Equipe Multiprofissional de Terapia Nutricional (EMTN) do IBCC (Unidade Mooca).

XV

Thais Manfrinato Miola

Supervisora de Nutrição Clínica do A.C. Camargo Cancer Center. Doutoranda em Ciências na Área de Oncologia (Fundação Antônio Prudente). Mestre em Ciências na Área de Oncologia (Fundação Antônio Prudente). Coordenadora da Residência Multiprofissional de Nutrição em Oncologia do A.C. Camargo Cancer Center. Especialista em Nutrição Clínica (CBES) e Oncológica (Fundação Antônio Prudente). Presidente do Núcleo Multidisciplinar de Apoio à Cirurgia Oncológica (NUMACO) – Inserido na Sociedade Brasileira de Cirurgia Oncológica. Docente dos cursos de Pós-graduação em Nutrição do Instituto Israelita de Ensino e Pesquisa Albert Einstein, Centro Universitário São Camilo, Insira Educacional e Faculdade Integrado Campo Mourão. Docente e Coordenadora de cursos a distância do Vital Knowledge.

Thaís Pacheco

Graduada em Nutrição pelo Centro Universitário São Camilo. Pós-graduada em Administração de Negócios pela Universidade Presbiteriana Mackenzie. Mestranda de Ciências da Saúde pela Faculdade de Ciências Médicas da Santa Casa de São Paulo. Nutricionista Clínica no Hospital Infantil Sabará. Nutricionista Clínica no Hospital Irmandade Santa Casa de Misericórdia de São Paulo (com foco em Terapia Intensiva Adulto e Pediátrica).

Vanessa Aparecida de Santis e Silva

Graduada em Nutrição pelo Centro Universitário São Camilo. Pós--graduada em Nutrição Clínica pelo Centro Universitário São Camilo em Nutrição Esportiva pela Universidade Estácio de Sá e em Terapia Nutricional em Cuidados Intensivos pelo GANEP. Mestre em Ciências da Saúde – Gastroenterologia pela Universidade Federal de São Paulo (Unifesp).

Vanessa da Cunha Oliveira

Graduada em Nutrição pelo Centro Universitário São Camilo. Especialista em Nutrição Clínica em Pediatria pelo Instituto da Criança do Hospital das Clínicas da Faculdade de Medicina da Universidade de São Paulo (IC-HCFMUSP). Especialista em Gestão da Qualidade em Saúde pelo Hospital Israelita Albert Einstein. MBA em Gestão de Saúde pela Fundação Getulio Vargas (FGV). Especialista em Administração Hospitalar e de Sistemas de Saúde pela FGV.

Apresentação

De acordo com o levantamento do Instituto Nacional do Câncer (Inca), biênio 2018-2019, teremos no Brasil a ocorrência de 640 mil novos casos de câncer por ano. A ligação entre estado nutricional e câncer é amplamente estudada, sua importância já é consenso na literatura científica e tem recebido cada vez mais destaque no meio científico.

O tratamento antineoplásico pode prejudicar a nutrição adequada do indivíduo em virtude de implicações como redução da ingestão alimentar, alterações metabólicas provocadas pela doença e aumento das necessidades nutricionais. Assim, é indispensável o olhar à assistência nutricional desses pacientes ao longo das fases de tratamento, com o objetivo de auxiliar o manejo de toxicidades e promover melhoria na qualidade vida dos pacientes. Assim, esta obra nasceu do desejo de elevar a assistência nutricional aos pacientes oncológicos a um outro patamar.

Desde 2014, o Grupo de Estudos NutriOnco desenvolve e promove ações de debate, troca de experiências e atualizações, realizando conexão entre nutricionistas atuantes na área de Nutrição Oncológica de mais de 40 instituições públicas e privadas. Atualmente, o grupo é coordenado pelas nutricionistas Simone Tamae Kikuchi , Erika Yuri Hirose e Ana Carolina Leão Silva.

Sabemos da grande importância da atuação da nutrição no tratamento oncológico e dos desafios enfrentados nas distintas realidades do nosso país. Assim, a elaboração deste *Manual Prático de Assistência Nutricional ao Paciente Oncológico Adulto e Pediátrico* vem ao encontro do que fazemos de melhor: aplicar ciência e evidência científica à prática hospitalar e ambulatorial na assistência nutricional ao paciente oncológico.

Ao longo desta leitura, você poderá se aprofundar nos grandes temas relacionados ao tratamento e ao atendimento nutricional do paciente oncológico, de maneira objetiva e fundamentada em evidências científicas e diretrizes nacionais e internacionais, diante do que realmente é aplicável na rotina diária do nutricionista.

Grande parte das autoras deste livro tornaram-se mais do que colegas ao longo desses seis anos. Laços de amizade e admiração permeiam nossos encontros e desejamos que, assim como nós, você sinta com este livro apoio no exercício de suas atribuições e tenha imenso orgulho da diferença que fazemos na vida dos pacientes e de seus familiares com a aplicação da assistência e da terapia nutricional.

Boa leitura!

Simone Tamae Kikuchi
Ana Carolina Leão Silva
Erika Yuri Hirose
Organizadoras

Sumário

Capítulo 1
Triagem e avaliação nutricional.. *1*
- *Ana Carolina Leão Silva • Cristiane Ferreira Marçon*
- *Jaqueline Nunes de Carvalho • Líria Núbia Alvarenga Oliveira*

Capítulo 2
Necessidades nutricionais... *23*
- *Angela Cristina Barbaro • Bianca Stachissini Manzoli*
- *Tainá Teixeira Ortega • Thaís Pacheco*

Capítulo 3
Terapia nutricional oral, enteral e parenteral *33*
- *Adriana Garófolo • Fernanda Lancellotti • Gabriela Barabani Utescher*

Capítulo 4
Tratamento quimioterápico *51*
- *Deise de Andrade Silva • Márcia Tanaka • Priscila dos Santos Maia-Lemos*
- *Vanessa Aparecida de Santis e Silva*

Capítulo 5
Tratamento radioterápico *63*
- *Ana Paula Noronha Barrére • Érica Line de Oliveira Pedron*
- *Karen Jaloretto Teixeira Guedes • Mariana de Moraes Fernandes Costa*
- *Thais Manfrinato Miola*

Capítulo 6
Tratamento cirúrgico *77*
- *Josiane de Paula Freitas • Mariana Rodrigues • Michelle Ferreira Gil*
- *Tatiana Scacchetti*

Capítulo 7
Outros tipos de tratamentos antineoplásicos *87*
- *Eloisa Nunes Rodrigues Oliveira • Márcia Tanaka*
- *Mariana Ferrari Fernandes dos Santos • Pryscila Pan de Freitas*

XIX

Manual Prático de Assistência Nutricional ao Paciente Oncológico Adulto e Pediátrico

Capítulo 8

Transplante de células-tronco hematopoéticas *101*
- Bruna Del Guerra de Carvalho Moraes • Bruna Gonzalez
- Claudia Harumi Nakamura • Erika Yuri Hirose

Capítulo 9

Terapia nutricional no paciente crítico oncológico *123*
- Cíntia Tamami Sato • Cristiane Santos da Rocha
- Mariele Aparecida Marcatto • Nayara Dorascenzi Magri Teles

Capítulo 10

Estratégias nutricionais para manejo das toxicidades decorrentes
do tratamento antineoplásico *135*
- Carolina Mariano Ferraz • Daiane Santos de Oliveira
- Kátia Cristina Camondá Braz • Simone Tamae Kikuchi

Capítulo 11

Cuidados paliativos *153*
- Carolina Dumit Sewell • Fabiana Lúcio
- Marcela Peres Rodrigues Galindo Cinacchi • Roberta Saks Hahne

Capítulo 12

Atendimento ambulatorial *167*
- Fernanda Pacheco Magalhães e Silva • Juliana Moura Nabarrete
- Larissa Grossi da Costa • Lidiane Pereira Magalhães

Capítulo 13

Pacientes fora de tratamento *179*
- Jaqueline Nunes de Carvalho • Karen Jaloretto Teixeira Guedes
- Mariana Ferrari Fernandes dos Santos • Patrícia Claudia Modesto

Capítulo 14

Indicadores de qualidade gerenciais em oncologia *187*
- Ana Lúcia Chalhoub Chediác Rodrigues
- Ariane Nadólskis Severine • Thais de Campos Cardenas
- Vanessa da Cunha Oliveira

Capítulo 15

Gastronomia hospitalar *199*
- Fernanda Rodrigues Alves • Janilene Medeiros S. Pescuma
- Maria Cecilia Tiburcio • Priscila Po Yee Cheung

Capítulo 16

Mitos e verdades *211*
- Juliana Mayumi Iwakura• Ligia Cristina Nobre Moreira
- Larissa Cardoso Monteiro

Índice remissivo *231*

XX

Capítulo 1

Triagem e avaliação nutricional

• *Ana Carolina Leão Silva*
• *Cristiane Ferreira Marçon*
• *Jaqueline Nunes de Carvalho*
• *Líria Núbia Alvarenga Oliveira*

Entre adultos e idosos com câncer, observa-se que a desnutrição é bastante comum. De acordo com um estudo multicêntrico realizado com pacientes hospitalizados no Brasil – o Inquérito Brasileiro de Avaliação Nutricional (Ibranutri) – constatou-se que 48,1% dos pacientes estavam desnutridos, e desses, 12,5% gravemente desnutridos. Entre os pacientes oncológicos a incidência foi de 66,4%, e o risco nutricional modificava de acordo com o tipo e a localização do tumor.[1]

Esse quadro não é diferente em crianças com câncer. Estima se que 7 a 50% delas apresentem estado nutricional inadequado ao diagnóstico e durante o tratamento, dependendo do tipo de tratamento que serão submetidos, tipo histológico, localização e estadiamento do tumor. Dessa forma, a avaliação do estado nutricional visa identificar indivíduos malnutridos, que em função das morbidades associadas ao tratamento e da sua nutrição são suscetíveis à piora do estado nutricional.[2] Além disso, essa avaliação promove o desenvolvimento e o crescimento normal da criança, aumenta a tolerância do paciente ao tratamento e melhora sua qualidade de vida e prognóstico.[3] Não só a desnutrição, mas o excesso de peso também pode ser comum em crianças com câncer. Estudos recentes mostram que ambos os fatores podem resultar em maiores complicações e toxicidades, maiores taxas de recaída e diminuição das taxas de sobrevivência.[4]

Assim, destaca-se a importância da avaliação nutricional no diagnóstico de distúrbios nutricionais, assegurando intervenções nutricionais rápidas e assertivas, promovendo a saúde e a melhora da qualidade de vida do paciente, independentemente da faixa etária.

Triagem nutricional no adulto e no idoso

A triagem nutricional tem como objetivo estabelecer o risco nutricional, a fim de promover medidas de intervenção precoce. O risco nutricional tem relação com o aumento do risco de morbimortalidade decorrente do estado nutricional. Ainda que não seja bem clara a relação causal entre a desnutrição e os desfechos clínicos hospitalares, sabe-se que desfechos negativos são mais prevalentes em pacientes desnutridos.[5] Dessa forma, ressalta-se a importância de a triagem nutricional ser aplicada de maneira precoce ao diagnóstico e/ou em até 24 horas da internação hospitalar. A identificação do risco nutricional varia entre os instrumentos de triagem e não existe na literatura a recomendação de uma ferramenta ideal, pois todo instrumento apresenta alguma limitação. Assim, sugere-se que a escolha da ferramenta seja a que melhor se adeque aos objetivos de cada serviço, possibilitando a inclusão desse processo na admissão e no atendimento do paciente.[5]

Miniavaliação Nutricional (MAN)

A MAN foi desenvolvida para ser uma avaliação única e rápida (realizada em menos de 20 minutos) do estado nutricional de pacientes idosos em ambulatórios, hospitais e lares de idosos. Possui uma escala confiável, permite limiares, pode ser realizada por qualquer profissional de saúde, com viés mínimo pelo aplicador e sem custos. É composta por medidas e questões simples, como medidas antropométricas (peso, estatura e perda de peso), avaliação global, seis questões sobre estilo de vida, medicação e mobilidade, questionário dietético, oito questões sobre ingestão hídrica e alimentar, número de refeições e autonomia para se alimentar, avaliação subjetiva, autopercepção sobre saúde e alimentação, marcadores biológicos e indicadores bioquímicos (p. ex., albumina, proteína C-reativa, colesterol e contagem linfocitária).[6]

Capítulo 1 • Triagem e avaliação nutricional

Nutritional Risk Screening (NRS-2002)

Nesta triagem os pacientes são pontuados de acordo com a gravidade da desnutrição e da doença de base, sendo classificados em cada variável como ausente (0), leve (1), moderado (2) e grave (3). O escore vai de 0 a 6 pontos e pontuação ≥ 3 significa risco nutricional. Para estimar a desnutrição, utiliza-se o Índice de Massa Corporal (IMC), a porcentagem de perda de peso recente e a mudança na ingestão alimentar, que também são pontuados ao final da triagem. Algumas doenças, de acordo com seu impacto no estado nutricional, também são levadas em consideração na pontuação. Além disso, soma-se 1 ponto para os pacientes que têm mais de 70 anos, tendo em vista a fragilidade deles.[7] Essa é a triagem mais utilizada na prática clínica com o paciente oncológico, apesar de não ser específica para essa população. Ela é recomenda pela ESPEN (European Society for Clinical Nutrition and Metabolism) para pacientes hospitalizados e para pacientes oncológicos pelo Instituto Nacional do Câncer (Inca) em seu consenso de nutrição oncológica.[7,8]

Malnutrition Screening Tool (MUST)

Pode ser aplicada em todos os pacientes, ambulatoriais ou hospitalizados, porém a ESPEN, em publicação de 2003, recomenda o uso da MUST para a população geral/saudável.[7] Pode ser adaptada para situações especiais, como casos em que o peso e a estatura não podem ser aferidos ou quando há distúrbios hídricos, para tal, são usadas medidas alternativas, incluindo marcadores subjetivos. A ferramenta também tem o objetivo de identificar a obesidade (IMC > 30 kg/m²). O instrumento utiliza três critérios que refletem a evolução do paciente: perda não intencional de peso (passado); IMC (presente); efeito da doença aguda sobre a ingestão alimentar (futuro). O resultado de cada critério resulta em uma pontuação, e os pontos dos três critérios são somados. Para a interpretação do escore, os pacientes são agrupados em três categorias (baixo, médio e alto risco de desnutrição). Para cada resultado, a MUST sugere planos de ação, de acordo com o tipo de paciente.[9]

Triagem nutricional em pediatria

A triagem nutricional nos pacientes pediátricos em tratamento oncológico tem como objetivo a identificação de fatores de risco para desnutrição aguda ou crônica, já que nesta faixa etária espera-se uma evolução pôndero-estatural em adequação com as curvas de crescimento. Assim

3

como nas ferramentas de triagem elaboradas para adultos e idosos, não existe na literatura a recomendação de uma ferramenta ideal, pois todo instrumento apresenta alguma limitação. Assim, sugere-se que a escolha da ferramenta seja a que melhor se adequa aos objetivos de cada serviço, possibilitando a inclusão desse processo na admissão e no atendimento do paciente.[10]

Screening Tool for Risk of Impaired Nutritional Status and Grow (Strong Kids)

Na literatura, existem diversos instrumentos de triagem para pediatria, porém a única ferramenta traduzida para o português e validada para o público brasileiro até o momento é o Strong Kids. Sendo, portanto, a ferramenta mais utilizada no país. Essa ferramenta foi desenvolvida na Holanda em 2007 e avalia quatro pontos: 1) doença de alto risco; 2) avaliação clínica subjetiva; 3) ingestão alimentar e perdas nutricionais; e 4) perda de peso ou baixo ganho de peso. De acordo com a pontuação final, o instrumento indica o grau de risco nutricional e sugere um acompanhamento para cada situação.[11]

Nutrition Risk Score (NRS)

Ferramenta desenvolvida no Reino Unido, em 1995, para ser aplicada por profissionais da enfermagem, tanto para pacientes adultos quanto pediátricos.[12] Consta de cinco questões: 1) perda e adequação de peso; 2) apetite; 3) habilidade de comer; 4) perdas (vômitos e diarreia); e 5) fatores de estresse, de acordo com a doença e a internação:

- Investigação de perda de peso (nos adultos) e percentual de adequação de índice de peso para estatura (P/E) para pacientes pediátricos.
- IMC (apenas para adultos).
- **Apetite:** avalia o número de refeições aceitas pelo paciente e se o consumo delas é total ou parcial.
- **Habilidade de comer/reter o alimento:** avalia limitações mecânicas para ingestão alimentar (disfagia), frequência e gravidade de vômitos e diarreia.
- **Fatores de estresse:** classifica a doença de base/motivo da internação hospitalar. Doenças neoplásicas são consideradas de alto grau de estresse.

A pontuação varia entre "sem risco nutricional" (escore de 0 a 3), "risco moderado" (escore 4 a 6) e "alto risco" (escore ≥ 7).

Capítulo 1 • Triagem e avaliação nutricional

Pediatric Nutritional Risk Score (PNRS)

Ferramenta desenvolvida na França, e publicada no ano 2000, com o objetivo de desenvolver um novo instrumento para identificação do risco nutricional em crianças durante a internação.[13] Essa ferramenta pode ser aplicada em adolescentes e crianças acima de 1 mês de idade e avalia apenas três fatores para classificar o risco nutricional: 1) doença de base de acordo com o grau de estresse; 2) dor; e 3) ingestão alimentar (< 50%).

A pontuação final varia entre "baixo risco" (escore = 0), sem necessidade de intervenção nutricional, "risco moderado" (escore de 1 ou 2), com sugestão de encaminhamento para o nutricionista para avaliação de ingestão alimentar e acompanhamento do peso, bem como início de terapia nutricional oral, caso o paciente tenha diagnóstico de moderado grau de estresse, e "alto risco" (escore ≥ 3), já sendo sugerido um acompanhamento multiprofissional da equipe de nutrição, bem como considerar o uso de suporte nutricional enteral ou parenteral. As neoplasias malignas, por serem consideradas de severo grau de estresse, são sempre classificadas como "alto risco".

Screening Tool for the Assessment of Malnutrition in Pediatrics (STAMP)

Desenvolvida no Reino Unido, e publicada em 2012, com o objetivo de ser uma ferramenta de triagem pediátrica simples e específica para ser aplicada por profissionais da área da saúde em geral.[14] Consta de três questões que avaliam: 1) diagnóstico clínico com implicação nutricional; 2) avaliação subjetiva da ingestão alimentar; e 3) adequação de peso e altura em relação às curvas de referência.

A classificação de risco se divide em "baixo risco" para os escores de 0 a 1, com sugestão de realizar nova triagem semanalmente, "médio risco" de 2 a 3, com sugestão de monitorizar a ingestão alimentar por 3 dias (repetir a triagem e adequar o plano nutricional, se necessário) e "alto risco" para os escores ≥ 4, com sugestão de encaminhamento do paciente para equipe de suporte nutricional, com monitorização e adequação do plano nutricional semanalmente.

Paediatric Yorkhill Malnutrition Score (PYMS)

Esta ferramenta de triagem foi desenvolvida no Reino Unido e publicada em 2010.[15] Ela foi comparada ao instrumento STAMP e à avaliação subjetiva global pediátrica (SGNA), mostrando boa concordância entre seus resultados.

Nessa ferramenta, são avaliados quatro fatores de risco nutricional: 1) adequação do IMC em relação às curvas de referência; 2) perda de peso recente; 3) redução da ingestão alimentar na última semana; e 4) previsão de comprometimento nutricional na próxima semana, segundo o motivo da internação.

A classificação do risco nutricional pelo instrumento de triagem PYMS se divide em três grupos: 1) "escore 0", com orientação de realizar nova triagem em uma semana; 2) "escore 1", com orientação de realizar nova triagem em 3 dias e; 3) "escore ≥ 2", com orientação de encaminhamento para nutricionista e realização de nova triagem após 1 semana. Independentemente da classificação de risco, o investigador é orientado a direcionar o paciente para avaliação nutricional, caso haja alguma suspeita de comprometimento nutricional não mensurado pela ferramenta em questão.

Screening Tool for Childhood Cancer (SCAN)

A triagem SCAN foi desenvolvida na Austrália e publicada em 2016. Trata-se da única ferramenta de triagem específica para crianças com câncer até o momento. Porém, ainda não foi traduzida e validada para o português. Este instrumento tem como objetivo identificar pacientes em risco de desnutrição com base em seis perguntas que avaliam: 1) presença de câncer de alto risco; 2) tratamento intensivo no momento atual; 3) sintomas de trato gastrintestinal; 4) baixa ingestão alimentar na última semana; 5) perda de peso no último mês; e 6) presença de sinais clínicos de desnutrição.

A partir do escore ≥ 3, a ferramenta SCAN considera o paciente "em risco nutricional" e orienta o encaminhamento para equipe de nutrição para uma avaliação adicional.[16]

Anamnese nutricional

A anamnese tem como objetivo identificar desordens nutricionais e deve ser elaborada de acordo com as necessidades e recursos do serviço de atendimento.[17]

Anamnese nutricional em adultos e idosos

Na realização da anamnese de pacientes oncológicos adultos e idosos, os itens interessantes para serem abordados incluem:

- Disponibilidade e consumo de alimentos.
- Condições socioeconômica e cultural.

- Antecedentes clínicos e alimentares, como doenças prévias, alergias, restrições e aversões alimentares.
- Histórico do estado nutricional.
- Mastigação, deglutição, hábito intestinal, presença de sintomas no trato gastrintestinal.
- Ingestão hídrica.
- Uso de medicações, bem como o tipo de tratamento antineoplásico que o paciente será ou é submetido.

Anamnese nutricional em pediatria

Além dos mesmos itens sugeridos para adultos e idosos, alguns outros dados relevantes a serem coletados e avaliados na anamnese nutricional de crianças e adolescentes são:

- Checar quem são os responsáveis pelos cuidados ministrados à criança.
- Para pacientes em idade escolar, é importante saber se estão frequentando as aulas, horários e tipo de alimentação servida ou que a criança leva para a escola.
- Antecedentes clínicos e alimentares, como prematuridade, doenças prévias, tipo de amamentação, alergias, restrições e aversões alimentares.

Avaliação do consumo alimentar em adultos, idosos e crianças

A avaliação do consumo alimentar deve ser feita de acordo com a finalidade a ser alcançada. Fatores como estado geral do indivíduo, evolução da condição clínica, tipo de paciente que será avaliado (internado ou ambulatorial) e os motivos pelos quais o indivíduo necessita da orientação nutricional direcionam a escolha do método de avaliação do consumo alimentar.

Em pediatria, é necessária a presença do cuidador da criança, o responsável pela sua alimentação de preferência. Porém, ouvir a criança ou o adolescente sempre é válido, a depender da idade e da compreensão destes.

É possível utilizar alguns métodos, como o dia alimentar habitual, o recordatório alimentar de 24 horas, o registro ou o diário alimentar, o questionário de frequência alimentar e a história alimentar.[18]

Em todas as faixas etárias, a escolha das perguntas e como conduzir a entrevista será direcionada de acordo com a via de alimentação do paciente (oral, enteral, parenteral ou combinação de vias) e quais informações o entrevistador deseja coletar.

Avaliação antropométrica

Esta avaliação compreende a composição total do corpo humano por meio de técnicas simples, não invasivas e seguras, utilizando métodos padronizados que identificam alterações no estado nutricional.

Peso e índice de massa corporal

Alguns fatores relacionados ao tratamento oncológico e à doença podem interferir no diagnóstico do estado nutricional, tanto em adultos e idosos como em pediatria, como a massa tumoral, a hepatoesplenomegalia e o edema. Por isso, algumas vezes, o peso e o IMC podem não ser bons indicadores para a avaliação nutricional desses pacientes.[8] Porém, o peso deve ser aferido com frequência, de modo padronizado, visto sua utilização em métodos de avaliação nutricional objetivo e subjetivo, e no cálculo das doses das medicações antineoplásicas.

O peso de crianças de 0 a 23 meses deve ser aferido com balança do tipo pesa bebê e para as crianças maiores de 24 meses em balanças do tipo plataforma. Em crianças abaixo dos 2 anos que estejam hospitalizadas a aferição do peso é recomendada diariamente, e acima dos 2 anos, semanalmente.[19] A aferição deve ser feita nessa frequência e de modo padronizado, pois além dos fatores descritos anteriormente, o peso é utilizado em índices antropométricos que avaliam o desenvolvimento adequado da criança.

Peso ideal

Crianças com diagnóstico do estado nutricional de magreza acentuada, magreza, sobrepeso e obesidade, devem ter o peso ajustado para o cálculo das necessidades nutricionais a fim de evitar a sub ou a hiperalimentação. Não existe consenso na literatura para o cálculo do peso ideal em pediatria. Portanto, neste livro utilizamos e recomendamos o cálculo sugerido pelo Inca em seu Consenso Nacional de Nutrição Oncológica para paciente pediátrico oncológico, a saber:

Capítulo 1 • Triagem e avaliação nutricional

- Crianças com baixo peso (diagnóstico de magreza ou magreza acentuada): utilizar o P/E (crianças até 2 anos) ou IMC/I (criança maiores de 2 anos) do percentil 50 ou do escore Z = 0,00.
- Crianças eutróficas: utilizar peso atual.
- Crianças com excesso de peso (diagnóstico de sobrepeso, obesidade, obesidade grave): utilizar o P/E (crianças até 2 anos) ou IMC/I (criança maiores de 2 anos) do percentil 90 ou o escore Z = +2,00.

Esse ajuste em relação ao peso atual não deve ultrapassar 20%.[20]

Para a população adulta e idosa também não existem fórmulas específicas para o cálculo do peso ideal. Geralmente, considera-se como ideal a faixa de peso correspondente ao diagnóstico do IMC de Eutrofia, além de existirem equações para o cálculo das necessidades nutricionais que consideram o estado nutricional do indivíduo.

Peso ajustado para amputados

Em indivíduos com amputação total ou parcial de membros deve ser feita a correção do peso, adequando a porcentagem referente à proporção de peso do membro amputado, como descrito na Tabela 1.1.[21] Este peso corrigido será utilizado para cálculo do peso ideal e na avaliação do estado nutricional. Porém, para o cálculo das necessidades deve-se utilizar o peso real do paciente.

Tabela 1.1 – Porcentagem corporal para a fórmula de correção do peso de amputados.

Membro amputado*	Proporção de peso (%)
Braço	2,7
Antebraço	1,6
Mão	0,7
Coxa	10,1
Perna	4,4
Pé	1,5

Fórmula para correção do peso em pacientes amputados:
Peso não amputado (estimado) = $\dfrac{\text{Peso atual} \times 100}{100 - \%\ \text{de amputação}}$

* Amputações bilaterais: dobrar as porcentagens.

Fonte: Osterkamp.[21]

Perda de peso

A perda de peso involuntária constitui-se num dado importante para a avaliação do estado nutricional. A Tabela 1.2 mostra a classificação da perda de peso de acordo com o tempo, a porcentagem e a significância dessas perdas.[22]

Tabela 1.2 – Classificação da perda de peso de acordo com o tempo e a porcentagem de peso.

Período	Perda de peso significativa (%)	Perda de peso grave (%)
1 semana	1 a 2	> 2
1 mês	5	> 5
3 meses	7,5	> 7,5
6 meses	10	> 10

Fonte: Blackburn, Bistrian e Maini.[22]

Em pediatria, não existem referências específicas para avaliar a perda de peso, então utilizamos os mesmos critérios aplicados para os adultos e os idosos.

Estatura e estatura estimada

A estatura, ou altura em pé, pode ser medida nos indivíduos a partir dos 2 anos de idade que estejam aptos a ficar em pé sem assistência, preferencialmente com estadiômetro de parede.[23] Na faixa etária de 0 a 23 meses, a aferição do comprimento deve ser realizada com a criança deitada e com o auxílio de régua antropométrica sobre uma superfície plana.[19] A mensuração da altura deve ser feita na admissão de todos os pacientes e nos pediátricos hospitalizados ela deve ser repetida semanalmente para crianças menores de 2 anos, e mensalmente para crianças maiores de 2 anos.[19] A mensuração correta e frequente é importante, pois a altura é utilizada no cálculo do IMC para avaliar o desenvolvimento e o crescimento da população pediátrica, além de estimar a superfície corpórea – muito utilizada no cálculo da dosagem de quimioterápico.

Para indivíduos acamados, com dificuldade ou impossibilidade de movimento, idosos pelo processo de senescência, pacientes com risco de quedas, entre outros, a altura pode ser estimada através de equações. Algumas equações utilizam a altura do joelho, como descrito por Chumlea et al.[24] e Cereda et al. em 2010,[25] outras a semienvergadura do braço (Mitchell e Lipschitz, 1982)[50] e também a altura recumbente (deitada).[26] Para crianças na faixa etária de 2 a 12 anos com essas limitações, utilizamos equações de estimativa da estatura propostas por Stevenson et al.[27] em estudo realizado com crianças e adolescentes com limitações físicas ou paralisia cerebral. As medidas de segmento utilizadas estão descritas a seguir e constam nas equações de estimativa na Tabela 1.3:

- Comprimento superior do braço (CSB): distância do acrômio até a cabeça do rádio medido com o membro superior flexionado a 90º graus.

- Comprimento tibial (CT): medida da borda súpero-medial desde a tíbia até a borda do maléolo medial inferior com fita inextensível.

- Comprimento do membro inferior a partir do joelho (CJ): comprimento do joelho ao tornozelo.

Tabela 1.3 – Fórmulas para estimativa da estatura a partir das medidas obtidas.

Medida do segmento	Estatura estimada (cm)	Desvio-padrão (cm)
Comprimento superior do braço (CSB)	$E = (4,35 \times CSB) + 21,8$	± 1,7
Comprimento tibial (CT)	$E = (3,26 \times CT) + 30,8$	± 1,4
Comprimento a partir do joelho (CJ)	$E = (2,69 \times CJ) + 24,2$	± 1,1

Fonte: Stevenson.[27]

Circunferência do braço (CB)

A CB, como parte da antropometria, é um dos métodos de avaliação nutricional mais utilizados por ser de fácil aplicação e baixo custo. A CB é uma medida antropométrica que representa a soma das áreas constituídas pelos tecidos ósseo, muscular e adiposo do braço. Ela é uma medida complementar para realizar um diagnóstico nutricional mais completo e deve ser utilizada em conjunto com outros métodos.[28] Em casos de impossibilidade de uso de outros métodos de avaliação, como quando não é possível aferir o peso do paciente (p. ex., peso superestimado em função da presença de tumor, visceromegalia e edema localizado) ou em virtude de fatores socioeconômicos (p. ex., a falta de ferramentas básicas de avaliação nutricional), é possível fazer o uso isolado da medida como instrumento de triagem ou para diagnóstico do estado nutricional.[19]

Em pacientes que apresentam edema, anasarca, deficiência ou amputação em membro superior e em pacientes conectados a muitos aparelhos que impossibilitam a avaliação, este método não é recomendado.

O diagnóstico do estado nutricional através da CB é dado em percentis a partir de tabelas de referência, sendo que a mais utilizada para a população pediátrica e adulta é a elaborada por Frisancho, e para idosos (acima de 60 anos) é a tabela obtida pelo estudo NHANES III.[29,30] O diagnóstico também pode ser feito a partir da adequação da circunferência proposta por Blackburn e Thortonton, como descrito no Quadro 1.1.[31]

Quadro 1.1 – Adequação da CB e classificação do estado nutricional, segundo adequação da CB.

Adequação da CB (%) = $\dfrac{\text{CB obtida (cm)} \times 100}{\text{CB percentil 50}}$						
Classificação do estado nutricional, segundo adequação da CB						
CB	Desnutrição			Eutrofia	Sobrepeso	Obesidade
	Grave	Moderada	Leve			
	< 70%	70 a 80%	80 a 90%	90 a 110%	110 a 120%	> 120%

Fonte: Blackburn e Thornton.[31]

Circunferência da panturrilha (CP)

A CP é uma medida antropométrica que indica alterações na massa magra decorrentes da idade e do decréscimo na atividade física e detecta depleção de tecido muscular na população idosa. Segundo relatório desenvolvido pela OMS, ela pode fornecer a medida mais sensível da massa muscular superior ao IMC e a circunferência do braço nessa população.[32] A CP tem sido bastante utilizada em estudos recentes, com o objetivo de mensurar a massa muscular e estimar a prevalência de sarcopenia, predizer incapacidade, mortalidade e necessidade de cuidados, bem como determinar os pontos de corte de massa muscular diminuída na população idosa.[33]

Capítulo 1 • Triagem e avaliação nutricional

Essa medida é bastante utilizada na prática clínica como alternativa para avaliação da massa muscular e identificação precoce de sarcopenia, pois possui baixo custo e é de fácil aplicabilidade. Existem diferentes pontos de corte disponíveis na literatura e a referência mais utilizada na prática clínica é a proposta pela OMS, que indica redução de massa muscular quando seu o valor é inferior a 31 cm.[32] Indica-se realizar a medida na perna esquerda, com uma fita métrica, na sua parte mais protuberante, com o paciente com a perna dobrada, formando um ângulo de 90° com o joelho.[32]

A conservação da massa muscular nos membros inferiores é importante para a manutenção da capacidade funcional dos idosos. Uma musculatura fraca está associada ao aumento de fragilidade, da ocorrência de eventos adversos (p. ex., quedas) e hospitalização.[34] Não existem consensos ou pontos de corte para o uso dessa medida em outras populações.

Dobras cutâneas (DC)

As DC são ferramentas úteis para a complementação da avaliação nutricional. As medidas são realizadas com ajuda do aparelho adipômetro, paquímetro ou plicômetro. Em pacientes obesos ou edemaciados, os valores podem perdem sua confiabilidade em função da provável superestimação dos resultados. Assim, recomenda-se que os valores obtidos sejam melhor avaliados em série, ou seja, cada paciente torna-se seu próprio parâmetro a cada nova medição para acompanhamento da evolução. Mais de 20 locais são descritos para medida das pregas cutâneas, mas as principais utilizadas na prática clínica são: a tricipital, a bicipital, a subescapular e a supra-ilíaca.[35]

Índices antropométricos da infância e da adolescência

O acompanhamento sistemático do crescimento e do desenvolvimento infantil é muito importante, pois ambos possuem correlação direta com a saúde e o estado nutricional da população pediátrica. Para tanto, são utilizados os índices antropométricos.[19] A Tabela 1.4 mostra os indicadores antropométricos mais amplamente utilizados, obtidos das curvas de referências recomendadas pela World Health Organization (WHO) de 2006 e 2007, e adotados pelo Ministério da Saúde no Brasil.

13

Manual Prático de Assistência Nutricional ao Paciente Oncológico Adulto e Pediátrico

Tabela 1.4 – Indicadores antropométricos utilizados na avaliação do estado nutricional de acordo com a faixa etária.

Faixa etária	0 a 5 anos incompletos	5 a 10 anos incompletos	10 a 19 anos
	Peso para idade (P/I)	Peso para idade (P/I)	—
	Estatura para idade (E/I)	Estatura para idade (E/I)	Estatura para idade (E/I)
Índice antropométrico	Peso para estatura (P/E)	—	—
	IMC para idade (IMC/I)	IMC para idade (IMC/I)	IMC para idade (IMC/I)

Fonte: Sociedade Brasileira de Pediatria.[19]

Cada indicador antropométrico deve ser considerado, avaliado e classificado individualmente, porém, a classificação final do estado nutricional do paciente será determinada pelo indicador antropométrico P/E para crianças até 2 anos de idade e pelo indicador IMC/I para crianças ou adolescentes maiores de 2 anos.

Avaliações nutricionais subjetivas

Avaliação Subjetiva Global (ASG)

A ASG é um método utilizado para diagnosticar e classificar a desnutrição. A ferramenta é simples, tem boa reprodutibilidade e capacidade de prever complicações relacionadas à desnutrição.[36] Ela foi elaborada para a avaliação de pacientes cirúrgicos, mas já é indicada para pacientes com diferentes condições, como cirurgia do trato gastrintestinal, câncer, hepatopatias e em pacientes renais crônicos em hemodiálise. Por ser um método simples e de baixo custo, após treinamento adequado, a SGA pode ser aplicada por qualquer profissional de saúde da equipe multiprofissional. O questionário é composto por questões relacionadas com a desnutrição crônica, como: perda de peso nos últimos 6 meses e nas últimas 2 semanas sintomatologia gastrintestinal persistente por mais de 2 semanas capacidade funcional, doença principal e sua relação com as necessidades nutricionais e exame físico. O método classifica o paciente em bem nutrido, suspeita de desnutrição ou moderadamente desnutrido e desnutrido grave.[37]

14

Capítulo 1 • Triagem e avaliação nutricional

Avaliação Subjetiva Global Produzida pelo Paciente (ASG-PPP)

Em 2001, Langer et al. apresentaram um método modificado a partir da ASG, chamado de Patient-Generated Subjective Global Assessment (PG-SGA), traduzido e validado para o português em 2010 por Gonzalez et al.[38,39] A diferença dessa ferramenta para a original é que esta inclui itens especificamente desenvolvidos para atender às características dos pacientes com câncer. Foram incluídas questões sobre toxicidades, que produzem impacto nutricional nestes pacientes em virtude do próprio tumor ou do tratamento antineoplásico.

Na primeira parte do questionário, o próprio paciente responde às questões, descrevendo alteração de peso, mudanças na ingestão alimentar, sintomas decorrentes da doença e alterações da capacidade funcional. Na segunda parte, respondida pelo profissional que aplica o questionário, as questões são baseadas na porcentagem de perda de peso, nas doenças e suas relações com as necessidades nutricionais, na demanda metabólica e no exame físico. O resultado da avaliação é dado em três categorias: A (bem nutrido); B (suspeita de desnutrição ou desnutrição moderada); e C (desnutrição grave). O diferencial dessa avaliação é que ela, em conjunto com essa classificação, gera um escore numérico. Este escore permite a identificação de pacientes em risco nutricional, podendo facilitar a definição e o encaminhamento dos pacientes aos diversos níveis de intervenção nutricional. A presença do escore numérico possibilita a repetição periódica da ferramenta em intervalos de tempo menores que a ASG, o que pode evidenciar pequenas modificações no estado nutricional em resposta às intervenções nutricionais. Isso torna a ferramenta mais sensível às modificações do paciente oncológico durante o tratamento.[39]

Contudo, um ponto negativo da ASG-PPP é o fato de que alguns pacientes podem encontrar dificuldade para responder ao questionário em razão da baixa acuidade visual (caso esteja sem óculos ou lentes de contato durante o período de internação), da baixa capacidade cognitiva, do desconhecimento sobre seu peso habitual ou mesmo da dificuldade de compreensão para especificar a ingestão alimentar durante o último mês.

Avaliação subjetiva em pediatria (ASG pediátrica)

A ASG pediátrica considera sete características específicas de uma história médica orientada para a nutrição e três características de um exame físico focado na nutrição, no peso, na altura e nos gráficos de crescimento. Ao final da avaliação, é atribuída uma classificação global dos pacientes, sendo: normais ou bem nutridos, moderadamente desnutridos ou gravemente desnutridos.[3] Embora essa não seja uma ferramenta específica para oncologia e não envolva em sua pontuação critérios relacionados ao diagnóstico (tumor e tipo de tratamento), ela é bastante eficaz na avaliação nutricional de pacientes pediátricos oncológicos na prática clínica.

Avaliação de funcionalidade pela dinamometria

Também conhecida como força de preensão palmar ou força do aperto de mão, a capacidade funcional complementa a avaliação nutricional, podendo ser feita através da dinamometria, realizada com auxílio de um dinamômetro. Pacientes com força de preensão palmar (FPP) reduzida apresentam sérias complicações durante o tratamento, sendo a FPP considerada um marcador de prognóstico, inclusive em pacientes oncológicos. O método para mensuração da FPP é muito simples, rápido, não invasivo e capaz de verificar, em pouco tempo, as mudanças nutricionais funcionais antes das mudanças antropométricas e bioquímicas.[40] Ainda não existe na literatura pontos de corte e referência para a dinamometria em paciente oncológico. Existem tabelas de referência que geralmente são feitas com indivíduos saudáveis, e os valores de corte dessas referências são muito altos. Dessa maneira, na prática clínica é importante realizar a comparação do paciente com ele mesmo, a fim de avaliar sua evolução.

Avaliação da composição corporal

A massa muscular (MM) é um componente importante para o estudo da condição de saúde e do estado nutricional de diversas populações, uma vez que ela constitui o tecido metabolicamente ativo e representa grande parte da massa livre de gordura (MLG) do corpo humano. Há uma série de métodos para a avaliação da composição corporal, que variam segundo suas bases físicas, custo, acurácia, facilidade de utilização e de transporte do equipamento.[41]

Absorciometria radiológica de dupla energia (DEXA)

A avaliação da massa muscular e da gordura corporal pela técnica DEXA tem-se mostrado apropriada para estudos da composição corporal. Trata-se de um método não invasivo com mínima dose de radiação, tempo de execução curto e apropriado para indivíduos idosos ou enfer-mos.[42] Segundo Lukaski, a DEXA pode ser considerada como "padrão--ouro" para avaliação dos compartimentos corporais, tanto no que se refere a pesquisa como para uso clínico, uma vez que realiza a medida direta da massa muscular, do tecido adiposo e da densidade óssea com precisão e acurácia.[43,44]

Tomografia computadorizada (TC)

A TC é um método muito preciso para distinguir a gordura de outros tecidos moles do corpo, sendo, portanto, um método padrão-ouro para estimar a massa muscular em pesquisa clínica.[44] A técnica também mede com precisão e separa a gordura visceral da gordura subcutânea abdomi-nal, quantificando a gordura intramuscular, importante no diagnóstico da sarcopenia. A quantificação da gordura visceral (GV) é importante para avaliar o risco para o desenvolvimento de doenças crônicas não transmis-síveis, como o câncer, dada a relação existente entre GV e estas enfermida-des.[45] Para realizar a análise, é necessário o uso de um *software* específico e uma pessoa treinada e habilitada para realizá-la. Para a avaliação da composição corporal é necessário que o paciente tenha imagens de TC no nível da terceira vértebra lombar, que corresponde ao corte padrão utili-zado em pesquisa clínica.[46] Como mencionado anteriormente, essa técnica é considerada padrão-ouro para estimar massa muscular e diagnóstico da sarcopenia, porém, o alto custo, o acesso limitado ao equipamento em alguns locais e as preocupações com a exposição à radiação limitam o uso do método de imagem de corpo inteiro para a prática clínica de rotina.[44] Assim, a utilização do método deve ser aplicada aos pacientes que já pos-suem o exame.

Ressonância nuclear magnética (RNM)

Assim como a TC, a RNM também é um padrão-ouro para estimar a massa muscular em pesquisa clínica.[44] Uma vantagem em relação à TC é que as imagens para ressonância magnética não são adquiridas usando radiação ionizante, sendo seguro em todas as faixas etárias e grupos. A RNM tem sido utilizada principalmente para avaliar o tecido adiposo (quantidade e distribuição), seguida da massa muscular esquelética. Embora as imagens de corpo inteiro forneçam informações de ponta, a maioria dos estudos até o momento incluiu protocolos de ressonância magnética que avaliaram um único corte, especialmente no nível médio da coxa. Para a análise das imagens, assim como na TC, é necessário o uso de um *software* específico e uma pessoa treinada e habilitada. Embora a RNM tenha mostrado excelente acurácia na mensuração da composição corporal e seja considerada um método padrão-ouro para estimativa de massa muscular em pesquisa clínica, o alto custo e o acesso limitado ao equipamento em alguns locais tornam o seu uso impraticável em cenário clínico.[44,47]

Ultrassonografia (US)

A US é uma técnica que gera uma imagem com base na amplitude das ondas sonoras de alta frequência refletidas e na velocidade que elas viajam pelo corpo humano.[48] Estudos recentes, principalmente em pacientes críticos, têm utilizado a US para avaliar o músculo esquelético e determinar a presença de sarcopenia e/ou desnutrição. Esse é um método não invasivo, que mede a espessura da camada muscular do músculo quadríceps e, posteriormente, a massa corporal magra, podendo ser realizado à beira do leito.

As vantagens dessa técnica é que ela não expõe o paciente à radiação, é acessível, pode ser realizada à beira do leito e avalia a quantidade e a qualidade do músculo. É uma técnica bastante utilizada em pacientes críticos. Porém, atualmente não há consenso para o uso da US para predizer massa livre de gordura ou massa muscular de corpo inteiro, com pesquisadores utilizando protocolos variáveis que diferem na escolha do grupo muscular, na extensão da compressão do tecido subjacente com o transdutor de US e no uso de espessura muscular. Serão necessários ensaios clínicos adicionais para desenvolver protocolos que padronizem as técnicas de US, e estudos que verifiquem o impacto do edema nessa medida, antes do uso generalizado da técnica.[49]

Bioimpedância elétrica (BIA)

A análise de BIA utiliza uma corrente elétrica alternada de baixa amplitude em radiofrequências de 1 (frequência única) ou múltipla (multifrequencial) para caracterizar os componentes de fluido e tecido condutores e não condutores do corpo. Os tecidos gordurosos e o ósseo e o ar não conduzem correntes elétricas, enquanto a água e os tecidos ricos em eletrólitos, como músculos e sangue, são excelentes condutores de corrente elétrica. Os eletrodos da BIA são capazes de detectar a impedância ou a oposição dependente da frequência ao fluxo de corrente elétrica à medida que passa pelo corpo. A impedância é composta de dois parâmetros dependentes de frequência: 1) resistência ou 2)

Capítulo 1 • Triagem e avaliação nutricional

oposição ao fluxo de corrente e reatância, que é o atraso na condução causado por membranas celulares, interfaces teciduais e substâncias não iônicas. A análise dos vários componentes da composição corporal é então derivada da regressão de equações que utilizam essas medidas. Porém, muitas vezes, as equações de regressão são derivadas e validadas a partir de estudos com indivíduos saudáveis com peso normal no ambiente ambulatorial, fornecendo resultados imprecisos em cenários em que a hidratação pode estar alterada, como em estados de sobrecarga de fluidos muito comuns em pacientes oncológicos internados, que estão recebendo quimioterápicos ou em pacientes gravemente doentes.[49]

A partir da BIA também é possível obter o ângulo de fase, uma medida derivada da resistência e da reatância, que pode ser interpretado como um indicador da integridade da membrana celular e de distribuição de água entre os espaços intracelulares e extracelulares. Este ângulo tem sido utilizado como indicador prognóstico em diversos tipos de patologias, principalmente em doentes críticos. [49]

As vantagens da BIA, quando comparada com outros métodos de avaliação da composição corporal, é que se trata de um método barato, não expõe o paciente à radiação, acessível e pode ser realizado à beira do leito. Muitos estudos demonstram sua confiabilidade para uso em pacientes oncológicos, inclusive quando comparados com métodos considerados padrão-ouro. Porém, na prática clínica hospitalar, tanto no paciente oncológico como no paciente grave, são necessárias mais pesquisas adicionais para definir melhor as equações que gerarão medições mais precisas e permitirão o manejo clínico com base nesses valores.[41,49]

Considerações finais

Ferramentas de triagem e avaliação nutricional são muito importantes para o paciente oncológico em virtude do risco nutricional decorrente do tratamento e de complicações do tumor. Como abordado neste capítulo, existem diversas ferramentas e métodos descritos na literatura, contudo, todos possuem suas limitações e vantagens. Na maioria das vezes existe a necessidade da utilização de um ou mais instrumentos a fim de estabelecer a combinação mais eficiente, prática e que se encaixe no perfil do serviço em que serão aplicados.

Referências bibliográficas

1. Waitzberg DL, Caiaffa WT, Correia MITD. Hospital malnutrition: the Brazilian national survey (IBRANUTRI): a study of 4000 patients. Nutrition. 2001.17(7-8):573-80.

2. Monteiro AB, Filho JF. Análise da composição corporal: uma revisão de métodos. Rev Bras De Cineantropom & Desemp Hum. 2002.4(1):80-92.

3. Secker DJ, Jeejeebhoy KN. How to Perform Subjective Global Nutritional – Assessment in Children. J of the Acad of Nut and Diet. 2012.112 (3):424-31.

4. Orgel E et al. Impact on Survival and Toxicity by Duration of Weight Extremes During Treatment for Pediatric Acute Lymphoblastic Leukemia: A Report from the Children's Oncology Group. J Clin Oncol. 2014.32(13):1331-37.

5. Beghetto M et al. Triagem nutricional em adultos hospitalizados. Rev de Nut. 2008.21(5):589-601.

6. Guigoz Y, Vellas B, Garry PJ. Mini nutritional assessment: a practical assessment tool for grading the nutritional state of elderly patients. Facts Res Gerontol. 1994. p.15-59.

7. Kondrup J et al. ESPEN Guidelines for Nutrition Screening 2002. Clin Nut. 2003. 22:415-21.

8. BRASIL. Instituto Nacional de Câncer José Alencar da Silva. Consenso Nacional de Nutrição Oncológica. 2. ed. Rio de Janeiro, Inca. 2015.

9. Cawood AL, Elia M, Sharp SK, Stratton RJ. Malnutrition self-screening by using MUST in hospital outpatients: validity, reliability, and ease of use. Am J Clin Nutr. 2012.96(5):1000-7.

10. 1Chourdakis M et al. Malnutrition risk in hospitalized children: use of 3 screening tools in a large European population. The Am J of Clin Nut. 2016.103(5):1301-10.

11. Hulst J, Zwart H, Hop W, Joosten K. Dutch national survey to test the STRONG kids nutritional risk-screening tool in hospitalized children. Clin Nut. 2010.29(1):106-11.

12. Reilly H, Martineau J, Moran A, Kennedy H. Nutritional screening – Evaluation and implementation of a simple Nutrition Risk Score. Clin Nut. 1995.14(5):269-73.

13. Sermet-Gaudelus I et al. Simple pediatric nutritional risk score to identify children at risk of malnutrition. Am J Clin Nutr. 2000 Jul.72(1):64-70.

14. McCarthy H et al. The development and evaluation of the Screening Tool for the Assessment of Malnutrition in Paediatrics (STAMP©) for use by healthcare staff. J of Hum Nut and Diet. 2012.25(4):311-8.

15. Gerasimidis K et al. A four-stage evaluation of the Paediatric Yorkhill Malnutrition Score in a tertiary paediatric hospital and a district general hospital. Brit J of Nut. 2010.104(05):751-6.

16. Murphy A, White M, Viani K, Mosby T. Evaluation of the nutrition-screening tool for childhood cancer (SCAN). Clin Nut. 2016.35(1):219-24.

17. Palma D. Avaliação da condição nutricional. J de Ped. 1995.71 (3):125-6.

18. Fisberg RM, Marchioni DML, Colucci ACA. Avaliação do consumo alimentar e da ingestão de nutrientes na prática clínica. Arq Bras Endocrinol Metab. 2009.53 (5):617-24.

19. Sociedade Brasileira de Pediatria. Manual de Orientação da Sociedade Brasileira de Pediatria: Avaliação nutricional da criança e do adolescente. Rio de Janeiro, SBP. 2009.

20. BRASIL. Instituto Nacional de Câncer José Alencar Gomes da Silva. Consenso nacional de nutrição oncológica paciente pediátrico oncológico. Rio de Janeiro, Inca. 2014.

21. Osterkamp, LK. Current perspective on assessment of human body proportions of relevance to amputees. J Am Assoc. 1995.95(9):215-8.

22. Blackburn GL, Bistrian BR, Maini BS. Nutritional and metabolic assessment to the hospitalized patient. JPEN. 1977.1:11-32.

Capítulo 1 • Triagem e avaliação nutricional

23. Gordon CC, Chumlea WC, Roche AF. Stature recumbent length and weight. In: Lohman TG, Roche AF, Martorell R, editors. Anthropometric standardization reference manual. Champaign, Human Kinetics Books. 1988. p.3-8.

24. Chumlea WC, Guo SS, Steinbaugh mL. Prediction of stature from knee height for black and white adults and children with application to mobility-impaired or handicapped persons. J Am Diet Assoc. 1994.94(12):1385-8.

25. Cereda E, Bertoli S, Battezzati A. Height prediction formula for middle-aged (3055 y) Caucasians. Nutrition 2010.26(11-12):1075-81.

26. Gray DS, Crider JB, Kelley C, Dickinson LC. Accuracy of recumbent height measurement. J Parenter Enteral Nutr 1985.9(6):712-5.

27. Stevenson RD. Use of segmental measures to estimate stature in children with cerebral palsy. Arch Pediatr Adolesc Med. 1995.149:658-62.

28. Kaminura MA et al. Avaliação Nutricional. In: CUPPARI, L. Guia de Nutrição: Nutrição clínica no adulto. Barueri: Manole, v.1, 2002, p.71-109.

29. Frisancho, AR. Anthropometric Standards for the Assessment of Growth and Nutritional Status.University of Michigan Press, Ann Arbor, Mich. 1990.

30. Kuczmarski MF, Kuczarisk RJ, Najjar M. Descriptive anthropometric reference data for older Americans. J Am Diet Assoc. 2000.100:59-66.

31. Blackburn GL, Thornton PA. Nutritional assessment of the hospitalized patients. Med Clin North Am. 1979.63.1103-115.

32. WHO- World Health Organization. Physical Status: The use and interpretation of anthropometry. 1995. Disponível em: http://apps.who.int/iris/bitstream/handle/10665/37003/WHO_TRS_854.%20pdf?sequence=1. Acesso em: 06 jun. 2018.

33. Pagotto V et al. Calf circumference: clinical validation for evaluation of muscle mass in the elderly. Rev Bras Enferm (Internet). 2018.71(2):322-8. DOI: http://dx.DOI.org/10.1590/0034-7167-2017-0121.

34. Hsu WC, Tsai AC, Wang JY. Calf circumference is more effective than body mass index in predicting emerging care-need of older adults – Results of a national cohort study. Clin Nutr. 2016 jun.35(3):735-40.

35. Jackson AS, Pollock mL. Practical assessment of body composition. The Physician and sport medicine. 1985.13:256-62.

36. Destky AS et al. What is subjective global assessment of nutritional status? JPEN. 1987.11:8-13.

37. Barbosa-Silva MCG, Barros AJD. Avaliação nutricional subjetiva: Parte 2 – Revisão de suas adaptações e utilizações nas diversas especialidades clínicas. Arq. Gastroenterol. 2002.39(4):248-52.

38. Langer CJ, Hoffman JP, Ottery FD. Clinical significance of weight loss in cancer patients: rationale for the use of anabolic agents in the treatment of cancer-related cachexia. Nutrition. 2001.17(1 Suppl):S1-20.

39. Gonzalez MC et al. Validação da versão em português da ASG-PPP. Rev Bras Nutr Clin. 2010.25(2):102-8.

40. Humphreys J et al. Muscle strength as a predictor of loss of functional status in hospitalized patients. Nutrition. 2002.18(7-8):616-20.

41. Rezende F et al. Critical revision of the available methods for evaluate the body composition in population-based and clinical studies. Arch Latinoam de Nut. 2007.57(4):327-34.

42. Ellis KJ. Human body composition: in vivo methods. Physiol Rev. 2000.80(2): 649-80.

43. Lukaski HC. Methods for the assessment of human body composition: traditional and new. Am J Clin Nutr. 1987.46(4):537-56.

44. Cruz-Jentoft et al. Sarcopenia: European consensus on definition and diagnosis: Report of the European Working Group on Sarcopenia in Older People. Age Ageing. 2010:39(4):412-23.

45. Van Der Kooy K et al. Abdominal diameters as indicators of visceral fat: comparison between magnetic resonance imaging and anthropometry. Br J Nutr. 1993.70:47-58.

46. Prado et al. Prevalence and clinical implications of sarcopenic obesity in patients with solid tumours of the respiratory and gastrointestinal tracts: a population-based study. Lancet Oncol. 2008.9:629-35.

47. Prado CMM. Heymsfield SB. Lean Tissue Imaging: A New Era for Nutritional Assessment and Intervention. Journal of Parenteral and Enteral Nutrition. 2014.38(8):940-53.

48. Teigen LM et al. The use of technology for estimating body composition: strengths and weaknesses of common modalities in a clinical setting. Nutr Clin Pract. 2017.32(1):20-9.

49. Mundi et al. Body Composition Technology: Implications for the ICU. Nutrition in Clinical Practice. 2019.34(1):48-58.

50. Mitchell CO, Lipschitz DA. Arm length measurement as an alternative to height in nutritional assessment of the elderly. J Parenter Enteral Nutr 1982;6(3):226-9.

Capítulo 2

Necessidades nutricionais

• Angela Cristina Barbaro
• Bianca Stachissini Manzoli
• Tainá Teixeira Ortega
• Thaís Pacheco

Como já mencionado no capítulo anterior, a desnutrição tem sido um fator extremamente negativo para a evolução clínica de pacientes oncológicos. Pacientes pediátricos, adultos, idosos e até mesmo os obesos fazem parte do grupo de risco nutricional, o que justifica a necessidade de uma terapia nutricional efetiva. Os efeitos colaterais do tratamento oncológico e a consequente redução da ingesta alimentar acabam tornando as necessidades nutricionais diferenciadas em relação aos outros grupos de pacientes.[1-5]

Além disso, pacientes com câncer podem sofrer variações no gasto energético. O aumento, a diminuição ou mesmo a ausência de alteração no metabolismo podem ocorrer, dependendo do estado nutricional, do quadro clínico, do diagnóstico oncológico, do estadiamento da doença e do tratamento proposto. O *guideline* da European Society for Clinical Nutrition and Metabolism (Espen)[6] mencionou estudos que confirmam uma correlação da perda de peso com o aumento do metabolismo em pacientes com câncer, mas registrou que existem poucos e inconsistentes dados da influência da terapia antineoplásica adotada sob o gasto energético de repouso (GER). Alguns estudos citados mostraram que o câncer gástrico ou colorretal não interferem no metabolismo do paciente, enquanto a neoplasia de pâncreas ou pulmão estavam associadas a um gasto energético de repouso superior ao esperado.

As necessidades nutricionais podem variar dependendo do tipo de tumor e sua localização e do estado nutricional do paciente. Os micronutrientes devem ser rigorosamente monitorados em função das perdas associadas à redução do apetite. A ingestão adequada de macronutrientes também é fundamental, uma vez que a proteólise muscular, a deficiência de carboidratos e as alterações no metabolismo de lipídeos e proteínas contribuem para o aparecimento da caquexia.[7]

Independentemente da faixa etária, o cálculo das necessidades nutricionais deve ser feito de maneira individualizada, através de métodos de avaliação do gasto energético ou das fórmulas preditivas de bolso, que serão detalhados ao longo deste capítulo.[2,8]

Sendo assim, as deficiências nutricionais devem ser prevenidas e estão associadas ao pior prognóstico da doença e à menor tolerância terapêutica, podendo elevar o risco de complicações cirúrgicas, a taxa de morbidez e a mortalidade.

Necessidades nutricionais para o paciente adulto oncológico

A necessidade nutricional nesses pacientes vai depender do seu histórico, do estado nutricional atual e do estresse metabólico. A recomendação deve ser feita sempre de modo individual, visando manutenção ou recuperação do estado nutricional, conforme mostra o Quadro 2.1.[9]

Já as necessidades nutricionais para pacientes obesos podem ser diferentes, pois a obesidade interfere negativamente no tratamento, apresentando maior risco de comorbidades, como sepse, infecções, resistência à insulina, trombose venosa profunda entre outras.[10]

O fornecimento de proteína é de extrema importância em virtude do estresse patológico e cirúrgico, favorecendo, assim, a degradação proteica. Esse catabolismo resulta em desgaste e fadiga muscular, atrapalhando no tratamento e no prognóstico do paciente.[11]

Capítulo 2 • Necessidades nutricionais

Quadro 2.1 – Necessidades nutricionais para o adulto oncológico.

Necessidade nutricional	Recomendação
Necessidade energética	• Obeso de 20 a 25 kcal/kg de peso atual/dia. • Manutenção de 25 a 30 kcal/kg de peso atual/dia. • Ganho de peso de 30 a 35 kcal/kg de peso atual/dia. • Pós-operatório ou presença de sepse de 20 a 25 kcal/kg de peso atual/dia.
Necessidade proteica	• Sem estresse*: de 1 a 1,2 g/kg de peso atual/dia. • Estresse moderado: de 1,2 a 1,5 g/kg de peso atual/dia. • Estresse grave: de 1,5 a 2,0 g/kg de peso atual/dia.

* O estresse é avaliado de acordo com a complexidade do tumor e quando o paciente é cirúrgico, o que favorece a degradação proteica.

Fonte: Consenso Nacional de Nutrição Oncológica.[11]

Necessidades nutricionais para o paciente idoso oncológico

O envelhecimento é um processo heterogêneo e individualizado que tem ocorrido de modo rápido e intenso no Brasil. O Censo do IBGE de 2010[12] demonstrou que a população idosa, caracterizada por indivíduos com idade a partir dos 60 anos, estava representada por 23 milhões de pessoas, totalizando 11,8% da população do país. A expectativa de vida da população brasileira aumentou para 75 anos, constituindo importantes conquistas sociais resultantes da melhoria nas condições de vida.

A saúde do idoso é sempre um tema bastante debatido. As grandes organizações de saúde, em âmbito nacional e mundial, objetivam a busca de um cuidado que promova o envelhecimento ativo. Neste contexto, é inevitável comentar sobre a síndrome de fragilidade, a sarcopenia – como síndrome geriátrica –, e a caquexia associada ao câncer. Entre os diversos conceitos que temos na literatura sobre sarcopenia, um dos mais utilizados refere que se trata da perda de massa muscular associada à diminuição da força e/ou função do músculo, e que ocorre principalmente com o avanço da idade, apesar de estar presente também em outras condições. Já a caquexia é uma síndrome metabólica complexa que também ocorre a perda de músculo associada ou não à perda de massa gorda secundária ao processo inflamatório presente na doença de base.[13] A fragilidade também interfere na saúde em geral do idoso, pois compromete sua qualidade de vida, limitando a execução das atividades básicas de vida diária. Fried et al.[14] desenvolveram uma definição fenotípica de fragilidade, viabilizando seu diagnóstico na presença de três ou mais das seguintes características: perda de peso não intencional, exaustão, fraqueza, diminuição da velocidade de marcha e baixa atividade física.

O indivíduo idoso oncológico requer atenção especial das necessidades nutricionais, tanto pelos fatores associados à doença oncológica de base e o tratamento em vigência, como por questões sociais, econômicas e àquelas oriundas do processo fisiológico de envelhecimento, como: alterações de funcionalidade, percepção sensorial, capacidade mastigatória, estrutura e função de todo o trato gastrintestinal.[14]

Um trabalho brasileiro realizado por Santos et al.[15] avaliaram o perfil clínico, sociodemográfico e nutricional de idosos em tratamento oncológico e observaram que indivíduos do sexo masculino e sob quimioterapia foi a população que apresentou o maior grau de depleção nutricional.

Comumente, na prática clínica, estimamos a necessidade calórica desses indivíduos pela fórmula de bolso a partir do seu peso atual, considerando o estado nutricional e a presença de estresse. A estimativa proteica também segue o cálculo a partir do peso atual e do grau de estresse, porém a recomendação proteica é aumentada em comparação aos idosos hígidos diante da condição de anabolismo muscular decorrente de toxicidades do tratamento, inflamação e fatores tumorais.[16]

O Quadro 2.2 ilustra as recomendações nutricionais para esse público.

Quadro 2.2 – Necessidades nutricionais para o idoso oncológico.

Necessidade nutricional	Recomendação
Necessidade energética	• **Sem estresse:** de 25 a 30 kcal/kg de peso atual/dia (manutenção). • **Estresse leve:** de 30 a 35 kcal/kg de peso atual/dia (ganho de peso, repleção nutricional). • **Estresse moderado ou grave:** ≥ 35 kcal/kg de peso atual/dia (hipermetabólico). • **Obesidade:** de 21 a 25 kcal/kg de peso atual/dia.
Necessidade proteica	• **Sem estresse*:** de 1 a 1,2 g/kg de peso atual/dia (manutenção). • **Estresse* leve:** de 1,2 a 1,5 g/kg de peso atual/dia (doença aguda ou crônica). • **Estresse* moderado ou grave:** de 1,5 a 2,0 g/kg de peso atual/dia (doença ou lesão grave e desnutrição grave).

* Fator estresse: momento metabólico da condição aguda ou crônica que se encontra o doente.

Fonte: Consenso Nacional de Nutrição Oncológica.[17]

Capítulo 2 • Necessidades nutricionais

Necessidades nutricionais para o paciente oncológico pediátrico

Frequentemente, esses pacientes apresentam alterações no metabolismo de carboidratos, lipídios e proteínas. Tais alterações promovem o aumento das necessidades energéticas e o catabolismo proteico. As necessidades de energia e nutrientes para crianças podem variar de acordo com idade, sexo, peso e estatura, permitindo, assim, crescimento e desenvolvimento adequados e manutenção de um bom estado de saúde.[10]

A recomendação das necessidades nutricionais pode ser obtida por meio de diversas equações, não havendo, na literatura, recomendação específica estabelecida para crianças submetidas à quimioterapia e radioterapia, podendo, dessa forma, serem utilizadas as mesmas recomendações das crianças saudáveis.[18-20]

Para pacientes pediátricos, as necessidades energéticas devem ser calculadas pela DRI (Dietary Reference Intake)[21] (Tabelas 2.1 e 2.2), enquanto as necessidades proteicas devem seguir as recomendações da Aspen (American Society of Enteral and Parenteral Nutrition)[22] (Tabela 2.3).

Tabela 2.1 – Equação para estimativa de requerimento energético para pacientes oncológicos de 0 a 18 anos.

Idade	Requerimento energético estimado (EER = gasto energético + TBM)
0 a 3 meses	EER = (89 × peso (kg) − 100) + 175
4 a 6 meses	EER = (89 × peso (kg) − 100) + 56
7 a 12 meses	EER = (89 × peso (kg) − 100) + 22
13 a 35 meses	EER = (89 × peso (kg) − 100) + 20
3 a 8 anos	• Meninos: EER = 88,5 − 61,9 × idade + fator atividade × (26,7 × peso + 903 × altura) + 20 • Meninas: EER = 135,3 − 30,8 × idade + fator atividade × (10 × peso + 934 × altura) + 20
9 a 18 anos	• Meninos: EER = 88,5 − 61,9 × idade + fator atividade × (26,7 × peso + 903 × altura) + 25 • Meninas: EER = 135,3 − 30,8 × idade + fator atividade × (10 × peso + 934 × altura) + 25

Fonte: Institute of Medicine, 2006.[21]

Manual Prático de Assistência Nutricional ao Paciente Oncológico Adulto e Pediátrico

Tabela 2.2 – Coeficiente de atividade física para determinar requerimento energético em pacientes oncológicos de 3 a 18 anos.

Sexo	Sedentário*	Baixa atividade**	Ativo***	Muito ativo****
Masculino	1,0	1,13	1,26	1,42
Feminino	1,0	1,16	1,31	1,56

* Atividade diária de rotina.

** Atividade diária de rotina + 30 a 60 minutos de atividade moderada diária.

*** Atividade diária de rotina + ≥ 60 minutos de atividade moderada diária.

**** Atividade diária de rotina + ≥ 60 minutos de atividade moderada diária + 60 minutos de atividade rigorosa ou 120 minutos de atividade moderada.

Fonte: Institute of Medicine, 2006.[21]

Tabela 2.3 – Recomendação proteica para pacientes oncológicos de acordo com a faixa etária.

Idade	Recomendação de proteínas (g/kg/peso)
Até 1 ano	1,5
1 a 3 anos	1,1
4 a 13 anos	0,95
14 a 18 anos	0,85
> 18 anos	0,8

Observação: Crianças com diagnóstico do estado nutricional de magreza acentuada, magreza, sobrepeso e obesidade, devem ter o peso ajustado para o cálculo das necessidades nutricionais, conforme descrito no Capítulo 1, item "Peso ideal".

Fonte: Sacks.[22]

É possível individualizar os cálculos para cada momento do tratamento oncológico. Sendo assim, permitimos que a oferta de nutrientes não seja superestimada ou subestimada, evitando prejuízos no crescimento e no tratamento do paciente oncológico pediátrico.[22]

Métodos para avaliação do gasto energético

A estimativa do gasto energético é o ponto de partida para a definição da terapia nutricional que será adotada como conduta. Existem dois métodos de avaliação: 1) a calorimetria direta e 2) a calorimetria indireta.

Capítulo 2 • **Necessidades nutricionais**

A calorimetria direta é pouco usual por interferir no padrão de atividades habituais do indivíduo, pois o avaliado deve permanecer dentro de uma câmara sofisticada por um período ≥ 24 horas para que seja contabilizada a medida do calor sensível liberado pelo organismo e do vapor de água liberado pela respiração e pele.[23]

O método "padrão-ouro"[6,24,25] para estimar o gasto energético é a calorimetria indireta (CI) que quantifica as taxas do consumo de oxigênio e da produção do gás carbônico, estimando, assim, a energia básica despendida para a manutenção do metabolismo de repouso. O gasto energético total compreende o gasto energético de repouso, responsável por cerca de 60 a 70% dessa taxa, associado ao gasto decorrente de fatores térmicos e de atividade.[26]

Para pacientes pediátricos graves geralmente detentores de distúrbios metabólicos, em que o dispêndio energético é muito variável, o recomendado é estimar a necessidade energética pela CI.[18] Nas demais situações clínicas estima-se as necessidades com o uso de fórmulas padrão.

Com a CI ainda é possível estimar o quoeficiente respiratório (QR) que pode ser utilizado para ajustes na terapia nutricional proposta. O QR sugere se está havendo oxidação de um ou mais substratos energéticos, viabilizando ajustes na oferta dos macronutrientes. Na Tabela 2.4 é possível compreender a utilização do QR na prática clínica.[24,26]

Tabela 2.4 – Interpretação dos valores de quoeficiente respiratório adquiridos pela calorimetria indireta.

Valor de QR	Interpretação do resultado	Conduta
> 1,0	Superalimentação	Reduzir calorias totais
> 0,9 a 1,0	Oxidação de carboidrato	Reduzir carboidrato ou aumentar lipídeo
> 0,8 a 0,9	Oxidação de carboidrato, proteína e lipídeo (normalidade)	Alimentação equilibrada
0,7 a 0,8	Oxidação de proteína e lipídeo	Aumentar calorias totais

Fonte: Adaptada de Poter.[27]

Embora a CI seja considerada "padrão-ouro", o método é pouco aplicado na prática clínica principalmente em função do alto custo e da necessidade de mão de obra especializada para a execução e a interpretação dos resultados. Portanto, no dia a dia, utilizam-se basicamente as fórmulas preditivas para estimar a necessidade calórica do paciente oncológico, mesmo diante das limitações, pois tais fórmulas não consideram o momento metabólico da condição aguda ou crônica que se encontra o doente, bem como a composição corporal dele, que é um potente influenciador do gasto energético.[24]

Necessidades hídricas

No paciente oncológico tais necessidades estão diretamente relacionadas ao gasto de energia e podem ser estabelecidas com base no peso atual e nas deficiências energéticas. Embora pacientes oncológicos apresentem diversas complicações, os requerimentos hídricos para pacientes em quimioterapia e radioterapia são semelhantes aos de indivíduos saudáveis, sendo de 1 mL/kcal ou de 30 a 35 mL/kg de peso.[11] Devemos observar o paciente e realizar ajustes necessários na presença de complicações graves, como as perdas dinâmicas e a retenção hídrica, principalmente em pacientes críticos. Para pacientes pediátricos, as necessidades hídricas são obtidas pela equação de Holliday e Segar[28] (Tabela 2.5).

Tabela 2.5 – Recomendação hídrica para crianças.

Peso corporal	Necessidade hídrica
0 a 10 kg	100 mL/kg
10 a 20 kg	1.000 mL + 50 mL/kg para cada kg acima de 10 kg
> 20 kg	1.500 mL + 20 mL/kg para cada kg acima de 20 kg

Fonte: Holliday e Seagar.[28]

Necessidades de micronutrientes

Os micronutrientes, como as vitaminas, os minerais e os oligoelementos, são compostos não sintetizados pelo organismo, sendo considerados essenciais, pois desenvolvem papel fundamental na manutenção da saúde.[29,30]

A associação entre a baixa aceitação alimentar e o aumento das necessidades nutricionais ocasionadas durante o tratamento oncológico podem resultar na deficiência de micronutrientes. Além disso, é preciso lembrar que alguns dos efeitos colaterais causados pelo tratamento estão associados a algum grau de disfunção gastrintestinal, frequentemente observado nestes pacientes.[31]

Capítulo 2 • Necessidades nutricionais

No caso dos pacientes oncológicos, os micronutrientes devem ser ofertados em níveis que contemplem uma a duas vezes as ingestões dietéticas de referência ou DRI (Dietary Recommended Intake).[11]

É importante destacar que as recomendações existentes são estimativas utilizadas para guiar as condutas nutricionais, de modo que o monitoramento do paciente pela equipe de nutrição seja via inquéritos alimentares ou dosagens via exames bioquímicos. Trata-se da melhor maneira de assegurar que as necessidades individuais do paciente estão sendo atendidas.

Considerações finais

De modo geral, a prevalência de desnutrição é alta em pacientes oncológicos, independentemente da faixa etária. Dessa forma, é fundamental que as necessidades nutricionais sejam individualizadas para garantir o aporte de macronutrientes e micronutrientes, reduzir os efeitos adversos do tratamento antineoplásico, a perda de peso e, consequentemente, estabilizar o estado nutricional e melhorar a qualidade de vida desses pacientes.

Referências bibliográficas

1. Waitzberg DL. Nardi L. Horie LM. Desnutrição em câncer. Rev Onco. 2011.2(8):34-7.
2. Gómez-Candela C. Luengo LM. Cos AI et al. Subjective global assessment in neoplastic patients. Nutr Hosp 2003.18(6):353-7.
3. Moy RJD. Smallman S. Booth IW. Malnutrition in a UK children's hospital. J. Hum.Nutr. Diet. 2008:3(2):93-100.
4. Volkert D. et al. Espen Guidelines on Enteral Nutrition: Geriatrics. Clinical Nutrition, Edinburgh. 2006:25(2):330-60.
5. Sørbye LW. Cancer in home care: unintended weight loss and ethical challenges. A cross--sectional study of older people at 11 sites in Europe. Archives of gerontology and geriatrics, Amsterdam. 2011:53(1):64-9.
6. Arends J et al. Espen guidelines on nutrition in cancer patients. Clin Nutr. 2016 aug. 6.pii:S0261-5614(16)30181-9.
7. Da Silva AC. Alves RC. Pinheiro LS. As implicações da caquexia no câncer. E-Scientia. 2012.5(2):49-56.
8. Paiva DCS. Nascimento JC. Cabral BEM. Felix ACF. Lopes MS. Levate DXA. A gastronomia como alívio dos sintomas do tratamento do câncer. Ver. Cient. Faminas. 2013.9(2).
9. Garofalo A. Nutrição clínica, funcional e preventiva aplicada à oncologia: teoria e prática profissional. Rio de Janeiro, Editora Rubio. 2012.
10. Cuppari, L. Guia de Nutrição: clínica no adulto. 3. ed. Barueri, Manole. 2014.
11. Consenso Nacional de Nutrição Oncológica/Instituto Nacional de Câncer José Alencar Gomes da Silva, Coordenação Geral de Gestão Assistencial, Hospital do Câncer I, Serviço de Nutrição e Dietética. Nivaldo Barroso de Pinho (Org.). 2. ed. rev. ampl. atual. Rio de Janeiro, Inca. 2015.

Manual Prático de Assistência Nutricional ao Paciente Oncológico Adulto e Pediátrico

12. IBGE. Censo Demográfico. 2010. Cited 2017 Out 27. Disponível em: http://www.ibge.gov.br.

13. Cruz-Jentoft AJ, Baeyens JP, Bauer JM et al. Sarcopenia: European consensus on definition and diagnosis: Report of the European Working Group on Sarcopenia in Older People. Age and Ageing. 2010.39(4):412-23. DOI:10.1093/ageing/afq034.

14. Fried LP, Tangen CM, Walston J et al. Frailty in older adults: evidence for a phenotype. J Gerontol A Biol Sci Med Sci. 2001.56:M146-56.

15. Santos CA, Ribeiro AQ, Rosa ACB, Ribeiro RCL. Influência do gênero e do tipo de tratamento nos parâmetros nutricionais de idosos em oncologia. Rev bras cancerol. 2014.60(2):143-50.

16. Horstman AM, Sheffield-Moore M. Nutritional/metabolic response in older cancer patients. Nutrition. 2015 Apr.31(4):605-7. DOI: 10.1016/j.nut.2014.12.025.

17. Consenso Nacional de Nutrição Oncológica/Instituto Nacional de Câncer José Alencar Gomes da Silva. Nivaldo Barroso de Pinho (Org.). 2. ed. rev. ampl. atual. Rio de Janeiro, Inca. 2016.2(II):112p.

18. Coppini LZ, Sampaio H, Marco D. Projeto diretrizes: Associação Médica Brasileira, Conselho Federal de Medicina. Recomendações Nutricionais para Crianças em Terapia Nutricional Enteral e Parenteral. 2011.

19. Boullata J, Williams J, Cottrell F, Hudson L, Compher C. Accurate determination of energy needs in hospitalized patients. J Am Diet Assoc. 2007. 107(3):393-401.

20. Krüger, RL. et al. Validation of predictive equations for basal metabolic rate in eutrophic and obese subjects. Rev Bras Cin e Des Humano. 2015.17(1):73-81.

21. Institute of Medicine. Food and Nutrition Board. Dietary Reference Intakes for energy, carbohydrate, fibre, fat, fatty acids, cholesterol, protein and amino acids (Macronutrients). Washington, The National Academies Press. 2006.

22. Sacks N. et al. Oncology, Hematopoietic Transplant, and Survivorship. The ASPEN Pediatric Nutrition Support Core Curriculum. American Society of Enteral and Parenteral Nutrition (ASPEN). 2010.

23. Melo CM, Tirapegui J, R SML. Gasto energético corporal: conceitos, formas de avaliação e sua relação com a obesidade. Arq Bras Endocrinol Metab (Internet). 2008apr. [Cited 2018 Mar 08].52(3):452-64. Disponível em: http://www.scielo.br/scielo.php?script=sci_arttext&pid=S0 0042730200800300005&lng=en. http://dx.DOI.org/10.1590/S0004-27302008000300005.

24. Oshima T et al. Indirect calorimetry in nutritional therapy. A position paper by the ICALIC study group. Clin Nutr. 2017 jun.36(3):651-62. DOI: 10.1016/j.clnu.2016.06.010.

25. Singer P, Singer J. Clinical Guide for the Use of Metabolic Carts: Indirect Calorimetry – No Longer the Orphan of Energy Estimation. Nutr Clin Pract. 2016.31:30-8.

26. Waitzberg DL. Nutrição oral, enteral e parenteral na prática clínica. 5. ed. Rio de Janeiro, Atheneu. 2017.

27. Poter C. Cohen NH. Indirect calorimetry in critically ill patients: role of the clinical dietitian in interpreting results. Journal of the American Dietetic Association. 1996.96:49-57.

28. Holliday MA. Segar WE. The maintenance need for water in parenteral fluid therapy. Pediatrics, Evanston. 1957 may.19(5):823-32.

29. Institute of Medicine. Food and Nutrition Board. Dietary Reference Intakes for Thiamin, Riboflavin, Niacin, Vitamin B6, Folate, Vitamin B12, Pantothenic Acid, Biotin, and Choline. Washington, The National Academies Press. 1998.

30. Institute of Medicine. Food and Nutrition Board. Dietary Reference Intakes for Vitamin C, Vitamin E, Selenium, and Carotenoids. Washington, The National Academies Press. 2000.

31. Institute of Medicine. Food and Nutrition Board. Dietary Reference Intakes for Vitamin A, Vitamin K, Arsenic, Boron, Chromium, Copper, Iodine, Iron, Manganese, Molybdenum, Nickel, Silicon, Vanadium, and Zinc. Washington, The National Academies Press. 2001.

Capítulo 3

Terapia nutricional oral, enteral e parenteral

- *Adriana Garófolo*
- *Fernanda Lancellotti*
- *Gabriela Barabani Utescher*

A terapia nutricional, independentemente da via de alimentação, deve ser iniciada logo após o diagnóstico nutricional, desde que o paciente esteja hemodinamicamente estável.[1]

Segundo o Clinical Guideline Nutrition Support in Adults, o suporte nutricional deve ser iniciado para pacientes desnutridos ou em risco nutricional.[2] É de extrema importância que ele seja iniciado nas primeiras 24 horas de internação, uma vez que ele reduz a resposta metabólica ao estresse, melhora o balanço nitrogenado, auxilia na modulação da resposta inflamatória, entre outros fatores que reduzem complicações, tempo de internação e mortalidade.[1]

Terapia nutricional no adulto e no idoso com câncer

Terapia nutricional oral (TNO)

A TNO deve ser considerada para todos os pacientes que se alimentam via oral para atender às suas necessidades. Esta pode ser realizada através de um aconselhamento dietético, visando adequar a composição nutricional das refeições ou inclusão de suplementos alimentares. É importante que a ingestão oral de alimentos associada à suplementação resulte em uma alimentação equilibrada em energia, macro e micronutrientes.[2]

Hoje em dia, é possível encontrar no mercado diversos tipos de suplementos alimentares, de acordo com as necessidades do paciente, entre eles: hipercalóricos, hiperproteicos, módulos de proteína e formulações específicas para pacientes com comorbidades associadas, como nefropatias, hepatopatias e diabetes.

Indicação

A TNO deve ser iniciada em pacientes desnutridos ou em risco nutricional que apresentam ingestão alimentar insuficiente e trato gastrintestinal (TGI) funcionante, sem contraindicação à ingestão via oral (VO).[1] O Quadro 3.1 mostra as indicações e as contraindicações da TNO.

Quadro 3.1 – Indicações e contraindicações da TNO no adulto.

Indicações da TNO	Contraindicações da TNO
• Pacientes desnutridos ou em risco nutricional com ingestão alimentar < 60% das necessidades por 3 dias consecutivos. • Anorexia. • Perda de peso progressiva. • Função intestinal preservada. • Capacidade de ingestão VO.	• Pacientes desnutridos ou em risco nutricional com ingestão alimentar > 60% das necessidades por 3 dias consecutivos. • Trato gastrintestinal não funcionante e ou obstruído. • Disfagia grave. • Instabilidade hemodinâmica. • Vômitos incoercíveis. • Sangramentos.

Fonte: Consenso Nacional de Nutrição Oncológica.[1]

Em pacientes disfágicos, a TNO deve ser adaptada de acordo com o grau de disfagia. Podem ser realizadas adaptações na consistência dos alimentos, na temperatura e no sabor.[3] Tais estratégias devem ser definidas em conjunto com a equipe multidisciplinar e mediante avaliação de um fonoaudiólogo.

Benefícios da TNO

Sabe-se que o tratamento oncológico está associado a efeitos adversos que podem comprometer o estado nutricional do paciente. A TNO auxilia no manejo dos sintomas, evitando a piora do estado nutricional e proporcionando melhor qualidade de vida.[4]

Capítulo 3 • Terapia nutricional oral, enteral e parenteral

Uma metanálise realizada por Baldwin et al. identificou que a intervenção nutricional foi associada a um maior aumento de peso em comparação com nenhuma intervenção para alguns grupos de pacientes com câncer. Além disso, os grupos que receberam tal intervenção apresentaram uma ingestão de energia significativamente maior que os grupos que receberam cuidados de rotina.[5]

Quando suspender a TNO

Na presença de instabilidade hemodinâmica, disfagia grave, sangramento, obstrução do TGI e vômitos incoercíveis, a TNO deve ser suspensa,[1] sendo reavaliado o seu início, ou por via alternativa, na melhora dos sintomas.

Quando iniciar o desmame da TNO

A TNO pode ser gradativamente reduzida à medida que houver melhora da ingestão alimentar. Deve ser observada uma ingestão alimentar > 60% das necessidades nutricionais por 3 dias consecutivos.[1]

É importante, também, que o nutricionista responsável reavalie o paciente a fim de verificar mudanças em seu estado nutricional e, consequentemente, avalie a viabilidade do desmame da TNO com a equipe multiprofissional.

TNO e condições associadas

No momento da escolha da TNO é importante que o nutricionista considere não só o estado nutricional do paciente, mas, também, as comorbidades associadas, o tipo de tratamento realizado e seus efeitos colaterais.

Em pacientes com câncer e doença renal crônica (DRC), por exemplo, a desnutrição é um achado muito comum. Alguns fatores dietéticos podem influenciar a progressão da falência renal. O excesso nutricional pode resultar em algumas complicações, como hipernatremia e hipercalemia. Em contrapartida, a restrição alimentar aumenta o risco de desnutrição.[6] Na prática clínica, é preciso conhecer o grau de comprometimento renal do paciente e o tratamento realizado para, então, iniciar ou não algum tipo de restrição dietética, de modo a não prejudicar sua ingestão alimentar.

Outro exemplo é o paciente diabético. O tratamento dietético do diabético oncológico segue os mesmos princípios das recomendações à população diabética em geral, no entanto, deve ser individualizado para que

35

sejam atingidos objetivos de melhora do controle glicêmico e dos resultados clínicos, além da redução do impacto das intervenções terapêuticas na qualidade de vida do paciente.[7] Na prática, é muito comum pacientes com câncer apresentarem anorexia secundária a sintomas decorrentes do próprio tratamento. Nesse caso, deve-se acompanhar o controle glicêmico e a real necessidade da restrição dietética, visando promover a melhor aceitação alimentar.

Sendo assim, nestas e nas diversas outras condições que podem estar associadas, adaptações pertinentes à TNO devem ser realizadas levando em consideração a condição clínica, o prognóstico e as preferências do paciente, e deve ser feita com base em discussões multiprofissionais.

Suplementação de vitaminas e minerais

Essa suplementação pode ser considerada para pacientes desnutridos.

Em um trabalho realizado pelo National Collaborating Center for Acute Care foi observado que, após a suplementação, houve melhora na resposta imunológica e redução de infecções respiratórias.[3]

Se for diagnosticada deficiência de micronutrientes ou houver suspeita sobre uma oferta insuficiente, recomenda-se a suplementação multivitamínica completa e de minerais que forneça os valores de referência.[3]

Terapia nutricional enteral (TNE)

Nutrição enteral (NE) é uma via de suporte nutricional no qual há uma junção dos macronutrientes e micronutrientes, podendo ser a única fonte de alimentação ou estar associada com a nutrição parenteral ou oral. A dieta é ofertada por uma sonda nasoenteral ou oroenteral, alocada no estômago ou no intestino, podendo, também, ser colocada via ostomias.[8]

Indicação

A NE é indicada para pacientes com risco nutricional ou desnutridos, quando a alimentação oral se encontra incapacitada de ofertar a quantidade de nutrientes que o paciente necessita, estando o TGI íntegro ou parcialmente funcionante.

Sabe-se que a disfagia e a anorexia são muito frequentes em vários tipos de câncer e prejudicam a qualidade de vida do paciente. A disfagia pode acarretar em desidratação, desnutrição e alterações na consistência da dieta, prejudicando a aceitação alimentar pela dificuldade de

Capítulo 3 • Terapia nutricional oral, enteral e parenteral

deglutição e, consequentemente, diminuindo a imunidade.[9] A anorexia é uma combinação da saciedade precoce e da perda de apetite que, normalmente, acontece pela doença, pelas complicações ou pelo tratamento antineoplásico.[10] Nesses casos, a indicação de sonda enteral ou ostomia torna-se necessária.

É indicado iniciar a TNE assim que for realizado o diagnóstico de desnutrição ou houver perspectiva de jejum via oral por 7 dias ou mais.[1,11] O início precoce da TNE é de suma importância para pacientes oncológicos, pois auxilia na melhora do estado nutricional e, consequentemente, melhora a tolerância ao tratamento.[4] O Quadro 3.2 mostra as indicações e as contraindicações da TNE.

Quadro 3.2 – Indicações e contraindicações da NE no adulto e no idoso.

Indicações da NE	Contraindicações da NE
• Pacientes com ingesta alimentar por via oral < 60% das suas necessidades por 3 dias. • Anorexia e disfagia. • Perda de peso progressiva. • Função intestinal normal ou parcialmente preservada. • Cirurgias de grande porte do TGI.	• Distensão abdominal. • Sangramento de TGI. • Vômitos e diarreia refratários ao tratamento. • Íleo paralítico.

Fonte: Consenso Nacional de Nutrição Oncológica[1] e Arends.[11]

Vias de acesso

As sondas podem ser alocadas na posição entérica ou gástrica e são indicadas para pacientes que necessitarão de nutrição por via enteral por curto período – aproximadamente 4 semanas. Caso o paciente necessite se alimentar por mais de 4 semanas por via alimentar alternativa, são indicadas as ostomias (gastrostomia e jejunostomia), em que a oferta de alimentos é realizada através de um acesso direto no trato digestório.

As ostomias são indicadas na presença de obstrução do trato gastrintestinal superior, sendo alocadas abaixo do local da obstrução em pacientes com disfagia grave, tumores de cabeça e pescoço e mucosite grave.[4,8]

Qual fórmula escolher?

De acordo com *guideline* da Sociedade Europeia de Nutrição Enteral e Parenteral (Espen, 2016), as fórmulas padrão (normocalórica e normoproteica) são adequadas para pacientes com câncer. Caso o paciente apresente saciedade precoce ou pouca tolerância ao volume prescrito, é preciso modificar a prescrição para uma fórmula hipercalórica e hiperproteica, de modo a ofertar menor volume.[11] Esse tipo de fórmula também é indicado para pacientes que estejam em fase de hipercatabolismo, visando recuperar o estado nutricional ou prevenir a desnutrição.[8,11]

De acordo com a condição clínica do paciente, tolerância e capacidade de absorção intestinal sugere-se o uso de fórmulas hidrolisadas.[12]

Administração

A dieta enteral pode ser administrada de três formas: 1) contínua; 2) intermitente; ou 3) mista. A forma contínua consiste na infusão da dieta sem intervalos, realizando pausas somente para banhos, por exemplo. Normalmente, se inicia com 10 a 30 mL/hora, com progressão de 25 mL/hora/dia, conforme a tolerância, até atingir a meta nutricional. Esse método reduz o risco de broncoaspiração.[12]

Na segunda técnica, que é a intermitente, ou seja, o sistema aberto, fraciona-se o volume total, geralmente de 6 a 8 vezes por dia, entre 150 a 350 mL para que seja infundido por cerca de 60 a 90 minutos com intervalo de 3 a 4 horas. Tal técnica pode permitir maior liberdade de locomoção do paciente.[12]

A administração mista ocorre quando a dieta contínua é ofertada à noite e a intermitente durante o dia.[12]

Durante a oferta da dieta enteral podem ocorrer algumas complicações, como o esvaziamento gástrico tardio, distensão abdominal, broncoaspiração, diarreia, náuseas e vômitos, saciedade precoce, obstrução de sonda e deslocamento acidental dela. Para minimizar estas ocorrências, deve-se monitorar a progressão de volume e a tolerância à fórmula até que as necessidades nutricionais sejam atingidas.[12]

Indicação para interromper a nutrição enteral

Deve-se acontecer o desmame da TNE quando a ingestão oral for maior que 60% das necessidades nutricionais por mais de 3 dias consecutivos.[1]

Contudo, quando o paciente não atinge as necessidades nutricionais através da TNE, pode-se iniciar a oferta de nutrição parenteral (NP) simultaneamente com a TNE. Em casos de disfunção do TGI, a TNE também deve ser suspensa e a alimentação acontece somente através da terapia nutricional parenteral (TNP).[4]

Capítulo 3 • Terapia nutricional oral, enteral e parenteral

Terapia nutricional parenteral

A nutrição parenteral (NP) é um método de suporte nutricional no qual o suprimento de macronutrientes e micronutrientes é infundido diretamente na corrente sanguínea por uma veia central ou periférica.[13]

Indicação

A NP está indicada quando não é possível atender as necessidades nutricionais por via enteral e/ou oral, em virtude da toxicidade gastrintestinal ou outras complicações que impeçam a ingestão adequada por essas vias. Ela pode ser iniciada nos pacientes adultos hemodinamicamente estáveis e, preferencialmente, quando apresentam condições satisfatórias de hidratação, equilíbrio hidroeletrolítico e ácido básico.[14]

A indicação para pacientes oncológicos deve ser muito criteriosa, em função do risco de infecção do cateter. O Quadro 3.3 relaciona as indicações e as contraindicações da NP.[4,14]

Quadro 3.3 – Indicações e contraindicações da NP.

Indicações da NP	Contraindicações da NP
• Isquemia intestinal. • Íleo paralítico. • Síndrome do intestino curto com má-absorção. • Obstrução intestinal. • Fístula enterocutânea de alto débito com impossibilidade de colocar um cateter de nutrição enteral distal à fístula. • Êmese ou diarreia incontrolável. • Mucosite graus III e IV. • Peritonite. • Derrame quiloso em pacientes nos quais a dieta com restrição rigorosa de gordura e/ou a nutrição parenteral é inexequível ou infrutífera. • Intolerância à NE, ou impossibilidade de instalar um acesso enteral. • Doença do enxerto contra o hospedeiro em TGI. • Plaquetopenia grave.	• Pacientes catabólicos com função do TGI recuperada acima de 5 a 7 dias. • Paciente bem nutrido que poderá reiniciar a NE/dieta oral em 7 a 10 dias. • Paciente que recusa suporte nutricional agressivo. • Paciente com prognóstico que não justifica o suporte nutricional agressivo. • Função do TGI preservada.

Fonte: Sociedade Brasileira de Nutrição Enteral e Parenteral[4] e Merritt.[14]

39

Tipos de acessos

A nutrição parenteral pode ser administrada através de acesso venoso central e periférico.

O acesso venoso central possibilita a infusão de soluções nutricionais e de fármacos hipertônicos e hiperosmolares em uma veia central calibrosa por um cateter venoso central (CVC). É indicado quando se espera que o suporte nutricional seja necessário por mais de 10 a 14 dias e/ou quando a NP por veia periférica é inadequada ou clinicamente inexequível.[14]

A nutrição parenteral periférica (NPP) é administrada por uma veia periférica e está indicada para terapia de curta duração (até 14 dias).[14]

Tipos de soluções e composição

As soluções de NP são constituídas de carboidratos (CHO), proteínas, lipídios, eletrólitos, vitaminas, minerais, fármacos e água estéril.[15] A concentração das soluções de glicose varia de 5 a 70%. A proteína na NP é fornecida na forma de uma solução cristalina de aminoácidos essenciais e não essenciais, cuja concentração varia de 3 a 20%. As emulsões lipídicas intravenosas (ELIV), especialmente os ácidos graxos de cadeias longas, são necessárias para suprir a deficiência de ácidos graxos essenciais que ocorrem dentro de 1 a 3 semanas com a administração de NP sem lipídeos. Os lipídeos intravenosos da NP podem ser aumentados e são toleráveis quando os triglicerídeos séricos são ≤ 400 mg/dL.[13]

As alterações dos níveis séricos de eletrólitos são comuns nos pacientes em estado crítico e as fórmulas de NP podem ajudar a corrigir tais distúrbios, daí a importância da avaliação clínica adequada antes de realizar a formulação da NP.[14]

As soluções polivitamínicas são baseadas nas necessidades diárias definidas pelo FDA (Food and Drug Administration). Os oligoelementos incluem basicamente cromo, cobre, manganês e zinco, mas também podem conter iodo, molibdênio e selênio, e o cobre e o manganês devem ser suspensos, caso o nível de bilirrubina conjugada for maior que 2 mg/dL, pois pode ocorrer toxicidade.[13]

Capítulo 3 • Terapia nutricional oral, enteral e parenteral

Monitoramento

A monitoração da tolerância à NP é necessária para alcançar as metas proteico-calóricas e também evitar complicações. Níveis de triglicerídeos acima de 400 mg/dL ou uma elevação ≥ 50 mg/dL indicam redução dos mecanismos de depuração e, nestes casos, recomenda-se interromper temporariamente a taxa de infusão das ELIV ou reduzi-las.

O ácido linoleico tópico administrado na forma de óleo de soja ou cártamo pode ser um método alternativo para prevenir a deficiência de ácidos graxos essenciais sem agravar a hipertrigliceridemia.[13]

Provas de funções hepáticas (PFH) elevadas ou crescentes em comparação com os níveis basais podem indicar esteatose hepática e, nestes casos, deve-se reavaliar a oferta de glicose. A administração cíclica da NP também é recomendada para propiciar repouso ao fígado.[13]

A glicose deve ser monitorada antes, durante e depois do ciclo de NP, até que sua tolerância esteja assegurada.[13]

A NP pode causar efeitos colaterais metabólicos e estes podem retardar o alcance das metas nutricionais.

A síndrome da realimentação pode ocorrer em pacientes desnutridos que apresentem anorexia nervosa, em casos de grandes perdas ponderais ou em pacientes que não receberam suporte nutricional por 7 ou 10 dias.[13]

Desmame da nutrição parenteral

A infusão das fórmulas de NP pode suprimir o apetite quando fornecem mais que 25% das necessidades calóricas. Dessa forma, quando o paciente estiver ingerindo 500 kcal/dia por outras vias, é aconselhável a redução gradual da oferta da NP para estímulo do apetite. A transição da NP para TNE ou TNO deve ser gradativa e a NP pode ser descontinuada quando a oferta calórica pelas outras vias alcançar 60% do objetivo calórico.[16]

Figura 3.1 – Algoritmo para indicação de terapia nutricional em adultos e idosos.

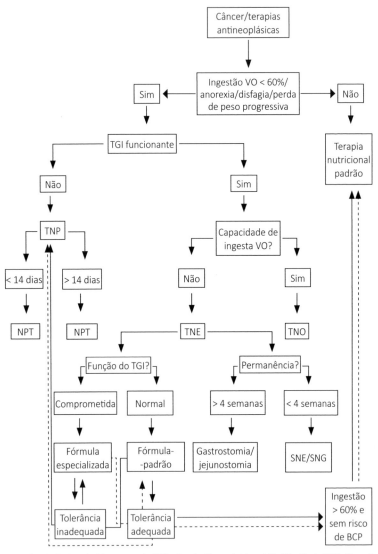

Legenda: SNE: Sonda Nasoenteral; SNG: Sonda Nasogástrica; VO: Via Oral; TNO: Terapia Nutricional Oral; TNE: Terapia Nutricional Enteral; TNP: Terapia Nutricional Parenteral; TGI: Trato Gastrintestinal; BCP: Broncoaspiração.

Fonte: Adaptada de Consenso Nacional de Nutrição Oncológica.[1]

Capítulo 3 • Terapia nutricional oral, enteral e parenteral

Terapia nutricional no paciente pediátrico com câncer

As consequências da desnutrição em pacientes com câncer são bem documentadas e o estado nutricional adequado desempenha um papel importante no resultado clínico, como a resposta ao tratamento, a qualidade de vida e a redução dos custos hospitalares.

A quimioterapia é a principal forma de tratamento antineoplásico em pacientes pediátricos com câncer. Por esse motivo, ela costuma ser de alta intensidade e muito agressiva, pois utiliza altas doses de medicamentos com intervalos curtos entre os ciclos. Como consequência disso, esses pacientes, comumente, desenvolvem toxicidades importantes conforme a dose, o tipo de medicamento antineoplásico e a combinação deles. Um dos principais efeitos adversos é a hipoplasia medular.

A imunossupressão grave ocorre em praticamente todos os pacientes em quimioterapia, mas outras toxicidades são frequentes também, entre elas as do trato gastrintestinal (náuseas, vômitos, mucosites, constipação, diarreia, anorexia, odinofagia, intolerância à lactose, entre outras), que podem interferir radicalmente na alimentação, tornando a terapia nutricional um dos pilares do tratamento de suporte para assegurar a continuidade do tratamento antineoplásico.

A terapia nutricional na oncologia pediátrica é um constante desafio, considerando os diferentes aspectos que interferem no desfecho nutricional desses pacientes. O câncer e o estado inflamatório decorrente dele, o tratamento antineoplásico, as infecções e complicações e a alta demanda metabólica relacionada ao crescimento e desenvolvimento da infância e adolescência, além dos fatores emocionais, tornam esse grupo mais suscetível a distúrbios nutricionais.

Critérios para indicação de terapia nutricional

Seguem os critérios para indicação de terapia nutricional na criança e no adolescente:

- Perda de peso: deve ser avaliada com cautela em função da possibilidade de peso superestimado por massas tumorais ou edema por uso de corticosteroides.
- Deficiência no crescimento.
- Desnutrição, caquexia e/ou sarcopenia.
- Aumento da proteína C-reativa (PCR) e queda da albumina sérica inferior a 3,5 g/dL, indicando estresse metabólico e inflamação.
- Redução das reservas adiposas.

- Redução da ingestão alimentar (anorexia por mais de 1 semana ou ingestão inferior a 70 a 80% das necessidades de energia por mais de 3 a 5 dias, dependendo da faixa etária), independentemente do comprometimento antropométrico.
- Distúrbios gastrintestinais graves e disfagias.
- Pacientes com alto risco nutricional, com base no tipo de tumor e na terapia antineoplásica.
- Pacientes de transplante de células-tronco hematopoéticas, independentemente de outras condições.

Terapia nutricional oral

A suplementação nutricional por via oral em pacientes jovens com câncer representa um dos maiores desafios para a nutrição. Enquanto em adultos há uma melhor adesão a esse tratamento, crianças e adolescentes não costumam se comportar da mesma maneira, recusando com maior frequência essa forma de suplementação. Desse modo, esses pacientes estão mais suscetíveis à inadequação alimentar e queda do estado nutricional, com maior recorrência da alimentação artificial. O reforço por meio dos suplementos orais pode ser uma estratégia interessante, entretanto pode não ser suficiente para manter o estado nutricional.

Resultados favoráveis com suplementos orais industrializados em crianças e adolescentes foram demonstrados com uma oferta de 15 a 30% da necessidade da energia diária.[18]

A suplementação oral industrializada pode prevenir o agravo do estado nutricional, principalmente quando o paciente é assíduo às consultas nutricionais e tem compromisso com as orientações. Entretanto, esse tipo de suplemento é mais eficiente para recuperação nutricional de crianças e adolescentes com câncer quando apresentam desnutrição de grau mais leve, sendo superiores aos artesanais.[19,20] Pacientes com magreza acentuada não apresentam resposta satisfatória com a via oral, necessitando de outras vias de terapia nutricional.[21]

O sabor do suplemento é um aspecto essencial a ser considerado. Em estudo de degustação realizado com pacientes oncológicos pediátricos foi demonstrado que 81% apresentaram adesão satisfatória às preparações artesanais ofertadas.[22]

Apesar disso, a orientação dietética como medida de intervenção nutricional é a abordagem primária a ser instituída na maioria das circunstâncias em crianças com câncer. No entanto, a necessidade de abordagens terapêuticas nutricionais especiais não deve ser ignorada.

Capítulo 3 • Terapia nutricional oral, enteral e parenteral

A prescrição inicial desta terapia deverá representar cerca de 45 a 50% das necessidades nutricionais do paciente para que possa haver uma contribuição nutricional desejável. Uma oferta de 35% da necessidade de energia, no mínimo, é necessária para que pacientes pediátricos com câncer apresentem melhora do estado nutricional, sem necessidade de terapia nutricional por sonda.[21]

Na prática clínica, a aceitação dos suplementos orais pelas crianças e adolescentes são um desafio para o nutricionista. As formulações apresentam como base produtos lácteos, podendo variar sua composição, dependendo da faixa etária. Quando a falta de adesão implica na piora do estado nutricional, sem perspectiva de melhora, a indicação de outros métodos de terapia nutricional deve ser considerada.

Terapia nutricional enteral

Atualmente, a nutrição enteral, por meio de sondas e gastrostomias, é recomendada como via preferencial para terapia nutricional alternativa. Vários estudos prospectivos e ensaios clínicos vêm mostrando que a nutrição enteral tem sido a via de escolha para a alimentação artificial de crianças com câncer, melhorando a oferta nutricional, o estado nutricional e a qualidade de vida, com relatos de mínimas complicações.

Um dos principais pilares para o sucesso da nutrição enteral é sua indicação precoce. A passagem da sonda deve ser realizada logo na detecção do risco nutricional, quando o trato gastrintestinal está totalmente ou parcialmente funcionante. A perspectiva de queda na ingestão alimentar e/ou aparecimento ou piora da toxicidade gastrintestinal são critérios para sua indicação. Sacks et al. demonstraram que pacientes oncológicos pediátricos que receberam nutrição enteral proativa foram capazes de melhorar o estado nutricional em comparação aos que a receberam mais tardiamente.[23]

Em pacientes pediátricos com câncer após o TCTH, a TNE demonstrou-se factível, sem complicações graves.[24] Alguns ensaios consideraram a nutrição enteral tão eficaz quanto a nutrição parenteral nesses pacientes, porém com menores taxas de complicações. Além disso, a nutrição enteral está associada com melhor sobrevida e menor incidência de doença do enxerto contra o hospedeiro após TCTH.[25]

A escolha da dieta também apresenta um aspecto importante em crianças com câncer durante o tratamento quimioterápico e esta vai depender das alterações funcionais e estruturais do TGI. Diferentes formulações podem ser necessárias nos casos de enterites por radioterapia abdominal ou pélvica, tiflite e doença do enxerto contra o hospedeiro (DECH) após TCTH com envolvimento do TGI, por exemplo.

45

As indicações de nutrição enteral levam em consideração os mesmos critérios já citados neste capítulo, com a ressalva de alguns cortes:

- Redução da ingestão alimentar:
  - ○ < 70 a 80 % das necessidades de energia com tempo de tolerância inferior na criança (3 a 5 dias).
  - ○ 2 a 5% de perda de peso para indicar uma intervenção.

Além das situações citadas neste capítulo, algumas delas, em crianças com câncer, apresentam dificuldade de indicação de nutrição enteral. Nesses casos, a NP pode ser instituída:

- Massa tumoral extensa com compressão ou obstrução das regiões: nasofaríngea, esofágica, abdominal e trato gastrintestinal, impedindo o uso da via para alimentação.
- Plaquetopenia grave, não eficaz com infusão de plaquetas.

Gastrostomia endoscópica percutânea (PEG)

O uso da PEG em oncologia pediátrica está se tornando uma prática cada vez mais comum, especialmente nos países desenvolvidos. A maioria dos estudos não demonstra ocorrência de complicações graves. Quando ocorrem, as complicações são de ordem local, como inflamação ou infecção da inserção, oclusão ou deslocamento da sonda e vazamento de dieta pela inserção. Na maioria dos estudos houve melhora do estado nutricional e nenhum estudo observou infecção sistêmica ou morte associada a esse procedimento.[26]

As indicações para uso de PEG no paciente oncológico pediátrico seguem os mesmos critérios dos adultos.

Terapia nutricional parenteral

A NP de rotina, durante o tratamento do câncer, é fortemente contraindicada, e seu uso tem sido debatido em virtude do risco de infecção.

Em pacientes pediátricos, as indicações de sondas nasoenterais e gastrostomias cresceram nas últimas décadas, substituindo o uso da nutrição parenteral. As sondas são factíveis, seguras e bem toleradas.[21,24] Desse modo, a nutrição parenteral vem apresentando indicações mais adequadas.[27]

Em crianças e adolescentes existem poucos estudos nesse contexto e as informações sobre os efeitos da nutrição parenteral total nessa população são escassos. Alguns protocolos antineoplásicos – como a quimioterapia com metotrexato, tiotepa, melfalano, cisplatina e a radioterapia de

Capítulo 3 • Terapia nutricional oral, enteral e parenteral

abdome, pelves e de corpo total –, tornam o paciente muito mais propenso a necessitar da via parenteral para nutrição do que outros.

A hipertrigliceridemia é a alteração metabólica de maior frequência encontrada nesses pacientes pediátricos com câncer. Provavelmente, a resposta inflamatória sistêmica crônica ou recorrente relacionada à doença e ao tratamento implicam como fatores causais.

Em razão do grande risco de alterações metabólicas associado ao quadro inflamatório e de infecções, atenção especial deve ser dada ao manejo dessa terapia. Em crianças, as principais indicações de nutrição parenteral relacionam-se com as toxicidades da quimioterapia no TGI na fase de indução. A plaquetopenia grave agrava ainda mais o quadro, pois níveis inferiores a 20 mil células contraindicam a passagem de sonda nasoenteral.

Sendo assim, o uso rotineiro de NP não é indicado, ficando esta via reservada para os casos em que toxicidade ou complicações graves do trato gastrintestinal impeçam o uso da nutrição enteral plena.[28]

As principais dificuldades para indicação de nutrição enteral em pacientes pediátricos com câncer, quando a NP pode ser instituída, são:[28]

• Mucosite grave (graus 3 e 4).
• Após quimioterapia com os seguintes sintomas: náuseas, vômitos intratáveis, diarreia ou ostomia de débito (diarreia $\geq$ 500 mL ou $\geq$ 3 evacuações por dia durante 2 dias).
• Enterite causada pela radioterapia.
• Doença do enxerto contra o hospedeiro em quadros iniciais graves.
• Vômitos e diarreias incoercíveis.
• Tiflite com quadro clínico importante, neutropenia, sem previsão de recuperação rápida (menor que 5 dias).
• Plaquetopenia grave (inferior a 20 mil).
• Quando a TNE não é tolerada ou não atende à meta calórica (3 a 5 dias).
• Outras alterações do TGI para adultos, como descritas neste capítulo.

Alguns aspectos devem ser considerados para que o procedimento apresente benefício:[29]

• As formulações para pacientes pediátricos devem ser individualizadas, não sendo recomendando bolsas padrão, em virtude das necessidades específicas de nutrientes e ajustes de macronutrientes, vitaminas, oligoelementos e eletrólitos.
• Pacientes que não possuem cateter para realização da nutrição parenteral deverão realizar o procedimento caso a contagem de plaquetas seja igual ou superior a 50 mil células/m³.

- Em pacientes sem chance de cura, a terapia deve ser paliativa. Nesses casos, uma expectativa de vida superior a 3 a 6 meses deve ser considerada para a indicação de nutrição parenteral.
- O uso da NP deve ser avaliado considerando riscos versus benefícios, já que proporciona maior risco de complicações infecciosas e metabólicas, além dos riscos da passagem de cateter.

Figura 3.2 – Algoritmo para indicação de terapia nutricional em pediatria.

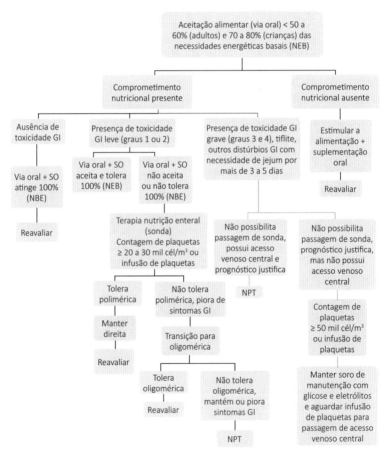

Legenda: NEB: Necessidades Energéticas Basais; GI: Gastrintestinal; SO: Suplemento Oral; NPT: Nutrição Parenteral.
Fonte: Desenvolvida pela autoria.

Capítulo 3 • Terapia nutricional oral, enteral e parenteral

Considerações finais

O progresso tecnológico e científico e o desenvolvimento de novas drogas e técnicas de diagnóstico estão possibilitando maior sobrevida para pacientes oncológicos. Muitos deles recebem tratamento agressivo (quimioterapia, radioterapia, cirurgias, TCTH, corticosteroides e outros) durante vários anos, estando, portanto, mais expostos aos seus riscos. Infecções e sepse, toxicidades ou falências orgânicas, desnutrição, obesidade e complicações metabólicas são os principais distúrbios. Assim, o desenvolvimento da ciência da terapia de suporte, como o tratamento das infecções, a terapia intensiva e a terapia metabólico-nutricional, faz-se cada vez mais necessário para que se possam ampliar as possibilidades de cura de pacientes com câncer.

Referências bibliográficas

1. Consenso Nacional de Nutrição Oncológica/Instituto Nacional de Câncer José Alencar Gomes da Silva. Nivaldo Barroso de Pinho (Org.). 2. ed. rev. ampl. atual. Rio de Janeiro, Inca. 2016.2(II):112p.

2. Clinical Guideline 32: Nutrition support in adults: oral nutrition support, enteral tube feeding and parenteral nutrition – National Institute for Health and Clinical Excellence. 2006 February.

3. National Collaborating Centre for Acute Care. Nutrition support in adults – Oral nutrition support, enteral tube feeding and parenteral nutrition. National Collaborating Centre for Acute Care, London. 2006 February 2006. Disponível em: www.rcseng.ac.uk.

4. Sociedade Brasileira de Nutrição Enteral e Parenteral. Associação Brasileira de Nutrologia. Projeto Diretrizes. 2. ed. Terapia Nutricional em Oncologia. 2011.

5. Baldwin C, Spiro A, Ahern R, Emery PW. Oral Nutritional Interventions in Malnourished Patients with Cancer: a Systematic Review and Meta-Analysis. JNCI. 2012.104(5).

6. Toloi JM, Serra LM, Beltrame RE. Insuficiência renal. In: Baiocchi O, Sachs A, Magalhães LP. Aspectos nutricionais em oncologia. Rio de Janeiro, Atheneu. 2018.

7. Neves TFC, Pavan R. Abordagem do paciente diabético oncológico. In: Baiocchi O, Sachs A, Magalhães LP. Aspectos nutricionais em oncologia. Rio de Janeiro, Atheneu. 2018.

8. 8Bueno AE, Bootello EM, Gallego AS. Nutrición enteral. Soporte Nutricional en el Paciente Oncológico. 2002. p.147-59.

9. Greghi OM, Teruel SL, Lima JL, Bergamasco CM. de Aquino RDC. Terapia nutricional em disfagia. A importância do acompanhamento nutricional Dysphagia Tutrition therapy: the Importance of Monitoring Nutrition. Revista de Atenção à Saúde (antiga Rev. Bras. Ciên. Saúde). 2010.6(16):71-7.

10. Barbosa LBG, Fortes RC, Toscano BAF. Impacto de fórmulas enterais imunomoduladoras em pacientes com câncer do trato gastrointestinal enteral: uma revisão de literatura. J Health Sci Inst. 2017.35(1):49-54.

11. Arends J et al. ESPEN guidelines on nutrition in cancer patients. Clinical Nutrition. 2017.36(1):11-48.

12. Sociedade Brasileira de Nutrição Parenteral e Enteral. Terapia nutrológica oral e parenteral em pacientes com risco nutricional. Projeto Diretrizes 2008:1-18.

Manual Prático de Assistência Nutricional ao Paciente Oncológico Adulto e Pediátrico

13. Howell B. Suporte nutricional: nutrição parenteral. In: Width M, Reinhard T. Manual de sobrevivência para nutrição clínica. Rio de Janeiro, Guanabara Koogan. 2013.
14. Merritt R. The ASPEN Nutrition Support Practice Manual. 2nd. ed. Silver Spring, MD: American Society of Parenteral and Enteral Nutrition. 2005.
15. Task Force for the Revision of Safe Practices for Parenteral Nutrition. Safe practices for parenteral nutrition. J Parenteral Enteral Nutr. 2004.28:S39-S70.
16. Kingley J. Fluid and electrolyte management in parenteral nutrition Support Line. 2005.27(6):13-22.
17. Garófolo A. Aragão KSM. Maia PS. Lopez, FA. Petrilli AS. Aceitação da suplementação oral e resposta sobre o estado nutricional em crianças e adolescentes desnutridos com câncer. Rev. Bras. Nutr. Clin. 2002.17(1):1-8.
18. Maia PS. Tsutsumi RC. São Pedro BMO. Garófolo A. Petrilli AS. Lopez FA. Suplementação oral em pacientes pediátricos com câncer. Nutrire: Rev. Soc. Bras. Alim. Nutr. 2010.35(1):85-96.
19. Alves FR. Garófolo A. Maia PS. Nóbrega FJ. Petrilli AS. Suplemento artesanal oral: uma proposta para recuperação nutricional de crianças e adolescentes com câncer. Rev. Nutr. 2010.23(5):731-44.
20. Garófolo A, Maia PS, Petrilli AS, Ancona-Lopez F. Resultados da implantação de um algoritmo para terapia nutricional enteral em crianças e adolescentes com câncer. Rev. Nutr. 2010a.23(5):715-30.
21. Garófolo A. Alves FR. Rezende MAC. Suplementos orais artesanais desenvolvidos para pacientes com câncer: análise descritiva. Rev. Nutr. 2010b. 23(4):523-33.
22. Sacks N, Hwang WT, Lange BJ et al. Proactive Enteral Tube Feeding in Pediatric Patients Undergoing Chemotherapy. Pediatr Blood Cancer 2014.61:281-5.
23. Garófolo A. Enteral nutrition during bone marrow transplantation in patients with pediatric cancer: a prospective cohort study. São Paulo, Med J. 2012.130(3):159-66.
24. Baumgarther A. et al. Revisiting nutritional support for allogeneic hematologic stem cell transplantation-a systematic review. Bone Marrow Transplant. 2017.
25. Fernandez-Pineda I, Sandoval JA, Jones RM et al. Gastrostomy Complications in Pediatric Cancer Patients: aRetrospective Single-Institution Review. Pediatric Blood and Cancer. 2016.63(7):1250-3.
26. Newman S, Hayes P, Ramanujachar R, et al. G51(P) Parenteral nutrition during cancer treatment in children: a retrospective study to describe the demographics of typical recipients of parenteral nutrition to aid preparedness and inform future best management Archives of Disease in Childhood. 2016.101:A30-A31.
27. Bozzetti F, Forbes A. The ESPEN clinical practice guidelines on Parenteral Nutrition: Present status and perspectives for future research. Clinical Nutrition. 2009.28 359-64.
28. Caccialanza R, Pedrazzoli P, Cereda E. Nutritional Support in Cancer Patients: a Position Paper from the Italian Society of Medical Oncology (AIOM) and the Italian Society of Artificial Nutrition and Metabolism (SINPE). Journal of Cancer. 2016.7(2):131-5.

Capítulo 4

Tratamento quimioterápico

- *Deise de Andrade Silva*
- *Márcia Tanaka*
- *Priscila dos Santos Maia-Lemos*
- *Vanessa Aparecida de Santis e Silva*

A terapia do câncer melhorou substancialmente ao longo da última década com a introdução de regimes de drogas combinadas.[1,2] A quimioterapia (QT) antineoplásica é uma estratégia sistêmica aplicada de forma isolada (monoquimioterapia) ou em conjunto com diversas drogas (poliquimioterapia) – método mais eficaz. Pode ser ministrada antes da cirurgia (neoadjuvante), após a cirurgia (adjuvante) e de modo paliativo.[3,4]

Quando a finalidade do tratamento é curativa, visa a eliminação completa do tumor. A terapia neoadjuvante é indicada para que ocorra a redução parcial do tumor, com o objetivo de permitir uma complementação terapêutica com a cirurgia e/ou radioterapia. Já a QT adjuvante tem objetivo de eliminar células residuais locais ou circulantes, diminuindo a incidência de metástases a distância, como no caso de câncer de mama operado em estádio II. A QT paliativa não tem finalidade curativa e é usada para melhorar a qualidade da sobrevida do paciente.[1,2]

A principal estratégia que envolve um tratamento antineoplásico efetivo é a combinação de diferentes fatores visando a apoptose celular.[5] A atuação da QT afeta também células não cancerígenas, caracterizando a

Manual Prático de Assistência Nutricional ao Paciente Oncológico Adulto e Pediátrico

citotoxicidade. A ação citotóxica destes agentes pode ocorrer de maneira precoce ou tardia, aguda ou crônica e, algumas vezes, em caráter cumulativo e irreversível. Outros órgãos, como o tecido hematopoiético e os folículos pilosos, também são afetados. A recuperação medular ocorre de 15 a 21 dias, até atingir valores próximos da normalidade. O período de nadir, que é o tempo decorrido entre a administração do quimioterápico e a manifestação da menor contagem hematológica, varia de 7 a 14 dias após a QT.[6]

Classificação, estrutura química e função

As drogas antineoplásicas são classificadas como ciclo-celular específico (CCS), que têm a capacidade de exterminar as células tumorais independentemente de estarem no ciclo celular ou em repouso, e ciclo-celular não específico (CCNS), que atuam apenas nas células que se encontram no ciclo celular.[7,8]

De acordo com sua estrutura química e função, os quimioterápicos classificam-se em agentes alquilantes, nitrosureias, antimetabólitos, quimioterápicos citotóxicos e derivados de plantas, entre outros.[7-9]

- **Agentes alquilantes:** quimioterápicos que agem sobre os tecidos de proliferação rápida e são capazes de causar alterações nas cadeias do DNA celular, impedindo sua replicação em qualquer fase do ciclo celular.[7,10]

- **Nitrosureias:** possuem ação similar à dos agentes alquilantes, porém como são lipossolúveis, passam pela barreira hematoliquórica e atuam em fases específicas ou não do ciclo celular, sendo capazes de agredir células tanto em repouso como em processo de divisão ativa.[7-9]

- **Agentes antimetabólitos:** uma vez que se assemelham estruturalmente aos metabólitos naturais essenciais ao funcionamento celular, incorporam-se às células neoplásicas, transmitindo mensagens errôneas. Assim, os agentes bloqueiam a produção de enzimas necessárias à síntese de substâncias fundamentais ou se interpõem às cadeias do DNA e RNA, especificamente na fase "S" da divisão celular, quando se dá a síntese do DNA.[7-9]

- **Quimioterápicos citotóxicos:** agem predominantemente no processo de crescimento e divisão celular, contudo, sem especificidade, não destruindo seletiva ou exclusivamente as células tumorais. Dentre eles, podemos citar os antibióticos antitumorais, que impedem a duplicação e separação das cadeias de DNA e RNA na fase de duplicação dos ácidos nucléicos.[7-9]

52

Capítulo 4 • Tratamento quimioterápico

- **Derivados de plantas:** destacam-se os alcaloides da vinca, que são inibidores mitóticos, atuando especificamente sobre células em fase de mitose, impedindo a formação dos microtúbulos – estruturas responsáveis pela polarização dos cromossomos –, indispensável no processo de divisão celular. Além desses, podemos citar podofilotoxinas, camptotecinas e taxacano.[7,8]

Ciclo celular

O DNA age como modelador na produção de formas específicas de RNA transportador, RNA ribossômico e RNA mensageiro e, desse modo, determina qual enzima será sintetizada pela célula. Essas enzimas são responsáveis pela maioria das funções celulares e a interferência nesses processos afetará a função e a proliferação de células normais e neoplásicas.[3,4]

Os oncogenes são responsáveis pela malignização, pois promovem a multiplicação desordenada das células em virtude de uma alteração dos protoncogenes, que são genes supressores tumorais.[7] Quando a célula que sofre mutação altera o seu padrão de ciclo celular, inicia-se um processo de mitose que transfere a alteração genética para suas descendentes até originar a neoplasia.[11]

O entendimento do ciclo celular e suas fases são essenciais para aplicação dos antineoplásicos, pela especificidade do ciclo. Além disso, o conhecimento mais profundo destes mecanismos é fundamental para que surjam novas propostas de tratamento antineoplásico.[12]

Efeitos adversos

Os quimioterápicos podem causar complicações agudas, sendo as hematológicas (neutropenia, trombocitopenia e anemia), as infecciosas e as gastrintestinais (náuseas, vômitos e mucosite) as mais observadas.[13] Também há relatos de efeitos tóxicos tardios, como a perda auditiva, a insuficiência renal e hepática e a toxicidade cardíaca.[14] A toxicidade desses quimioterápicos pode atingir um estágio avançado e grave, portanto, a constante monitoração deve ser realizada. A dose e a intensidade são de importância fundamental no tratamento antineoplásico, sendo então criteriosos os motivos para a redução dos medicamentos.

A terapia antineoplásica também reduz a aceitação alimentar em função dos sintomas de náuseas, vômitos, mucosite oral, constipação, xerostomia, disgeusia, aversões alimentares e disosmia.[6] É importante ressaltar que as toxicidades estão associadas ao tipo de quimioterápico, dose e a resposta individual.

Manual Prático de Assistência Nutricional ao Paciente Oncológico Adulto e Pediátrico

Quadro 4.1 – Principais quimioterápicos alquilantes e nitrosureias.

Droga (nome comercial)	Indicações	Efeitos adversos
Busulfano	• Leucemia mieloide crônica, linfomas e tratamentos de condicionamento para transplante de medula óssea.	• Náuseas, vômitos, diarreias, cistite hemorrágica, alopecia.
Carboplatina – Paraplatin/JM-8	• Carcinoma avançado de ovário de origem epitelial, carcinoma de pequenas células de pulmão, câncer de cabeça e pescoço, bexiga, cérebro, mama, testículo, endométrio e cérvix, neuroblastoma e leucemia recidivada ou refratária.	• Náuseas e vômitos. • Hematológicos: anemia, neutropenia, leucopenia, trombocitopenia.
Carmustina – BCNU	• Tumores cerebrais, mieloma múltiplo, linfoma Hodgkin e não Hodgkin, melanoma, adenocarcinoma gástrico e colorretal, câncer de pulmão, carcinoma hepatocelular.	• Náuseas, vômitos, estomatite. • Cuidado com nefrotoxicidade (insuficiência renal).
Ciclofosfamida – CTX/Genuxal (CHOP)	• Câncer de mama e pulmão, mieloma múltiplo, neuroblastoma, leucemia linfoide aguda e linfoma linfocitário crônico, tumor de Wilms, retinoblastoma, adenocarcinoma de ovário.	• Náuseas, vômitos, estomatite e diarreia.
Cisplatina – CDDP (BEP + bleomacinina)	• Tumores de testículo, ovário, endométrio e bexiga, adrenal, pulmão, osteossarcoma, carcinoma de cabeça e pescoço, esôfago, linfomas e mieloma múltiplo.	• Náuseas e vômitos graves. • Risco de nefrotoxicidade.
Clorambucil	• Leucemia linfoide crônica, linfomas.	• Febre, calafrios, infecções, hemorragias.
Dacarbazina – DTIC/Dacarb	• Melanoma maligno, linfoma de Hodgkin e sarcoma metastático de partes moles, osteossarcoma.	• Náuseas e vômitos, anorexia.
IFosfamida – IFO/HOLOXANE	• Tumores testículo, sarcoma de partes moles, osteossarcoma, linfomas malignos. Carcinoma de ovário, endométrio, mama, tumor de Ewing, pulmão de pequenas células.	• Náuseas, vômitos, mucosite, esofagite e anorexia.
Lomustina – CCNU	• Tumores cerebrais, linfomas, melanomas, mieloma, mama, pulmão, cólon intestinal, reto e rins.	• Náuseas, vômitos e anorexia, mielodepressão.

Continua...

54

Capítulo 4 • Tratamento quimioterápico

Continuação

Droga (nome comercial)	Indicações	Efeitos adversos
Mecloretamina	• Linfoma Hodgkin e linfoma.	• Alopecia.
Melfalano – Alkeran	• Mieloma Múltiplo, câncer de mama e ovário localmente avançado.	• Náuseas, vômitos, mucosite e diarreia.
Oxaliplatina – Oxaplatin/OXA/ Eloxatin (Flox). Oxaliplatina + Capecitabina – Xelox	• Câncer de cólon intestinal e reto metastáticos.	• Náuseas, vômitos, diarreia e mucosite, gastrite e hemorragia gastrintestinal.

Fonte: Primrose et al.[1] American Society of Clinical Oncology Endorses Legislation Providing Parity to Cancer Drugs.[2] Camargo et al.[13] Lopes et al.[14] e Ministério da Saúde.[15]

Quadro 4.2 – Principais quimioterápicos antimetabólitos.

Droga (nome comercial)	Indicações	Sintomas adversos
Citarabina – Aracytin/Citarax/ARA-C	• Leucemia linfoide aguda, leucemia mieloide aguda.	• Náuseas, vômitos, mucosite, anorexia, úlceras gastrintestinais, diarreia.
Fluorouracil – 5 FU/Quasar	• Câncer gástrico, colón intestinal, reto, hepático, vesícula biliar, pâncreas, cabeça e pescoço, ovário, mama e cérebro.	• Náuseas, vômitos, mucosite e diarreia.
Mercaptopurina – Puri Nethol	• Mieloma múltiplo, leucemia linfoide aguda, leucemia mieloide aguda.	• Náuseas e vômitos.
Metotrexato – MTX/Metotrexin/ Miantrex	• Coriocarcinoma, leucemia linfoide aguda, leucemia meníngea, câncer de mama, cabeça e pescoço, pulmão, linfomas, osteossarcoma, linfossarcoma, mieloma, rabdomiossarcoma. tumor cerebral, câncer de bexiga, esôfago, cérvix, rim, ovário, próstata, testículo, gástrico.	• Náuseas, vômitos, mucosite e diarreia dose-dependente.
Tioguanina	• Leucemia linfoide aguda, Leucemia mieloide aguda.	• Mielodepressão, toxicidade hepática.

Fonte: Primrose et al.[1] American Society of Clinical Oncology Endorses Legislation Providing Parity to Cancer Drugs.[2] Camargo et al.[13] Lopes et al.[14] e Ministério da Saúde.[15]

55

Manual Prático de Assistência Nutricional ao Paciente Oncológico Adulto e Pediátrico

Quadro 4.3 – Principais quimioterápicos citotóxicos.

Droga (nome comercial)	Indicações	Sintomas adversos
Bleomicina – Blenoxane/Tecnomicina	• Carcinoma espinocelular (CEC) de cabeça e pescoço, linfomas de Hodgkin e não Hodgkin, carcinoma de testículo e ovário, sarcoma de Kaposi. pele, pênis, vulva.	• Estomatite, náuseas, vômitos e anorexia prolongada.
Dactinomicina – Actinomicina/ACT-D	• Tumor de Wilms, coriocarcinoma gestacional, rabdomiossarcoma, sarcoma de Ewing e de Kaposi, melanoma, carcinoma endometrial, testicular, melanoma, osteossarcoma, câncer de ovário, leucemia não linfocítica aguda.	• Náuseas, vômitos, mucosite, anorexia e diarreia.
Daunorrubicina – Daunoblastina	• Leucemia linfoide aguda, leucemia mieloide aguda, linfoma não Hodgkin, neuroblastoma, sarcoma de Ewing, tumor de Wilms.	• Náuseas e vômitos.
Doxorrubicina – Adria/ADR/Dox/Adriamicina/ Adriblastina	• Carcinoma de mama, pulmão, bexiga, tireoide, estômago e ovário, osteossarcoma e sarcoma tecidos moles, linfomas de Hodgkin, neuroblastoma, tumor de Wilms.	• Náuseas e vômitos, mucosite.
Doxorrubicina – Caelyx Liposomal	• Sarcoma de Kaposi, leucemia linfoide aguda, leucemia mieloide aguda.	• Náuseas e vômitos, mucosite.
Mitomicina C	• Carcinoma disseminado gástrico e pâncreas, colorretal, pulmão, biliar, mama, cabeça e pescoço, leucemia linfoide crônica, bexiga.	• Náuseas, vômitos e anorexia.

Fonte: Primrose et al.[1] American Society of Clinical Oncology Endorses Legislation Providing Parity to Cancer Drugs.[2] Camargo et al.[13] Lopes et al.[14] e Ministério da Saúde.[15]

56

Capítulo 4 • Tratamento quimioterápico

Quadro 4.4 – Principais quimioterápicos alcaloides de vinca.

Droga (nome comercial)	Indicações	Sintomas adversos
Vimblastina – Velban/VLB	• Carcinoma avançado de testículos e ovário, sarcoma de Kaposi, linfomas, pulmão, cabeça e pescoço, neuroblastoma, leucemia mieloide crônica, coriocarcinoma e câncer de mama e rins.	• Náusea, vômito, constipação, mucosite e cólica abdominal.
Vincristina – Oncovin/Vcr	• Tumor de Wilms, sarcoma de Ewing, Kaposi e tecidos moles, osteossarcoma. Pulmão, neuroblastoma, câncer de mama, ovário, cabeça e pescoço, colorretal e linfomas. Cérebro, tireoide, mieloma, melanoma e leucemia.	• Constipação, náuseas, vômitos.
Vinorelbine – Navelbine/VNR	• Carcinoma de mama metastático, câncer de pulmão de não pequenas células, linfoma de Hodgkin, carcinoma de ovário avançado.	• Náuseas, vômitos, diarreia, anorexia e mucosite.

Fonte: Primrose et al.[1] American Society of Clinical Oncology Endorses Legislation Providing Parity to Cancer Drugs.[2] Camargo et al.[13] Lopes et al.[14] e Ministério da Saúde.[15]

Quadro 4.5 – Principal quimioterápico podofilotoxinas.

Droga (nome comercial)	Indicações	Sintomas adversos
Etoposídeo – Vepeside/VP-16	• Tumores testículo, pulmão, linfomas de Hodgkin e não Hodgkin, leucemia não linfocítica aguda, sarcoma de Kaposi, tumor de Ewing, neuroblastoma, tumores cerebrais, mieloma, melanoma, neoplasias trofoblásticas e de células germinativas, câncer de mama, córtex adrenal, bexiga, estômago, ovário e próstata.	• Náuseas e vômitos.

Fonte: Primrose et al.[1] American Society of Clinical Oncology Endorses Legislation Providing Parity to Cancer Drugs.[2] Camargo et al.[13] Lopes et al.[14] e Ministério da Saúde.[15]

Quadro 4.6 – Principal quimioterápico camptotecina.

Droga (nome comercial)	Indicações	Sintomas adversos
Topotecano--Hycanti	• Carcinoma recorrente metastático do ovário, pulmão de não pequenas células, sarcoma de Ewing, carcinoma colorretal e esôfago.	• Náuseas, vômitos dose-limitante, diarreia, dor abdominal, anemia, leucopenia e plaquetopenia.

Fonte: Primrose et al.[1] American Society of Clinical Oncology Endorses Legislation Providing Parity to Cancer Drugs.[2] Camargo et al.[13] Lopes et al.[14] e Ministério da Saúde.[15]

57

Manual Prático de Assistência Nutricional ao Paciente Oncológico Adulto e Pediátrico

Quadro 4.7 – Principal quimioterápico taxano.

Droga (nome comercial)	Indicações	Sintomas adversos
Paclitaxel – Taxol	• Carcinoma avançado de ovário, carcinoma metastático de mama e pulmão de não pequenas células, cabeça e pescoço, melanoma, estômago, sarcoma de Kaposi.	• Náuseas, vômitos, mucosite dose-dependente, diarreia.

Fonte: Primrose et al.[1] American Society of Clinical Oncology Endorses Legislation Providing Parity to Cancer Drugs.[2] Camargo et al.[13] Lopes et al.[14] e Ministério da Saúde.[15]

Consequências nutricionais do tratamento quimioterápico

A importância do acompanhamento nutricional desde o momento do diagnóstico do câncer consiste na possibilidade de precocemente preservar o estado nutricional, essencial para a manutenção da homeostase do indivíduo ao longo do tratamento.[16]

Uma parcela desses pacientes pode apresentar os efeitos adversos de tal modo que sua capacidade de atingir a ingestão dietética adequada é limitada, comprometendo seu estado nutricional e ocasionando resultados negativos para os pacientes e o tratamento. Os pacientes malnutridos têm qualidade de vida mais baixa, redução da tolerância ao tratamento, complicações aumentadas e internações hospitalares mais longas.[17]

Um estudo multicêntrico, envolvendo 65 hospitais e 561 pacientes submetidos ao tratamento adjuvante, mostrou que 90,7% apresentavam perda de peso e 96% apresentavam intercorrências, como anorexia (71%), transtornos gastrintestinais (32%), disgeusia (40,5%), entre outros.[18]

Bozzetti realizou uma pesquisa com 1.000 pacientes de 17 centros oncológicos, cujo objetivo era descrever o estado nutricional deles. Ele observou pelo escore da avaliação Nutrition Risck Screening-2002 que 33,8% apresentaram risco nutricional (escore ≥ 3) e 39,7% apresentaram perda de peso grave (> 10%), e dentre os sintomas, 41% tiveram saciedade precoce, 50% diarreia, 54% anorexia, 39% náuseas e/ou vômitos, 33% disgeusia e/ou disosmia e 23% relataram disfagia e/ou odinofagia. O grau de anorexia foi relacionado com a perda de peso. Assim, pacientes com perda de peso ≥ 10% referiram graus elevados de anorexia.[19]

58

Capítulo 4 • Tratamento quimioterápico

O Inquérito Brasileiro de Nutrição Oncológica (IBNO), avaliou 4.822 pacientes com câncer de 45 instituições brasileiras e encontrou um percentual de desnutrição de moderada a grave em 45,1% dos doentes. Nessa população, 26% apresentavam anorexia, 33,4% referiam náuseas e vômitos, 19,2% xerostomia, 10,7% odinofagia, 16,3% diarreia e 15,7% saciedade precoce.[20]

O impacto do estado nutricional no tratamento quimioterápico foi evidenciado no estudo realizado por Okada et al., em que analisaram a sobrevida, a ocorrência de efeitos adversos e o estado nutricional de 108 pacientes com câncer colorretal. Os pacientes foram divididos em dois grupos, de acordo com o seu estado nutricional: 1) bem nutrido (n = 69), definido como um nível de albumina sérica de ≥ 3,8 g/dL ou um aumento do nível de albumina sérica ≥ 1,0 g/dL em comparação com o valor basal antes da quimioterapia; ou 2) malnutrido (n = 39), definido como um nível de albumina sérica < 3,8 g/dL ou uma diminuição do nível de albumina sérica < 1,0 g/dL, quando o nível de albumina sérica basal era ≥ 3,8 g/dL. A avaliação foi realizada antes da quimioterapia, 2 meses após os 4 ciclos iniciais e 6 meses após a quimioterapia. A taxa de sobrevida global foi significativamente maior no grupo bem nutrido do que no grupo malnutrido (1 ano = 95,7% *versus* 80%; 2 anos = 80,2% *versus* 47,1%; e 3 anos = 60,8% *versus* 37,7% p = 0,01). A hematotoxidade foi menor no grupo bem nutrido (18,8% *versus* 30,8%, p = 0,11), os efeitos não hematotóxicos também foram menos frequentes nos bem nutridos (15,9% *versus* 38,5%, p = 0,01). O estudo concluiu que a intervenção nutricional adequada reduz os efeitos adversos nos pacientes em tratamento quimioterápico.[21]

Estudo realizado em Barcelona avaliou as mudanças na composição corporal e no estado nutricional que ocorrem ao longo do tratamento oncológico em 20 pacientes com câncer de cabeça e pescoço, submetidos ao tratamento com quimioterapia de indução, seguido de quimioterapia e radioterapia. Os parâmetros nutricionais e antropométricos foram coletados no diagnóstico, após quimioterapia de indução, após radioterapia, 1 e 3 meses após radioterapia. De acordo com a Avaliação Subjetiva Global, 30% dos pacientes estavam malnutridos no momento do diagnóstico. Após a quimioterapia de indução houve aumento do peso, índice de massa corporal (IMC) e massa livre de gordura, com melhoria quase completa na disfagia e odinofagia. No entanto, uma deterioração nutricional significativa (p = 0,0022) ocorreu no final da radioterapia com 95% dos pacientes, tornando-os desnutridos graves ou moderados. O peso também diminuiu significativamente durante o tratamento. Os achados sugerem que a quimioterapia de indução pode ajudar a melhorar o estado nutricional, a

Manual Prático de Assistência Nutricional ao Paciente Oncológico Adulto e Pediátrico

partir do momento em que reduza os sintomas que limitam a ingestão oral e, assim, contribuir para menores taxas de desnutrição e perda de peso.[22]

Borges et al. avaliaram a influência do estado nutricional sobre a qualidade de vida em uma coorte de pacientes submetidos à quimioterapia. Foram avaliados 143 pacientes, dos quais 76,2% eram mulheres. A prevalência de desnutrição na avaliação inicial foi de 14%. Observou-se que, tanto no início quanto no final do estudo, os pacientes desnutridos apresentaram pior qualidade de vida. Houve aumento do risco nutricional em 41,6% dos pacientes e foi encontrada associação significativa entre a presença de sintomas e o aumento do risco nutricional (p < 0,001). Conclui-se que as modificações do estado nutricional estão associadas às mudanças na qualidade de vida em pacientes com câncer.[23]

Um trabalho realizado em três hospitais no Teerã, que comparou o estado nutricional e a qualidade de vida em pacientes com leucemia aguda antes e após a quimioterapia, demonstrou que 19,4% eram malnutridos antes da quimioterapia, e 76,1% dos pacientes foram considerados moderadamente desnutridos após a quimioterapia, enquanto 6,3% estavam gravemente desnutridos. Após a quimioterapia, houve piora tanto do estado nutricional como da qualidade de vida, o que evidenciou a necessidade de um programa de apoio nutricional adequado para melhorar o estado nutricional e a qualidade de vida em pacientes com leucemia submetidos ao tratamento.[24]

Há diversos estudos que destacam de forma positiva a precocidade na avaliação nutricional e o aconselhamento individualizado para planejar metas e ações, como parte integral da rotina na prática clínica, durante o tratamento quimioterápico.[24-27]

Assim sendo, a intervenção nutricional deveria ser obrigatória no momento do diagnóstico oncológico, dado seu potencial de melhorar a resposta ao tratamento e o prognóstico da própria doença.[16]

Considerações finais

O tratamento quimioterápico evoluiu muito ao longo do tempo, possibilitando melhores tratamentos e prognósticos ao paciente oncológico. Hoje, existem diversos tipos, com diferentes alvos de ação, e é importante esse conhecimento por todos os profissionais de saúde envolvidos no atendimento desse público visando melhores práticas assistenciais. Intervenções e avaliações nutricionais ao diagnóstico e ao longo do tratamento auxiliam na manutenção de um bom estado nutricional, possibilitando melhor tolerância e qualidade de vida a esses pacientes.

Capítulo 4 • Tratamento quimioterápico

Referências bibliográficas

1. Primrose JN, Fox R, Palmer DH, Prasad R, Mirza D, Antohoney DA. Adjuvant capecitabine for biliary tract cancer: The BILCAP randomized study. Asco 2017 – Gastrointestinal (Noncolorectal) Cancer Oral Session: Saturday, june 4, 2017.

2. American Society of Clinical Oncology Endorses Legislation Providing Parity to Cancer Drugs. July 24, 2013. Disponível em: http://www.asco.org/advocacy-policy/asco-in--action/asco-endorses-legislation-providing-parity-cancer-drugs. Acesso em 02 outubro 2017.

3. Silva LMG. Quimioterapia. In: Mohallem AGC, Rodrigues AB. Enfermagem oncológica. São Paulo, Manole. 2007. p.61-88.

4. Rodrigues AB, Martin LGR. Bases da quimioterapia, classificação, dos quimioterápicos, cálculos em quimioterapia e segurança ocupacional. In: Rodrigues AB, Martin LGR, Moraes MW. Oncologia multiprofissional: bases para assistência. São Paulo, Manole. 2016. p.187-203.

5. Liu J, Uematsu H, Tsuchida N, Ikeda MA. Essential role of caspase-8 in p53/p73-dependent apoptosis induced by etoposide in head and neck carcinoma cells. 2011 Jul 31.10:95.

6. Rezende ACP, Barrere APN, Todaro J, Tanaka M. Cuidados nutricionais na quimioterapia e radioterapia. In: Barrere APN, Pereira A, Hamerschlak N, Piovacari SMF. Guia nutricional em oncologia. Rio de Janeiro, Atheneu. 2017. p.127-39.

7. Burns MB, Leonard B, Harris RS. APOBEC3B: Pathological Consequences of an Innate Immune DNA Mutator. Biomed J. 2015.38:102-10.

8. Rego EM. Bases da Quimioterapia. Hospital das Clínicas da Faculdade de Medicina de Ribeirão Preto da USP (HCMRP). São Paulo. 2017.

9. Riul S, Aguillar OM. Quimioterapia antineoplásica: revisão literatura. Rev. Min. Enf. 1999 Jan/dez. 3(1/2):60-7.

10. Borges LR, Paiva SI, Silveira DH, Assunção MCF, Gonzalez MC. Can nutritional status influence the quality of life of cancer patients? Rev Nutr. 2010.23(5):745-53.

11. Kahlin Cheung-Ong, Guri Giaever, and Corey Nislow. DNA-Damaging Agents in Cancer Chemotherapy: Serendipity and Chemical Biology. Chemistry & Biology. 2013 may.648-59.

12. Meeran SM, Katiyar SK. Cell cycle control as a basis for cancer chemoprevention through dietary agents. Frontiers Biosci. 2008.13:2191-202.

13. Camargo B, Lopes LF, Novaes PE. O tratamento multidisciplinar das neoplasias na infância. In: Camargo B, Lopes LF. Pediatria oncológica: noções fundamentais para o pediatra. São Paulo, Lemar. 2000. p.218-21.

14. Lopes LF, Camargo B, Bianchi A. Os efeitos tardios do tratamento do câncer infantil. Rev. Ass Méd Brasil. 2000.46:277-84.

15. Ministério da Saúde. Protocolos Clínicos e Diretrizes Terapêuticas em Oncologia. Brasília-DF, 2012. [Acesso em 4 de outubro de 2017]. Disponível em: http://conitec.gov.br/index.php/diretrizes-diagnosticas-e-terapeuticas-em-oncologia.

16. Maia-Lemos PS, Ceragioli Oliveira FL, Monteiro-Caran EM. Nutritional Status at Diagnosis in Children with Cancer in Brazil. Pediatrics & Therapeutics. 2016.(6):295.

17. Gout BS, Barker LA, Crowe TC. Malnutrition identification, diagnosis and dietetic referrals: Are we DOIng a good enough job? Nutrition and Dietetics. 2009.66:206-11.

18. Sanz-Ortiz J, Moreno-Nogueira J, Lorenzo Y Mateos A. Protein energy malnutrition (PEM) in cancer patients. Clin Trasnlational Oncol. 2008.10:579-82.

19. Bozzetti F. Screening the nutritional status in oncology: A preliminary report on 1,000 outpatients. Support Care Cancer. 2009.17(3):279-84.

20. Inca. Inquérito Brasileiro de Nutrição Oncológica. Ministério da Saúde Instituto. 2013.1-146.

21. Okada S, Yamazaki S, Kaiga T, Funada T, Kochi M, Takayama T. Impact of nutritional status in the era of FOLFOX/FIRI-based chemotherapy. World J Surg Oncol (Internet). 2017.15(1):162. Disponível em: http://wjso.biomedcentral.com/articles/10.1186/s12957-017-1226-0.

22. Arribas L, Hurtós L, Taberna M, Peiró I, Vilajosana E, Lozano A et al. Nutritional changes in patients with locally advanced head and neck cancerduring treatment. Oral Oncol (Internet). 2017.71:67-74. Disponível em: http://dx.DOI.org/10.1016/j.oraloncology.2017.06.003.

23. Borges LR, Paiva SI, Silveira DH, Assunção MCF, Gonzalez MC. Can nutritional status influence the quality of life of cancer patients? Rev Nutr. 2010.23(5):745-53.

24. Malihi Z, Kandiah M, Chan Y M, Hosseinzadeh M, Sohanaki Azad M, Zarif Yeganeh M. Nutritional status and quality of life in patients with acute leukaemia prior to and after induction chemotherapy in three hospitals in Tehran. Iran: a prospective study. J Hum Nutr Diet. 2013.26(Suppl.1):123-31.

25. Vergara N, Montoya J E, Luna H G, Amparo J R, Cristal-Luna G. Quality of Life and Nutritional Status Among Cancer Patients on Chemotherapy. Oman Medical Journal. 2013.28(4):270-4.

26. Ziętarska M, Krawczyk-Lipiec J, Kraj L, Zaucha R, Małgorzewicz S. Nutritional status assessment in colorectal cancer patients qualified to systemic treatment. Contemp Oncol. 2017.21(2):157-61.

27. Salas S, Mercier S, Moheng B, Olivet S, Garcia M, Hamon S, Sibertin-Blanc C, Duffaud F, Auquier P, Baumstarck K. Nutritional status and quality of life of cancer patients needing exclusive chemotherapy: a longitudinal study. Health and Quality of Life Outcomes. 2017.15:85.

Capítulo 5

Tratamento radioterápico

• *Ana Paula Noronha Barrére*
• *Érica Line de Oliveira Pedron*
• *Karen Jaloretto Teixeira Guedes*
• *Mariana de Moraes Fernandes Costa*
• *Thais Manfrinato Miola*

A radioterapia (RT) é uma modalidade terapêutica que consiste na aplicação clínica de radiação ionizante de modo controlado, com o objetivo de destruir células tumorais através da lesão (direta ou indireta) do ácido desoxirribonucleico (DNA). Ela surgiu após a descoberta dos raios X em 1895 por Roentgen, da radioatividade por Becquerel em 1896, e do metal--rádio em 1898 por Marie Curie.[39]

Pode ser aplicada de forma isolada ou concomitante a outras terapias (p. ex., cirurgia ou quimioterapia), e é utilizada em várias estratégias no tratamento, como adjuvante, neoadjuvante e controle de sintomas (p. ex., dor).[17]

Tem como objetivo prover uma dose de radiação a um volume definido, com o mínimo de dano possível aos tecidos normais adjacentes, resultar na erradicação ou no controle local da doença e na melhora da sobrevida do paciente. Contribui no tratamento de mais de 60% dos pacientes oncológicos.[34,39]

O número de aplicações necessárias e a técnica utilizada podem variar de acordo com protocolo selecionado, a localização do tumor, a extensão da doença e o estado clínico do paciente. As principais formas de aplicação da radiação são braquiterapia e teleterapia.[34,39]

A braquiterapia é realizada pela aproximação (contato) ou implante de fonte radioativa no leito tumoral, com implantes intersticiais e intracavitários. Alguns exemplos da utilização da braquiterapia seriam em tumores ginecológicos, de cabeça e pescoço, próstata, mama etc.[39]

A teleterapia, forma mais comumente aplicada, baseia-se no uso de um feixe externo de radiação emitido a distância. Atualmente, o equipamento mais utilizado na teleterapia é o acelerador linear, que gera feixes de elétrons ou de fótons (raios X de alta energia). Os elétrons têm pequena penetração tecidual, e, portanto, são indicados em lesões superficiais (p. ex., no câncer de pele), enquanto os fótons são usados no tratamento de tumores profundos.[39]

O aperfeiçoamento tecnológico da RT, evoluindo para tratamentos com técnica conformacional-3D, RT de intensidade modulada (IMRT), RT estereotáxica e radiocirurgia têm possibilitado tratamentos cada vez mais precisos, eficientes e com maior proteção dos órgãos e tecidos normais adjacentes ao alvo tumoral, minimizando, por conseguinte, seus efeitos colaterais.[31,39]

Radiotoxicidade

A exposição à radiação ionizante induz à morte de células malignas. Entretanto, também atuará em células saudáveis adjacentes à área de tratamento.[34]

A radiação ionizante atuará através de duas maneiras:

- **Direta:** dano físico causado entre as células através de excitação e ionização de átomos ou moléculas. dano biológico causado no material genético.
- **Indireta:** dano químico causado através da formação de radicais livres.[17]

As reações são relativamente comuns e dependem do local de aplicação, da área tratada e da dose de radiação aplicada. Poderão limitar a ingestão oral, a digestão ou a absorção dos nutrientes, contribuir para perda de peso e depleção do estado nutricional.[17,39]

Estes efeitos são divididos em efeitos imediatos – que ocorrem em até 3 meses –, efeitos intermediários – de 3 a 6 meses –, e tardios – quando ocorrerem após 6 meses de aplicação.[17] A maioria deles está descrito no Quadro 5.1.

64

Capítulo 5 • Tratamento radioterápico

Quadro 5.1 – Efeitos colaterais da RT, conforme região anatômica.

Região anatômica	Sintomatologia
Sistema nervoso central	• Anorexia, náuseas e vômitos
Cabeça e pescoço	• Mucosite, disfagia, xerostomia, ulceração, disgeusia
Tórax	• Disfagia e esofagite
Abdome	• Náuseas, vômitos, má-absorção, ulceração, fístula e obstrução
Pelve	• Diarreia, flatulência ou obstipação intestinal (menos comum)

Fonte: Grant.[17]

Critérios comuns de toxicidade

Para a avaliação dos eventos adversos e graduar de maneira mais uniformizada, sugere-se a utilização de uma escala quantitativa e qualitativa da toxicidade de forma padronizada no serviço.[41]

Radioterapia em pacientes adultos

Risco nutricional

A perda de peso durante a RT poderá contribuir no aumento da toxicidade, além de aumentar o risco da interrupção do tratamento. Porém, essa perda de peso ou a desnutrição poderão estar presentes previamente ao tratamento, sendo importantes fatores para indicação de terapia nutricional precoce.[12]

Além da perda de peso prévia, a localização do tumor, as neoplasias avançadas, o tratamento concomitante (p. ex., quimioterapia), também poderão ser indicativos de maior risco nutricional durante o tratamento.[11,12]

Os pacientes que apresentam maior risco nutricional durante a RT são aqueles acometidos por tumores de cabeça e pescoço e do trato gastrintestinal.[38]

Radioterapia em pacientes pediátricos

Pacientes oncológicos pediátricos são mais suscetíveis ao desenvolvimento da desnutrição, em função da alta demanda de substratos pela doença e pelo tratamento, além do aumento dos requerimentos de nutrientes para o crescimento e o desenvolvimento adequados.[23]

65

De acordo com o estudo de Bauer, 46% das crianças e adolescentes com diagnóstico neoplásico já vivenciaram a desnutrição em algum momento do tratamento. A mesma autora descreveu em seu trabalho os principais tipos de tumores associados com o maior risco de desnutrição nessa população, sendo esses: tumores sólidos em estágios avançados (tumor de Wilms, neuroblastomas estágios III e IV e rabdomiossarcomas), sarcomas de Ewing, meduloblastomas, leucemias e linfomas com múltiplas recidivas, tumores de cabeça e pescoço. pós-transplante de medula óssea e tumores diencefálicos. A maior parte desses diagnósticos inclui, como protocolo proposto em algum momento do tratamento, a radioterapia.[9]

Entre crianças e adolescentes, o próprio tratamento, em particular a associação concomitante de quimioterapia e radioterapia, parece ser um fator importante para o risco nutricional.[14] Quimioterapia em altas doses, RT em região de cabeça e pescoço e abdome/pelve induzem a uma série de sintomas que podem afetar a aceitação alimentar e o estado nutricional.[15]

Abreviação do jejum em radioterapia pediátrica com sedação

Normalmente, o procedimento da RT é breve. Porém, o paciente deve permanecer imóvel e sem acompanhantes. Muitas vezes, por tratar-se de crianças, alguns desses têm dificuldades em colaborar com as recomendações de imobilidade, sendo necessário o uso de sedativos.[4]

Para a realização da sedação em pacientes submetidos à RT, em alguns serviços, é padronizado jejum de 8 horas antes do procedimento, visando o esvaziamento gástrico e evitando a broncoaspiração na indução da sedação, além de complicações gastrintestinais.

É bem descrito na literatura que o jejum prolongado em procedimentos eletivos causa uma série de complicações aos pacientes, como desconforto e irritabilidade, aumenta a sensação de fome e sede, além de incidências de sintomas gastrintestinais.[1]

Diante do exposto, as principais sociedades de anestesiologistas, modificaram suas recomendações em relação ao tempo de jejum permitido para realização de cirurgias ou procedimentos que necessitem de sedação ou anestesia, estipulando jejum de 6 a 8 horas para refeições sólidas e 2 horas para ingestão de líquidos claros (sem resíduos).[2]

Apesar das novas recomendações, ainda a abreviação do jejum é um grande desafio, pois envolve quebra de paradigmas e é considerado indispensável por muitos profissionais em virtude dos conceitos antigos utilizados até os dias de hoje. Apesar dos pacientes comumente serem

Capítulo 5 • Tratamento radioterápico

orientados a permanecerem 8 horas de jejum para serem submetidos à sedação e realizarem a RT, muitos deles acabam permanecendo muito mais que o período estipulado para o procedimento. Normalmente, a programação da duração do tratamento é longa. Portanto, os pacientes são submetidos ao jejum prolongado por diversos dias, podendo durar semanas, o que pode influenciar negativamente no estado nutricional.

Diversos estudos demonstram que o tempo de esvaziamento gástrico de líquidos claros em crianças ocorre rapidamente, independentemente do volume ingerido, enfatizando que a abreviação do jejum pode ser realizada de maneira segura.[42]

Ainda não foi proposta uma recomendação para o volume de líquidos claros a ser ofertado para pacientes oncológicos pediátricos para a abreviação do jejum. Porém, estudos mostram os diversos benefícios desses líquidos, em diferentes propostas de volume, como melhora da satisfação dos pacientes e seus pais, oferta de calorias, diminuição do risco de hipoglicemia e redução da lipólise e proteólise.[16]

Protocolos de abreviação do jejum específicos e destinados a essa população, suscetíveis ao prejuízo nutricional, tanto pela doença quanto pelo tratamento, podem reduzir o tempo de jejum e proporcionar aos pacientes outros benefícios voltados ao estado nutricional, que resultarão na atenuação das complicações e na melhora da qualidade de vida e bem-estar.

Radioterapia em cabeça e pescoço

Em RT dirigida à região de cabeça e pescoço, alterações antropométricas são comuns durante o tratamento. No momento inicial, metade dos pacientes apresentam perda de peso, os efeitos colaterais são diversos e resultam na baixa aceitação alimentar,[44] mesmo com a utilização de técnicas de RT mais avançadas, que permitem maior dosagem de radiação no tecido tumoral e dose reduzida nos tecidos adjacentes. A mucosite oral é um dos efeitos mais relevantes para a necessidade do uso da terapia nutricional enteral, e ainda 50% dos pacientes que desenvolvem mucosite oral apresentam disfagia, potencializando inclusive a perda de peso.[45]

A alimentação via sonda nasoenteral (SNE) ou gastrostomia deve ser realizada quando: o paciente não atingir 60% das suas necessidades nutricionais pela alimentação via oral e na presença de disfagia proveniente da obstrução tumoral ou como sequela do tratamento antineoplásico em virtude de mucosite oral e esofágica.[6] Muito se discute se a melhor opção para esses pacientes seria a gastrostomia em vez da sonda nasoenteral, e quando seria o momento mais adequado para a passagem da sonda.

67

Manual Prático de Assistência Nutricional ao Paciente Oncológico Adulto e Pediátrico

Tanto a SNE quanto a PEG (gastrostomia endoscópica percutânea), diminuem a perda de peso durante o tratamento, reduzindo o risco de sua interrupção. Porém, os estudos ressaltam que a PEG apresenta maior risco de complicações e maior dependência.[24,43] Ambas as vias apresentam vantagens e desvantagens e a escolha entre elas deve ser realizada com cautela e discussão com a equipe médica e multiprofissional. Como vantagens da SNE, encontramos: colocação mais fácil, menor risco de complicações mais graves como infecção, baixo custo e redução da incidência de disfagia tardia e da dependência da enteral. Já as vantagens da PEG são: melhor para a estética, uma vez que fica escondida, redução do desconforto e do risco de deslocamento e sua utilização pode ser por tempo indeterminado.[25]

Em 2006, o *guideline* do European Society of Parenteral and Enteral Nutrition (Espen) sugeriu que a passagem profilática da PEG seria a melhor opção para esses pacientes, uma vez que, dessa forma, é possível preservar melhor o peso durante o tratamento, diminuir a hospitalização e melhorar a qualidade de vida.[6] Porém, posteriormente, estudos apontaram que a profilaxia não é indicada em todos os pacientes, pois pode aumentar o risco de disfagia tardia e dependência da PEG.[25,47]

Esta dependência pode surgir em razão da disfagia pós-RT, que quando não tratada pode resultar em broncoaspiração e até mesmo morte. Estudos sugerem que a fonoterapia pré-RT possa diminuir a fibrose, fazendo que o paciente consiga se alimentar melhor por via oral e reduzindo o tempo de utilização da PEG. Os estudos mostram também que o uso da SNE reduz a estenose pós-cricoide, levando o paciente a se alimentar melhor por via oral e diminuindo a permanência na terapia nutricional enteral.[35] No estudo de Bhayani et al. foi observado que fatores como estágios avançados da doença e a não aderência aos exercícios fonoaudiólogos podem influenciar para a decisão da colocação da PEG e para sua dependência.[11]

Quando Peerawong et al. compararam o uso da PEG profilática e não profilática em quimiorradioterapia (QTRDT), notaram que a perda de peso foi significativamente maior no grupo que não fez a PEG profilática a partir da 3ª semana de tratamento.[36] Porém, Williams et al. avaliaram 104 indivíduos e não notaram diferenças significativas na perda de peso dos pacientes submetidos à QTRDT, divididos em grupos que realizaram PEG profilática e utilizaram SNE quando necessário.[47] Os autores observaram que no grupo da PEG profilática o tempo de utilização da dieta enteral foi significativamente maior, ressaltando dependência no uso dela.[47]

A decisão entre o uso da SNE, da PEG e da PEG profilática, deve ser individualizada e discutida entre a equipe médica e multiprofissional, com o objetivo de garantir a nutrição adequada, segurança e bem-estar ao paciente.

68

Radioterapia em abdome e pelve

As alterações nutricionais causadas pelo efeito da RT estão relacionadas com a região anatômica irradiada, a quantidade de aplicações e os tratamentos concomitantes. Ao fornecer radiação na região da pelve e do abdome, complicações gastrintestinais, como náuseas, vômitos e diarreia, são sempre a primeira preocupação em função da proximidade das células-alvo.[26]

Ao longo dos últimos 100 anos, técnicas e equipamentos de RT evoluíram, poupando os tecidos normais e reduzindo a toxicidade. Porém, apesar dos avanços, ainda são diagnosticadas doenças gastrintestinais agudas e crônicas decorrentes deste tratamento.[26]

De acordo com o estudo de Andreyev et al., em torno de 90% das pessoas que realizaram RT na região pélvica apresentaram cerca de 22 sintomas gastrintestinais diferentes durante o tratamento.[3] Embora a maioria dos efeitos colaterais desapareça após o tratamento, alguns podem surgir meses ou anos depois. Entre os sintomas tardios, incluem a necrose, a estenose, a formação de fístulas intestinais, a hemorragia retal e a incontinência fecal, podendo afetar a qualidade de vida do paciente.[3]

Henson et al. verificaram que há uma escassez de pesquisas de alta qualidade que mostre os benefícios das intervenções nutricionais durante a RT pélvica, a fim de melhorar os sintomas gastrintestinais em longo prazo.[20] Porém, os mesmos autores sugerem acompanhamento nutricional durante o tratamento para reduzir as toxicidades. As orientações nutricionais, quanto ao manejo dos sintomas causados pela radioterapia na região da pelve e abdome, podem ser realizadas no início do tratamento.

Especificamente no tratamento radioterápico de neoplasia de próstata, alguns protocolos e serviços padronizam o uso da dieta antifermentativa, pois muitos gases no reto podem aumentar a exposição à radiação, prejudicar a visibilidade da próstata no planejamento ou afetar a posição da próstata no momento de receber a radiação. Enemas e laxantes são estratégias que também podem ser adotadas, pois quando o funcionamento intestinal é regular, a formação de gases é menor. Porém, ainda não existe um consenso na literatura que mostre a intervenção adequada durante o tratamento.[30]

A dieta antifermentativa restringe alimentos ricos em fibras, gorduras, leite e seus derivados. Com a restrição das fibras, a quantidade de alimentos não digeridos que passa no intestino grosso é limitada, diminuindo, assim, o volume das fezes e os movimentos peristálticos. Os produtos lácteos e as gorduras não contêm fibras, mas sua restrição pode prevenir o desconforto abdominal e a diarreia.[29]

Como a dieta antifermentativa restringe grande parte dos alimentos que compõe uma alimentação saudável, realizá-la por um período prolongado pode prejudicar o atendimento às necessidades nutricionais. Por isso, é importante durante o tratamento, avaliar o consumo alimentar, para que o planejamento dietético e a indicação de suplementos alimentares sejam realizados. Dessa forma, é possível prevenir possíveis inadequações de macronutrientes e micronutrientes no período da radioterapia.[5]

Segundo Miola e Moreira, apesar da restrição alimentar durante o tratamento, a dieta antifermentativa não apresentou mudanças no estado nutricional dos pacientes, sugerindo que a dieta pode ser uma intervenção segura quanto às alterações na composição corporal.[32]

Radioterapia na mama

No câncer de mama os efeitos colaterais mais comuns da radioterapia são radiodermatite e fadiga. Sintomas estes que podem ser melhorados ou controlados com a alimentação saudável. Os fatores associados ao desenvolvimento e a recidiva da doença estão relacionados a fatores genéticos e ambientais, como o tabagismo, o consumo de bebidas alcoólicas, os hábitos alimentares errôneos, a obesidade e o estilo de vida sedentário.[13]

A atenção nutricional deve ser uma prioridade para essas pacientes, uma vez que a maioria das mulheres já iniciam o tratamento com excesso de peso.[10] Segundo Ceccatto et al., a aquisição de hábitos alimentares saudáveis pelas pacientes com câncer de mama tende a ocorrer após o diagnóstico. Porém, o tratamento proposto pode diminuir a adesão. As toxicidades à quimioterapia são os principais causadores dessas mudanças, pois, neste momento, ocorre aumento na aversão de determinados alimentos.[13]

Muitos serviços de RT possuem atendimento nutricional ambulatorial, porém, são poucos os que realizam orientações nutricionais para as pacientes com neoplasia de mama, principalmente orientações individualizadas e efetivas.[40] A justificativa por essa falta de aconselhamento pode ser em virtude do tratamento radioterápico nesta região não causar efeitos colaterais que alterem o funcionamento gastrintestinal, tornando desnecessárias as orientações dos manejos dos sintomas.

Entretanto, a oportunidade de realizar reeducação alimentar nessas pacientes pode melhorar suas escolhas alimentares e sua composição corporal. Com essa intervenção também é possível reduzir o risco das doenças crônicas não transmissíveis, além de prevenir a obesidade, que é

Capítulo 5 • Tratamento radioterápico

considerada um importante fator prognóstico negativo para a sobrevida em mulheres com câncer de mama, além de estar relacionada com a progressão ou recidiva da doença.[24]

Desnutrição e perda de peso *versus* tratamento e risco de toxicidade

A desnutrição prévia ao tratamento é bastante comum, podendo variar entre 41 e 60%, com possibilidade de chegar a 81% durante o tratamento de radioterapia.[33] Sintomas comuns decorrentes do tratamento, como disfagia, disgeusia, mucosite, náuseas, vômitos e diarreia aumentam o risco nutricional, pois têm impacto na ingestão, na digestão e na absorção de nutrientes,[21] podendo resultar na consequente perda de funcionalidade e impactar negativamente na qualidade de vida do paciente.[34] A RT, ainda, aumenta a atividade inflamatória (p. ex., na mucosite induzida pela radiação), o que aumenta o gasto energético corporal, bem como a proteólise, ocasionando perda de massa corporal, especialmente muscular.[21]

Por tudo isso, há piora da morbidade com maior risco de infecções e toxicidades, além de menor resposta ao tratamento, com consequente redução na expectativa de vida e maiores custos hospitalares.[21] Sabe-se que pacientes desnutridos podem se beneficiar de um acompanhamento dietoterápico prévio ao tratamento oncológico, com continuidade durante e após o tratamento concluído por mais 1 a 3 anos.[37]

Tem sido sugerido o benefício clínico da intervenção nutricional, que pode minimizar perda de peso, promover melhora da qualidade de vida, reduzir impacto dos efeitos colaterais da radioterapia e ainda otimizar recuperação após término. Porém, poucos estudos puderam comprovar os benefícios clínicos do aconselhamento nutricional para pacientes em RDT.[22,38]

Os efeitos agudos após início da RDT iniciam-se entre a 2ª e 3ª semanas, sendo mais acentuados após ⅔ das sessões programadas ou mesmo após o término do tratamento. Conforme Isenring et al., espera-se que as toxicidades sejam consideráveis entre as semanas 5 e até 2 semanas após o término da RT.[22]

É muito importante o acompanhamento nutricional dos pacientes durante o tratamento oncológico, uma vez que é determinante para a adequada tolerância as terapias curativas.[33] Dessa forma, faz-se essencial a avaliação e o acompanhamento nutricional de pacientes com neoplasias em cabeça e pescoço, antes, durante e após início de tratamento com RT, a fim de evitar interrupção em função de toxicidades e menor taxa de

71

Manual Prático de Assistência Nutricional ao Paciente Oncológico Adulto e Pediátrico

sobrevida.[33] Ainda mais, é crucial a identificação precoce dos pacientes em risco nutricional, a fim de prevenir a deterioração do seu estado nutricional durante o tratamento.

Importância da terapia nutricional

A intervenção nutricional precoce pode auxiliar na recuperação ou na manutenção do estado nutricional, minimizar perdas de peso e massa muscular, com consequente melhoria da qualidade de vida e do prognóstico do paciente. Por isso, é importante implantar protocolos de atendimento nutricional para contribuir no cuidado do estado nutricional precoce de pacientes submetidos à RT.[6]

De acordo com *guideline* da Espen, recomenda-se durante a RT especial atenção aos pacientes que irradiam a região de cabeça e pescoço, torácica e trato gastrintestinal em virtude do alto risco de depleção nutricional.[6] Assim, inicialmente, priorizar o aconselhamento nutricional oral e, se necessário, iniciar a terapia nutricional, pois serão fundamentais para diminuir o risco de evolução para a desnutrição grave.[6] As orientações devem ser à princípio por meio do aconselhamento nutricional verbal e de acordo com as necessidades nutricionais de cada paciente, sendo esse o meio mais efetivo em manter ou auxiliar a recuperação do estado nutricional, quando comparado às orientações generalizadas.[8]

Baldwin et al. verificaram em amostra de pacientes portadores de câncer, associação positiva entre aconselhamento nutricional oral e melhora da qualidade de vida.[8] Entretanto, quando o paciente apresenta maior sintomatologia, o que impacta negativamente na capacidade de ingerir alimentos e líquidos via oral, em função da dificuldade em manter a oferta calórica e proteica, há a necessidade de propor uma terapia nutricional mais incisiva.[18]

Em última instância, um aporte nutricional inadequado também está associado a maiores taxas de admissão hospitalar, internação e custos hospitalares mais elevados.[18] Hazzard et al. realizaram uma revisão sistemática incluindo 15 trabalhos na área de terapia nutricional em pacientes sob RT e evidenciaram a importância do suporte nutricional, especialmente em pacientes em tratamento na região de cabeça e pescoço.[18] Revelaram ainda que a terapia nutricional enteral precoce pode auxiliar na redução da frequência da necessidade de atendimento hospitalar de emergência ou internação relacionados à desidratação.[18]

Em um *guideline* da Sociedade Clínica de Oncologia australiana é recomendado acompanhamento semanal durante a RT para grupo de

Capítulo 5 • Tratamento radioterápico

pacientes de maior risco nutricional (tumores de cabeça e pescoço, tórax e trato gastrintestinal).[19] Após o término do tratamento, é indicado o monitoramento a cada 2 semanas para os pacientes portadores de cabeça e pescoço por até 6 meses.[19]

Considerações finais

Os pacientes em tratamento radioterápico devem receber orientação nutricional e, se necessário, suporte nutricional de acordo com eventos adversos, sintomas e sua condição clínica, visando melhor tolerância ao tratamento oncológico, redução da morbimortalidade e de custos hospitalares no tratamento.

Referências bibliográficas

1. Aguilar-Nascimento JE et al. Jejum pré-operatório de 8 horas ou de 2 horas: o que revela a evidência? Rio de Janeiro, Rev. Col. Bras. Cir. 2009 july./aug.36(4).

2. American Society of Anesthesiologist Committee. Practice Guidelines for Preoperative Fasting and the Use of Pharmacologic Agents to Reduce the Risk of Pulmonary Aspiration: Application to Healthy Patients Undergoing Elective Procedures: an Updated Report by the American Society of Anesthesiologists Committee on Standards and Practice Parameters. Anesthesiology. 2011.114(3):495-511.

3. Andreyev HJN, Muls AC, Norton C, Ralph C, Watson L, Shaw C, Lindsay JO. Guidance: The pratical management of the gastrointestinal symptoms of pelvic radiation disease. Frontline Gastroenterology. 2015.6: 53-72.

4. Anghelescu DL, Burgoyne LL, Liu W, Hankins GM, Cheng C, Beckham PA, Shearer J, Norris AL, Kun LE, Bikwazi GB. Safe anestesia for radiation therapy in pediatric oncology: the St. Jude Children's research hospital experience, 2004-2006. Int J RadiatOncolBiolPhys. 2008.71(2): 491-7.

5. Aquino RC, Paternez ACC, Fornasari mLL. Recomendações Nutricionais para o Planejamento Dietático. In: Philippi ST, Aquino RC. Dietética princípios para o planejamento de uma alimentação saudável. Barueri, Manole. 2015. p.101-38.

6. Arends J, Bachmann P, Baracos V, Barthelemy N, Bertz H, Bozzetti F, Fearon K, Hütterer E, Isenring E, Kaasa S, Krznaric Z, Laird B, Larsson M, Laviano A, Mühlebach S, Muscaritoli M, Oldervoll L, Ravasco P, Solheim T, Strasser F, de van der Schueren M, Preiser JC. ESPEN guidelines on nutrition in cancer patients. ClinNutr. 2016 aug. 6. pii: S0261-5614(16)30181-9.

7. Arends J, Bodoky G, Bozzetti F, Fearon K, Muscaritoli M, Selga G et al. ESPEN Guidelines on Enteral Nutrition: non-surgical oncology. Clinical Nutrition. 2006.25:245-59.

8. Baldwin C, Spiro A, Aherm R, Emery PW. Oral Nutritional Interventions in Malnourished Patients with Cancer: A systematic Review and Meta-Analysis. J NatlCancerInst. 2012.104:371-85.

9. Bauer J, Jürgens H, Frühwald MC. Important Aspects of Nutrition in Children with Cancer. J American Society for Nutrition. Adv. Nutr. 2011.2:67-77.

10. Bergmann RB, Vale IAV, Durval PA, Abid RT. Nutritional profile and physical activity in women with breast câncer attended by the unified health systems in South Brazil. Revista Brasileira Cancerologia. 2014. 60(4):315-22.

73

11. Bhayani MK, Hutcheson KA, Barringer DA, Lisec A, Alvarez CP, Roberts DB et al. Gastrostomy tube placement in patients with oropharyngeal carcinoma treated with radiotherapy or chemoradiotherapy: Factors affecting placement and dependence. Head & Neck. 2012. DOI 10.1002/hed.23200.

12. Cacicedo J, Casquero F, Martinez-Indart L et al. Detection of risk factors that influence weight loss in patients undergoing radiotherapy. Reports of Practical Oncology and Radiotherapy. 2012.17(5):269-75.

13. Ceccatto V, Pietro PF, Previdelli NA, Vieira FGK, Schiavon CC, Cardoso AL, Assis MAA, Crippa CG, Chica DAG, Engel R. Brazilian Healthy Eating Index Revised (BHEI-R) of womwn before and during adjuvante treatment for breast câncer. Nutricion Hospitalaria. 2014.30:1101-9.

14. Consenso Nacional de Nutrição Oncológica: paciente oncológico pediátrico/Instituto Nacional de Câncer José Alencar Gomes da Silva. Rio de Janeiro, Inca. 2014.

15. Garófolo A, Miaa PS, Petrilli AS, Ancona-Lopez F. Resultados da implantação de um algoritmo para terapia nutricional enteral em crianças e adolescentes com câncer. Campinas, Rev. Nutri. 2010.23(5):715-30.

16. Gawecka A, Mierzewska-Schmidt M. Tolerance of, and metabolic effects of, preoperative oral carbohydrate administration in children – A preliminary report. Anaesthesiol Intensive Ther. 2014 Apr-jun.46(2):61-4.

17. Grant BL. Nutritional effects of cancer treatment: chemotherapy, biotherapy, hormone therapy and radiation therapy. In: Oncology Nutrition for Clinical Practice. USA. Oncology Nutrition Dietetic Practice Group of the Academy of Nutrition and Dietetics. 2013. p.97-113.

18. Hazzard E, Walton K, McMahon A-T, Milosavljevic M, Tasell L. Nutrition-related hospital presentations and admissions among radiotherapy outpatients: a systematic literature review. Journal of Human Nutrition and Dietetics. 2017. p.1-13.

19. Head and Neck Guideline Steering Committee. Evidence-based practice guidelines for the nutritional management of adult patients with head and neck cancer. Sydney: Cancer Council Australia. [Version URL: http://wiki.cancer.org.au/australiawiki/index.php?oldid=116710, cited 2017 nov. 20]. Available from: http://wiki.cancer.org.au/australia/COSA:Head_and_neck_cancer_nutrition_guidelines.

20. Henson CC, Burden S, Davidson SE. Nutritional intervention for reducing gastrotintestinal toxicity in adults undergoing radical pelvic radiotherapy. Cochrane Database of Systematic Review. 2013 nov. 26.(11):1-47.

21. Hong JS, Wu LH, Su L, Zhang HR, Lv WL, Zhang WJ, Tian J. Effect of chemoradiotherapy on nutrition status of patients with nasopharyngeal cancer. Nutritionand Cancer. 2016.68(1):63-9.

22. Insering EA, Bauer JD, Capra S. Nutrition Support Using the American Dietetic Association Medical Nutrition Therapy Protocol for Radiation Oncology Patients Improves Dietary Intake Compared with Standard Practice. J Am Diet Assoc. 2007.107:404-12.

23. Instituto Nacional de Câncer. Ministério da Saúde. Estimativas 2014: Incidências de Câncer no Brasil. Rio de Janeiro, Inca. 2013.

24. Kerr J, Anderson C, Lippman S. Physical activity, sedentary behaviour, diet, and cancer: na update and emerging new evidence. Lancet Oncol. 2017.18:457-71.

25. Koyfman SA, Adelstein DJ. Enteral feeding tubes in patients undergoing definitive chemoradiation therapy for head and neck cancer: a critical review. Int J Radiation OncolBiolPhys. 2012.84(3):581-89.

Capítulo 5 • Tratamento radioterápico

26. Kwak YK, Lee SW, Kay CS, Park HH. Intensity-modulated radiotherapy reduces gastrointestinal toxicity in pelvic radiation therapy with moderate dose. PlosOne. 2017 ago. 28.12(8):1-11.

27. Langius JAE, Dijk AM, Doornaert P, Kruizenga HM, Langendijk JÁ, Leemans CR, Weijs PJM, IMV. Leeuw. More Than 10% Weight Loss in Head and Neck Cancer Patients During Radiotherapy Is Independently Associated with Deterioration in Quality of Life. Nutrition and Cancer. 2013:65(1):76-83

28. Li G, Jiang X, Qiu B, Shen L-J, Chen C, Xia Y-F. Vicious circle of acute radiation toxicities and weight loss predicts poor prognosis for nasopharyngeal carcinoma patients receiving intensity modulated radiotherapy. Journal of Cancer. 2017.8(5):832-8.

29. Mayo clinic. Low-fiber diet. (Internet). 2014. [Acesso em 15 jul. 2017]. Disponível em: http://www.mayoclinic.org/healthy-lifestyle/nutrition-and-healthy-eating/in-depth/low-fiber-diet/art-20048511?pg=2.

30. Mcnair HA, Wedlake L, Lips IM, Andreyev L, Vulpen M V, Dearnaley D. A systematic review: Effectiveness of rectal emptying preparation in prostate cancer patients. Pratical Radiation Oncology. 2014.(4):437-47.

31. Menon, SS. Uppal, M. Randhawa, S. Cheema, MS. Aghdam, N. Usala, RL. Ghosh, SP. Cheema, AK. Dritschilo, A. Radiation Metabolomics: Current Status and Future Directions. Frontiers in Oncology. 2016 February.6(20):1-10.

32. Miola TM, Moreira LCN. Avaliação da eficácia de dieta quimicamente modificada para pacientes portadores de câncer de próstata em radioterapia e sem impacto no estado nutricional. Nutrição em Pauta. 2017 fev.

33. Orell-Kotikangas H, Österlund P, Saarilahti K, Ravasco O, Schwab U, Mäkitie A. NRS-2002 for pre-treatment nutritional risk screening and nutritional status assessment in head and neck cancer patients. Support Care Cancer. 2015.23:1495-502.

34. Orth M, Lauber K, Niyazi M, Friedl AA, Li M, Maiho-fer C, Schu LEA, Niemo OM, Belka C. Current concepts in clinical radiation oncology. RadiatEnvironBiophys. 2014.53:1-29.

35. Paleri V, Patterson J. Use of gastrostomy in head and neck cancer: a systematic review to identify areas for future research. ClinOtolaryngol. 2010.35:177-89.

36. Peerawong T, Phungrassami T, Pruegsanusak K, Sangthong R. Comparison of treatment compliance and nutritional outcomes among patients with nasopharyngeal carcinoma with and without percutaneous endoscopic gastrostomy during chemoradiation. Asian Pacific J Cancer Prev. 2013.11:5805-9.

37. Petrukson KM, Silander EM, Hammerlid EB. Quality of life as predictor of weight loss in patients with head and neck cancer. Head Neck. 2005.27:302-10.

38. Ravasco P, Monteiro-Grillo I, Vidal PM, Camilo ME. Dietary Counseling Improves Patient Outcomes: a Prospective, Randomized, Controlled Trial in Colorectal Cancer Patients Undergoing Radiotherapy. J ClinOncol. 2005.23:1431-8.

39. Rezende ACP, Barrere APN, Todaro J, Tanaka M. In: Guia Nutricional em Oncologia. Rio de Janeiro, Atheneu. 2017.

40. Rubin BA, Stein AT, Zelmanowicz AM, Rosa DD. Perfil Antropométrico e conhecimento nutricional de mulheres sobreviventes de câncer de mama no Brasil. Revista Brasileira de Cancerologia. 2010.56(3):303-9.

41. Saad ED et al. Critérios comuns de toxicidade do Instituto Nacional de Câncer dos Estados Unidos Common toxicity criteria of the National Cancer Institute. Rev. Bras. Cancerol. 2002.48:63-96.

42. Scmitz A. Kellerberger CJ. Liamlahi R. Studhalter M. Weiss M. Gastric emptying after overnight fasting and clear fluid intake: a prospective investigation using serial magnetic resonance imaging in healthy children. British Journal of Anaesthesia. 2011.107(3):425-9.

43. Sheth CH, Sharp S, Walters ER. Enteral feeding in head and neck cancer patients at a UK cancer centre. J Hum Nutr Diet. 2013. DOI:10.1111/jhn.12029.

44. Van Den Berg MGA, Rasmussen-Conrad EL, Wei KH, Lintz-Luidens H, Kaanders JHAM, Merkx MAW. Comparison of the effect of individual dietary counselling and of standard nutritional care on weight loss in patients with head and neck cancer undergoing radio-therapy. British Journal of Nutrition. 2010.104:872-77.

45. Vidal-Casariego A, Calleja-Fernandez A, Ballesteros-Pomar MD, Cano-Rodriguez I. Efficacy of glutamine in the prevention of oral mucositis and acute radiation-induced esophagitis: a retrospective study. Nutr Cancer. 2013.65(3):424-9.

46. Von Haehling S, Anker SD. Cachexia as a major underestimated and unmet medical need: facts and numbers. J Cachexia Sarcopenia Muscle. 2010.1:159-67.

47. Williams GF, Teo MTW, Sen M, Dyker KE, Coyle C, Prestwich RJD. Enteral feeding outcomes after chemoradiotherapy for oropharynx cancer: A role for a prophylactic gastrostomy? Oral Oncology. 2012.48:434-40.

Capítulo 6

Tratamento cirúrgico

- *Josiane de Paula Freitas*
- *Mariana Rodrigues*
- *Michelle Ferreira Gil*
- *Tatiana Scacchetti*

As opções de tratamento do câncer são variadas, incluindo principalmente a ressecção cirúrgica, que pode ter intenção curativa ou paliativa. É considerada curativa, quando indicada nos casos iniciais da maioria dos tumores sólidos e, paliativa, quando tem por objetivo diminuir a população das células tumorais e/ou controle de sintomas.[4]

O porte da cirurgia é definido pelo tempo em horas de duração da ressecção, sendo específico para cada categoria de procedimento. Determina-se como pequeno, quando a duração é menor que 2 horas. médio, entre 2 e 4 horas e, grande, aquelas com duração superior a 4 horas.[18]

Diversos fatores podem influenciar a ocorrência de complicações cirúrgicas, em destaque o estado nutricional, assim como a idade do paciente, a doença de base, o estádio e o tempo de jejum pré e pós-operatório. Entre as complicações, podemos citar: infecções, sepse, pneumonia, insuficiência respiratória, fístulas, presença de abcesso, dificuldade de cicatrização e até morte.[16] As complicações cirúrgicas podem ser classificadas como gerais, quando envolvem a presença de hematomas, infecções de ferida operatória e complicações sistêmicas (p. ex., pneumonia, entre outras), ou específicas, quando relacionadas ao tipo de procedimento realizado (p. ex., fístulas).[8] Elas podem ser imediatas quando ocorrem em até 30 dias após o procedimento, sendo derivadas do ato anestésico-cirúrgico precoces, normalmente decorrentes de fatores relacionados à própria cirurgia, ocorrendo em até 6 meses. ou tardias, surgindo após este período.[5]

A desnutrição energético-proteica é muito comum nesta população e requer cuidados na sua identificação precoce, pois potencializa as mudanças fisiológicas já causadas pelo procedimento cirúrgico, como dano tecidual, isquemia, distúrbios hemodinâmicos e alterações metabólicas.[21] Como resultado, aumentam o tempo de internação, os custos com o tratamento e a morbimortalidade dos pacientes.[8]

O foco da assistência perioperatória é assegurar a adequada ingestão de alimentos, manter e/ou recuperar o estado nutricional, aumentar o potencial de respostas à terapia antineoplásica escolhida, diminuir alterações metabólicas do trauma cirúrgico, evitar longos períodos de jejum pré--cirúrgico, restabelecer alimentação via oral precoce, diminuir os fatores que aumentam o gasto energético total e as complicações cirúrgicas.[25]

Programas

Nos últimos anos, foram criados diversos programas conhecidos coletivamente como ERP (Programas de Aceleração da Recuperação Pós-operatória, em inglês), todos com o intuito de otimizar a recuperação pós-operatória. Há hoje no mundo diversos programas como o ERAS na Europa,[15] o ASER (Sociedade Americana de Recuperação Acelerada),[24] o SMART programa de ERP da SAGES (Sociedade Americana de Cirurgiões Gastrointestinais e Endoscópicos) nos Estados Unidos e o Projeto ACERTO aqui no Brasil.

Os protocolos para recuperação avançada fornecem diretrizes abrangentes e baseadas em evidências para melhores cuidados perioperatórios. A implementação destes protocolos pode reduzir as taxas de complicações, aumentar a recuperação funcional e reduzir o tempo de permanência no hospital. Podemos citar o grupo europeu ERAS (Enhanced Recovery After Surgery), precursor e reconhecido por inúmeras publicações nessa área, que publicou em 2006 um consenso sobre cuidados globais no perioperatório, visando atenuar a perda e acelerar a recuperação da capacidade funcional após a cirurgia. A morbidade é reduzida e a recuperação aumentada pela redução do estresse cirúrgico, pelo controle da dor, dieta oral e mobilização precoce, com o objetivo de reduzir tempo de permanência e custos.[15]

Nesse contexto, o grupo ERAS apresenta estrutura abrangente, com recomendações dos cuidados perioperatórios, que podem ser replicadas para diferentes instituições e sistemas de saúde, com recomendações pela ESPEN (European Society for Clinical Nutrition and Metabolism) e IASMEN (International Association for Surgical Metabolism and Nutrition).[12] Uma das principais variáveis contempladas na proposta desse grupo se baseia na abreviação do jejum fundamentado como boa prática segura e calcada em estudos controlados, randomizados e em metanálises. As modificações mais relevantes foram adaptadas à realidade nacional pelo projeto ACERTO (acrônimo para Aceleração da Recuperação Total Pós-operatória). A palavra "acerto" tem origem latina e significa o "ato de acertar".[3]

Abreviação de jejum

A conduta de jejum noturno pré-operatório foi instituída quando as técnicas anestésicas ainda não eram bem desenvolvidas, com o objetivo de prevenir aspirações de conteúdo gástrico e complicações pulmonares associadas aos episódios de êmese, conhecida como Síndrome de Mendelson.[14] Tal conduta vem se modificando nos últimos anos.

Em 1999, a ASA (American Society of Anesthesiologists) passou a recomendar regras mais liberais sobre o jejum, permitindo o uso de líquidos claros (água, chá, café e sucos sem resíduos) até 2 horas antes da operação.[28] Este fato abriu precedente para alguns autores estudarem a possibilidade de tais soluções serem enriquecidas por substratos energéticos de rápida absorção e não interferirem no esvaziamento gástrico. Desde então, passaram a ser publicados trabalhos, demonstrando que o uso de uma solução de líquido enriquecida com carboidrato determinaria maior satisfação, menos irritabilidade, aumento do pH gástrico e, especialmente, menor resposta catabólica ao estresse cirúrgico, com consequente melhoria da recuperação pós-operatória.[2] Porém, o que ainda presenciamos em nosso dia a dia são pacientes em pré-operatório com 12 horas ou mais em total jejum.

Efeitos endócrinos e metabólicos do jejum

A resposta endócrina e metabólica ao traumatismo cirúrgico é incrementada por jejum pré-operatório prolongado, e ambos contribuem para uma resposta orgânica maior.[5] Após algumas horas de jejum, ocorre a diminuição dos níveis de insulina e, em contrapartida, há aumento dos níveis de glucagon determinando uma utilização rápida da pequena reserva de glicogênio que se encontra em maior parte no fígado. Em menos de 24 horas de jejum o glicogênio hepático é totalmente consumido. Antes disso, porém, a gliconeogênese é ativada e a proteína muscular passa a ser utilizada, provendo glicose para os tecidos que dependem exclusivamente dela como fonte de energia (sistema nervoso central, medula renal e eritrócitos).[23] Esse fenômeno parece ter regulação central, que envolve a maior secreção de hormônio adrenocorticotrófico (ACTH) pela hipófise e, em consequentemente, aumento da secreção de cortisol pela suprarrenal.

O cortisol, associado à queda da insulina e ao aumento dos hormônios tireoidianos e adrenérgicos, determina uma mobilização das proteínas musculares, que passam a fornecer, por meio de reações catabólicas, aminoácidos na corrente sanguínea. Com o prolongamento do jejum, progressivamente o cérebro passa a consumir mais corpos cetônicos e menos glicose.[22]

O conhecimento dessas alterações que ocorrem no jejum serve para enfatizar a necessidade de se tentar, sempre que possível, minimizar suas repercussões com fornecimento de nutrientes ao paciente cirúrgico.[2]

Benefícios da abreviação do tempo de jejum

O uso de líquidos claros (enriquecidos com carboidrato ou carboidrato associado a proteínas) até 2 horas antes da operação mostra-se benéfico no sentido de reverter a resistência à insulina, e a associação de proteínas ou aminoácidos melhora ainda mais essa resistência, diminuindo a perda de massa magra e, portanto, reduz a resposta orgânica ao traumatismo.[2]

Como abreviar?

- Manter jejum para sólidos por 6 a 8 horas antes da cirurgia.
- Prescrever bebida (líquido sem resíduo) com carboidrato (maltodextrina) a 12,5%, 200 mL, 2 a 6 horas antes da cirurgia ou bebida com maltodextrina e proteínas 6 horas antes e novamente 2 a 3 horas antes da operação.
- Entende-se como líquidos sem resíduos: água, chá sem açúcar, água de coco, sucos claros (caju, maçã, maracujá, limão).

Faz-se exceção para casos de refluxo gastresofágico importante, obstrução intestinal ou esvaziamento gástrico lento (p. ex., gastroparesia ou estenose pilórica).[2]

Pediatria

Períodos prolongados de jejum não são bem tolerados por crianças e estão associados a várias consequências adversas, como irritabilidade, desidratação, fome, sede, cefaleia, hipoglicemia, sonolência e longo período para acordar após a anestesia, assim como pode gerar transtornos psicológicos nos familiares.[19]

Capítulo 6 • Tratamento cirúrgico

Segundo as diretrizes da ASA, publicadas em março de 2017, as recomendações para abreviação do jejum em crianças são:[28]

- **Leite materno:** até 4 horas antes da cirurgia.
- **Fórmula infantil:** até 6 horas antes da cirurgia.
- **Refeição leve ou leite não humano:** até 6 horas antes da cirurgia.

O volume recomendado para adultos varia de 100 mL a quantidades ilimitadas e em pediatria de 2 mL/kg a quantidades ilimitadas.[28] Na prática clínica, observamos que o volume de 200 mL é bem tolerado pelos dois públicos.

Terapia nutricional perioperatória

Entende-se por cuidados nutricionais perioperatórios, a triagem e avaliação nutricional, a prescrição de dieta imunomoduladora perioperatória e a orientação de alta, todas com objetivo principal de acelerar a recuperação do paciente cirúrgico. Importante ressaltar que para que haja adesão e sucesso no tratamento, o paciente deve ser informado e orientado sobre todos os cuidados nutricionais neste período.[6]

Para que o objetivo da imunonutrição seja alcançado, é necessário que o paciente cirúrgico receba uma quantidade adequada de calorias e proteínas. A dieta adequada favorece a cicatrização e reduz o impacto metabólico pós-operatório e complicações.[10] A oferta de uma dose suprafisiológica de nutrientes específicos que melhoram a resposta imunológica e inflamatória (p. ex., ômega 3, arginina, nucleotídeos), otimiza os desfechos no pós-operatório e modula o complexo estresse imunoinflamatório e oxidativo.[17]

Pacientes eletivos à cirurgia de grande porte, classificados como em risco nutricional pela ASG (Avaliação Subjetiva Global), desnutrido moderado (ASG-B) ou grave (ASG-C), ao menos 7 a 14 dias antes da operação, devem receber alguma terapia nutricional.[9]

A ESPEN, em sua diretriz de cuidados com o paciente cirúrgico,[26] define risco nutricional grave a situação que se enquadre em pelo menos um dos quatro itens a seguir:

1. Perda de peso > 10% em 6 meses.
2. IMC < 18,5 kg/altura² (m).
3. ASG-C.
4. Albumina sérica < 3 mg/dL.

81

Faz-se a ressalva que mesmo os pacientes classificados como eutróficos (ASG-A), quando candidatos a cirurgias de grande porte, podem se beneficiar ao receber suplementação nutricional pré-operatória por 5 a 7 dias e depois no pós-operatório. Em pacientes desnutridos submetidos a operações para tratamento de câncer do aparelho digestivo e de cabeça e pescoço, recomenda-se a TN pré-operatória com imunonutrientes por 7 a 14 dias, sendo que a esta deve ser continuada no pós-operatório por mais 5 a 7 dias.[9]

O consenso da Sociedade Norte-americana de Cirurgiões[13] recomenda que qualquer paciente candidato à cirurgia de grande porte, independentemente do estado nutricional, deve receber fórmula hiperproteica e imunomoduladora durante 5 a 7 dias antes da operação. Tal fórmula deverá ser ofertada na quantidade de 500 a 1.000 mL/dia e deve conter arginina e ômega 3 na composição. Convém que ela seja continuada no pós-operatório por 5 a 7 dias em pacientes com alto risco nutricional.

A decisão sobre as três vias (oral, enteral e parenteral) dependerá da condição clínica, da capacidade de ingestão oral e da condição do trato gastrintestinal do paciente. Para pacientes que aceitam aproximadamente 70% da via oral, recomenda-se uso de suplemento nutricional oral hipercalórico, hiperproteico com ou sem imunonutrientes. A terapia nutricional enteral deve ser empregada quando houver ingestão oral em torno de 60% das necessidades nutricionais ou caso o paciente não possa utilizar a via oral. Já a via parenteral deve ser prescrita quando o trato gastrintestinal não puder ser utilizado.[6]

Uso da goma de mascar

O procedimento cirúrgico na região colorretal pode resultar em íleo no período pós-operatório, trazendo desconfortos para o paciente, como distensão e dor abdominal, náuseas, vômitos e atraso no retorno da motilidade gastrintestinal. Esses problemas podem atrasar a recuperação pós-operatória, prolongar a duração da internação e o aumento dos custos hospitalares. Alguns estudos randomizados compararam o uso de goma de mascar para abreviar o íleo pós-operatório e, em todos eles, o uso da goma diminuiu o período de íleo, muito provavelmente em razão do início precoce da mastigação e da ativação da fase cefálica da digestão. A mastigação da goma promove a recuperação do peristaltismo gastrintestinal no pós-operatório sem gerar os efeitos colaterais associados. Portanto, prevenir ou reduzir o íleo após a cirurgia colorretal é extremamente importante.[27]

Capítulo 6 • Tratamento cirúrgico

Retorno precoce da dieta

Longos períodos de jejum e a desnutrição destroem a estrutura da mucosa intestinal, podendo rompê-la e ocasionar translocação bacteriana e aumentam a função de transporte de secreções intestinais e a permeabilidade intestinal de íons e macromoléculas, o que aumenta o potencial de perdas de fluidos e eletrólitos, reduzindo a absorção dos nutrientes.[11,20]

A alimentação precoce (até 48 horas) no pós-operatório tem como benefício reduzir as complicações por infecção, reduzir o tempo de internação e, principalmente, acelerar a cicatrização, evitando complicações referentes a anastomoses.[7]

As operações realizadas com presença de anastomoses gastrintestinais, enteroentéricas, enterocólica ou colorretal podem iniciar dieta líquida como rotina no 1° dia do pós-operatório.[11]

O acompanhamento nutricional e a evolução progressiva da dieta no pós-operatório permitem boa recuperação física e funcional do paciente para melhor resposta ao tratamento cirúrgico.[20]

Considerações finais

O adequado suporte nutricional ao paciente cirúrgico oncológico é muito importante. Ele melhora a resposta à terapia antineoplásica escolhida, diminui alterações metabólicas do trauma cirúrgico, evita longos períodos de jejum pré-cirúrgico, restabelece alimentação via oral precoce, diminui fatores que aumentam o gasto energético total e as complicações cirúrgicas. Este suporte deve ser implementado sempre que possível em unidades cirúrgicas oncológicas e deve ser intensamente discutido com a equipe multiprofissional.

Referências bibliográficas

1. Andreollo NA, Lopes LR, Coelho Neto JS. Complicações pós-operatórias após gastrectomia total no câncer gástrico. Análise de 300 doentes. ABCD Arq Bras Cir Dig 2011;24(1): 126-130.
2. Bicudo-Salomão A. Abreviação do jejum pré-operatório. In: ACERTO – Acelerando a Recuperação Total Pós-operatória. 2016.109-21.
3. Bicudo-Salomão A, Meireles MB, Cervantes C, Crotti PLR. Impacto do projeto acerto na morbi-mortalidade pós-operatória em um hospital universitário. Rev Col Bras Cir. 2011.38(1):3-10.
4. BRASIL. A situação do câncer no Brasil. Ações de enfermagem para o controle do câncer. 2008. p.5-32.

5. de Aguilar-Nascimento JE, de Almeida Dias AL, Dock-Nascimento DB, Correia MITD, Campos ACL, Portari-Filho PE et al. Actual preoperative fasting time in Brazilian hospitals: The BIGFAST multicenter study. Ther Clin Risk Manag. 2014.10(1):107-12.

6. de Aguilar-Nascimento JEDBD-NRBFSCLPMC de SPFP. Terapia Nutricional Perioperatória. In: ACERTO – Acelerando a Recuperação Total Pós-operatória. 2016. p.49-63.

7. de Aguilar-Nascimento JE. Realimentação precoce no pós-operatório. In: ACERTO – Acelerando a Recuperação Total Pós-operatória. 2016. p.183-91.

8. De L, De E. Fatores preditores de fístula salivar pós-laringectomia total. 2013.40(2):98-103.

9. Aguilar-Nascimento JE, Campos AC, Borges A, Correia MITD, Tavares GM. Terapia nutricional no perioperatório. Projeto Diretrizes. 2011.339-54.

10. Evans DC, Martindale RG, Kiraly LN, Jones CM. Nutrition Optimization Prior to Surgery. Nutr Clin Pract. 2014.29(1):10-21.

11. Laffitte AM, Polakowski CB, Kato M. Re-alimentação precoce via orla em pacientes oncológicos submetido a gastrectomia por cancro gástrico. Arq Bras Cir Cirúrgica. 2015.28(3):200-3.

12. Lassen K, Coolsen MME, Slim K, Carli F, De Aguilar-Nascimento JE, Schäfer M et al. Guidelines for perioperative care for pancreaticoduodenectomy: Enhanced recovery after surgery (ERAS®) society recommendations. World J Surg. 2013.37(2):240-58.

13. McClave SA, Kozar R, Martindale RG, Heyland DK, Braga M, Carli F et al. Summary Points and Consensus Recommendations From the North American Surgical Nutrition Summit. J Parenter Enter Nutr. 2013.37(5l):99-105.

14. Moro ET. Prevention of pulmonary gastric contents aspiration. Rev Bras Anestesiol. 2004.54(2):261-75.

15. Moya P, Soriano-Irigaray L, Ramirez JM, Garcea A, Blasco O, Blanco FJ et al. Perioperative Standard Oral Nutrition Supplements Versus Immunonutrition in Patients Undergoing Colorectal Resection in an Enhanced Recovery (ERAS) Protocol. Medicine (Baltimore). 2016.95(21):3704.

16. Oliveira LB, Junior PBR, Guimarães NM, Didonet MT. Variáveis relacionadas ao tempo de internação e complicações no pós-operatório de pacientes submetidos à cirurgia do trato gastrointestinal. Com Ciências Saúde. 2011.21(4):319-30.

17. Osland E, Hossain MB, Khan S, Memon MA. Effect of Timing of Pharmaconutrition (Immunonutrition) Administration on Outcomes of Elective Surgery for Gastrointestinal Malignancies. J Parenter Enter Nutr. 2014.38(1):53-69.

18. Paiva TM De, Filho WW, Schleder JC, Henrique G, Ramos A, Kowalski LP. Artigo de revisão complicações respiratórias em cirurgias oncológicas de grande porte em cabeça e pescoço: revisão de literatura. 2015.213-9.

19. Nogueira PLB. Projeto ACERTO em Cirurgia Pediátrica. In: ACERTO – Acelerando a Recuperação Total Pós-operatória. 2016. p.315-9.

20. Polakowski C, Britto J, Lopes M, Kato M, Targa G. Introdução de dieta precoce no pós-operatório de cirurgias por câncer colorretal: elaboração de um protocolo de dieta. Rev Bras Cancerol. 2012.58(2):181-7.

21. Smiderle CA. Desnutrição em oncologia: revisão de literatura. 2012.27(4):250-6.

22. The effects of fasting and refeeding with a "metabolic preconditioning" drink on substrate reserves and mononuclear cell mitochondrial function. Clin Nutr. 2010 ago. 1.29(4):538-44.

23. The metabolic effects of fasting and surgery. Best Pract Res Clin Anaesthesiol. 2006.20(3):429-38.

Capítulo 6 • **Tratamento cirúrgico**

24. Thiele RH, Raghunathan K, Brudney CS, Lobo DN, Martin D, Senagore A, et al. American Society for Enhanced Recovery (ASER) and erioperative Quality Initiative (POQI) joint consensus statement on perioperative fluid management within an enhanced recovery pathway for colorectal surgery. Perioper Med. 2016.5(1):24.

25. Walczewski MRM, Justino AZ, Walczewski EAB, Coan T. Avaliação dos resultados de intervenção após mudanças realizadas nos cuidados perioperatórios em pacientes submetidos a operações abdominais eletivas. Rev Col Bras Cir. 2012.39(2):119-25.

26. Weimann A, Braga M, Carli F, Higashiguchi T et al. ESPEN guideline: Clinical nutrition in surgery. Clin Nutr. 2017.36(3):623-50.

27. Zhang H, Deng Y-H, Shuai T, Song G-M. Chewing gum for postoperative ileus after colorectal surgery: a systematic review of overlapping meta-analyses. Chinese Nurs Res. 2017.4(2):92-104.

28. Practice Guidelines for Preoperative Fasting and the Use of Pharmacologic Agents to Reduce the Risk of Pulmonary Aspiration: Application to Healthy Patients Undergoing Elective Procedures: An Updated Report by the American Society of Anesthesiologists Committee on Standards and Practice Parameters Practice Guidelines for Preoperative Fasting and the Use of Pharmacologic Agents to Reduce the Risk of Pulmonary Aspiration: Application to Healthy Patients Undergoing Elective Procedures. Anesthesiology. 2017.114(3):495-511.

Capítulo 7

Outros tipos de tratamentos antineoplásicos

- *Eloisa Nunes Rodrigues Oliveira*
- *Márcia Tanaka*
- *Mariana Ferrari Fernandes dos Santos*
- *Pryscila Pan de Freitas*

Além dos agentes quimioterápicos citotóxicos existem outras modalidades de medicamentos utilizadas como estratégias para o tratamento de doenças oncológicas. Nos últimos anos, ocorreram grandes pesquisas e avanços no campo da oncologia, que têm esclarecido cada vez mais as alterações genéticas e as vias de sinalização intracelular de desenvolvimento do câncer. Como alternativa de tratamento, estes estudos permitiram o desenvolvimento de drogas que agem especificamente nestas vias, como a imunoterapia, a hormonioterapia, a terapia-alvo e os cordicoides.[1]

Imunoterapia

Um dos temas mais novos e revolucionários no tratamento do câncer, atualmente, a imunoterapia é utilizada para alguns tipos de tumor, com resultados promissores.[2,3] Inicialmente aprovada para o tratamento de melanoma metastático, tem sido aplicada e estudada também para outros tumores sólidos (p. ex., pulmão, ovário, bexiga, rins, estômago e cabeça e pescoço) e hematológicos.[4,5]

Manual Prático de Assistência Nutricional ao Paciente Oncológico Adulto e Pediátrico

Trata-se de um tratamento que utiliza o sistema imune do próprio corpo do paciente para atacar o câncer ao invés de combatê-lo diretamente. A imunoterapia atua por meio da administração de medicamentos que têm por função intensificar a resposta imune, estimulando a atividade de determinadas células (p. ex., linfócitos T) pela interação com os receptores inibitórios da superfície celular (*checkpoints*).[3-6] O cuidado nutricional está baseado na individualização do olhar para o consumo alimentar, o estado nutricional e a observação das toxicidades apresentadas pelos pacientes. As reações adversas estão mais ligadas a efeitos inflamatórios e podem ser observadas principalmente com a avaliação e a graduação dos sintomas e observações de exames laboratoriais em atendimento multiprofissional. Ressecamento de mucosas, alterações do hábito intestinal, e menos frequentemente a náusea, podem ser observados, assim como alterações da função tireoidiana – dados que frequentemente demandam uma orientação nutricional individualizada.

Para a classe de imunoterápicos chamada inibidores de *checkpoints*, em que os mais comuns são anti-CDL 4 e anti-PDL1, colite e diarreia podem ocorrer normalmente após a 6ª semana de uso da medicação. Informar o paciente sobre o possível efeito colateral e avaliar os sintomas referidos é um importante cuidado da equipe multiprofissional.[7]

Ipilimumabe

O Ipilimumabe (Yervoy®) é um anticorpo monoclonal de imunoglobulina de IgG1 humana recombinante que se liga ao antígeno 4 (CTLA-4) associado aos linfócitos T citotóxicos. CTLA-4 é um regulador descendente das vias de ativação das células T. Bloquear CTLA-4 permite ativação e proliferação de células T aprimoradas. No melanoma, o Ipilimumabe pode indiretamente mediar as respostas imunes das células T contra tumores.[8]

Eventos adversos relacionados à classe dos anti-CTLA-4 são: pneumonite, colite, hipofisite, hepatite, nefrite, hipertireoidismo ou hipotireoidismo.[8] Os efeitos colaterais são graduados de 1 a 4, sendo 4 de maior gravidade, dependendo da graduação do efeito colateral, pode ser necessário entrar com medicações para controle do processo inflamatório, internação ou até suspender a imunoterapia. Tanto em casos mais leves de diarreia como na colite, o estado nutricional pode ser afetado. É importante o nutricionista avaliar a tolerância da dieta oferecida, o aporte nutricional, o estado nutricional e a indicação de suporte nutricional essencial para manutenção ou recuperação do estado nutricional do paciente. A toxicidade desse medicamento, relacionada ao trato gastrintestinal, que se apresenta com mais frequência é a diarreia ou a colite.[9]

Capítulo 7 • Outros tipos de tratamentos antineoplásicos

Pembrolizumabe

O Pembrolizumabe (Keytruda®) é um anticorpo monoclonal humanizado anti-PD-1 altamente seletivo que inibe a atividade programada de morte celular-1 (PD-1) por ligação ao receptor PD-1 em células. O bloqueio da via PD-1 inibe a regulação imune negativa causada pela sinalização do receptor PD-1. Os anticorpos anti-PD-1, incluindo Pembrolizumabe, revestem a supressão de células T e induzem respostas antitumorais.[1,9]

A diarreia ou a colite podem ser efeitos colaterais desta medicação, mas ocorrem em menor frequência quando comparadas ao Ipilinumabe. Da mesma forma, a identificação das toxicidades é fundamental no tratamento.

Nivolumabe

O Nivolumabe (Opdivo®) é um anticorpo monoclonal G4 (IgG4) de imunoglobulina totalmente humana que inibe seletivamente a atividade de morte celular-1 (PD-1), programada por ligação ao receptor PD-1 para bloquear os ligantes PD-L1 e PD-L2. A sinalização negativa do receptor PD-1 que regula a ativação e proliferação de células T é, portanto, interrompida. Isso libera a inibição mediada por via PD-1 da resposta imune, incluindo a resposta imune antitumoral.[10]

Os eventos adversos imunorrelacionados são as reações inflamatórias causadas pelo aumento da atividade imunológica. A maioria delas ocorre durante a indução, e em alguns casos meses após a última dose.[6,10] Os efeitos adversos relacionados à classe dos anti-PD1 são: pneumonite, colite, hipofisite, hepatite, nefrite, hipertireoidismo ou hipotireoidismo.[6,9,10]

A diarreia e a colite ocorrem com menor frequência quando comparadas ao Ipilinumabe. O cuidado da equipe multiprofissional deve ser focado em informar o paciente sobre os efeitos colaterais, sendo necessário diagnosticá-los precocemente, para o manejo adequado destas toxicidades, a comunicação da informação para equipe médica e a prevenção da automedicação do paciente.[6,9,10]

Atezolizumabe

O Atezolizumabe (Tecentriq®) é um inibidor de ponto de controle imunológico de anticorpos monoclonais humanizados que se liga ao ligante de morte programada 1 (PD-L1) para prevenir seletivamente a interação entre os receptores programados de morte celular-1 (PD-1) e B7.1 (também conhecidos como CD80), enquanto ainda permite a interação entre PD-L2 e PD-1. PD-L1 é uma proteína de ponto de verificação imune expressa em células tumorais e células de infiltração de tumores e regula a função de

Manual Prático de Assistência Nutricional ao Paciente Oncológico Adulto e Pediátrico

células T antitumoral reguladora por ligação a PD-1 e B7.1. O bloqueio das interações PD-1 e B7.1 restaura a função das células T antitumorais.[11]

Tem indicação para tratamento de câncer urotelial localmente avançado ou metastático e câncer de pulmão não pequenas células. Os efeitos gastrintestinais mais comuns são: diminuição do apetite, náusea, constipação, colite, diarreia, dor abdominal e vômito.[11]

O acompanhamento nutricional para diagnóstico precoce de sintomas e manejo deles, assim como individualização da avaliação nutricional, é papel do nutricionista para garantia da manutenção ou recuperação do estado nutricional do paciente.

Hormonioterapia

A terapia hormonal é um modo de terapia sistêmica, normalmente utilizada no tratamento de câncer de mama ou próstata, que atinge células neoplásicas em qualquer parte do corpo. Pode ser utilizada como terapia adjuvante ou neoadjuvante, ou em casos de tumores de mama avançado. Existem diversos tipos de hormonioterapias, e seu efeito é de suprimir o desenvolvimento das células carcinogênicas que respondem aos hormônios.[13]

O bloqueio hormonal pode ter como efeitos colaterais: fogachos, alteração da libido, alteração do metabolismo, composição corporal (com aumento de peso e dos níveis de lipídeos séricos). O paciente deve ser educado quanto às consequências do tratamento, para que adote um estilo de vida e alimentação que contribuam para manutenção de estado nutricional saudável.[13]

Existem diversos tipos de hormonioterapia e a seguir elas serão descritas com mais detalhes.

Bloqueadores de estrógeno ou antiestrogênios

Medicações que bloqueiam a ação do estrógeno no tumor, impedindo sua resposta acelerada e, assim, seu crescimento.[13]

Tamoxifeno

Um dos antiestrogênios utilizado é o Tamoxifeno (NolvadexD®, citrato de tamoxifeno), indicado para o tratamento do câncer de mama. Em tumores mamários com receptor de estrogênio positivo/desconhecido, o uso de tamoxifeno adjuvante reduziu significativamente a recidiva da doença e aumentou a sobrevida em 10 anos, alcançando um efeito significativamente maior com 5 anos de tratamento em comparação a 1 ou 2 anos de tratamento. Esses benefícios parecem ser independentes da idade, da fase da menopausa, da dose de tamoxifeno e da quimioterapia adicional.[14]

Os efeitos adversos mais comuns são a náusea, a retenção hídrica, as erupções cutâneas, os fogachos e a fadiga.[14]

Fulvestranto

O Fulvestranto (Faslodex®) é um antagonista do receptor de estrogênio, reduz sua ação nas células e é indicado para o tratamento de câncer de mama avançado ou metastático. Efeitos adversos mais comuns são: náusea, diarreia, constipação e estomatite.[15]

Letrozol

Outro exemplo de estrogênio é o Letrozol (Femara®), que reduz a produção do estrogênio por meio da inibição da aromatase, sendo indicado para o tratamento de câncer de mama avançado em mulheres na pós-menopausa (natural ou artificialmente induzida), que tenham sido tratadas previamente com antiestrogênicos.[15]

Nos estudos clínicos, as reações adversas foram geralmente de intensidade leves a moderada, e raramente graves o suficiente para determinar a descontinuação do tratamento. Os desconfortos gastrintestinais mais comuns são a náusea e a constipação. Muitas das reações adversas podem ser atribuídas tanto à doença básica como às consequências farmacológicas normais da privação de estrógenos (p. ex., fogachos e adelgaçamento dos cabelos).[15]

Exemestano

O Exemestano (Aromasin®) drágea é indicado para o tratamento adjuvante em mulheres pós-menopausadas com câncer de mama inicial, para diminuir a chance de recorrência da doença e também para reduzir o risco de desenvolvimento de câncer na mama contralateral. É também indicado para o tratamento de primeira linha do câncer de mama avançado em mulheres pós-menopausadas e também para o tratamento de segunda linha do câncer de mama avançado em mulheres pós-menopausadas, cuja doença progrediu após tratamento hormonal. Por fim, também é indicado para o tratamento de terceira linha (depois da falha da segunda linha) do câncer de mama avançado em mulheres pós-menopausadas, cuja doença progrediu após tratamento com: antiestrógenos (bloqueadores do estrógeno – tipo de hormônio feminino) e/ou inibidores não esteroides da aromatase (bloqueador de enzima produtora de estrógeno) ou progestágenos (semelhante a progesterona – tipo de hormônio feminino).[16]

As reações adversas mais frequentemente relatadas incluíram rubor, artralgia, fadiga e náusea. Reações muito comuns foram: depressão, insônia, cefaleia, tontura, rubor, dor abdominal, náusea, aumento de enzimas hepáticas, aumento dos níveis séricos de bilirrubina, aumento dos níveis séricos de fosfatase alcalina, aumento do suor, dores articulares e musculoesqueléticas, dispepsia, alopecia, *rash* cutâneo, fratura, osteoporose, edema periférico.[16]

Anastrozol

O Anastrozol (Arimidex®) é indicado para o tratamento de câncer de mama avançado e adjuvante no tratamento do câncer de mama detectado precocemente em mulheres pós-menopausa. O ASCO (American Society of Clinical Oncology) recomenda tempo de tratamento máximo de 5 anos, e pode ser combinado com tamoxifeno por 10 anos. Também é recomendado para paciente com câncer de útero ou endométrio recidivado ou metastático. Os desconfortos gastrintestinais mais comuns podem ser: diarreia, náuseas e vômito.[17]

Androgênios

São hormônios masculinos utilizados no tratamento do câncer de mama. Atualmente, eles tiveram seu uso reduzido, mas ainda são uma alternativa para o tratamento.[13]

Progestinas e similares sintéticos

Progestinas podem ser utilizadas para o tratamento de câncer de próstata e de endométrio, e eventualmente, ocasionam ganho de peso, hiperglicemia e fogachos. A medicação mais utilizada dessa classe é o Acetato de Megestrol (Megace®).[18]

Inibidores da ação hipotalâmica e hipofisária

Esta classe de medicamentos age inibindo a produção de hormônio luteinizante, que gera queda da produção de estrógeno na mulher e testosterona no homem.[18]

Capítulo 7 • Outros tipos de tratamentos antineoplásicos

Acetato de gosserrelina

O acetato de gosserrelina (Zoladex®) é um exemplo de medicamento desta classe. É indicado para controle de câncer de próstata e mama com receptores hormonais, controle da endometriose e controle de leiomioma uterino.[19]

As reações gastrintestinais mais comuns são a dor abdominal e as náuseas. A perda mineral óssea pode ser um efeito colateral que também deve ser acompanhado.[19]

Degarelix

O Degarelix (Firmagon®) é um antagonista de hormônio que libera gonadotropina (GnRH) e é destinado ao tratamento de pacientes adultos do sexo masculino com câncer de próstata avançado dependente de hormônios. Sugere-se monitoramento da função hepática para pacientes que possuem história de alterações durante o tratamento com esta droga. Os pacientes podem apresentar constipação, náusea e diarreia.[20]

Estrogênios

O hormônio feminino pode ser utilizado no tratamento do câncer de próstata, porém as outras classes de medicações hormonais têm sido mais indicadas para este tratamento.[13]

Em todos os tratamentos hormonais de câncer de próstata, pode-se apresentar perda de massa muscular e ganho de peso, além de fogachos, anemia, alteração de níveis de colesterol e osteoporose.[13]

Corticosteroides

São derivados de hormônios esteroides que têm capacidade de regular a resposta inflamatória, podendo ser utilizados em diversas fases do tratamento oncológico (controle de efeitos colaterais, reações inflamatórias, profilaxia de náuseas e vômitos, entre outros). Os corticosteroides têm influência no metabolismo eletrolítico da glicose e força muscular, e quando utilizados em longo prazo, podem implicar em aumento da lise proteica, acúmulo de gordura corporal e maior conversão de glicose, gerando propensão à hiperglicemia. Outro efeito colateral comum é o aumento do apetite. Pacientes em uso desta medicação devem ser assistidos e seus exames laboratoriais frequentemente checados, para que a intervenção nutricional seja precoce, visando manutenção de estado nutricional adequado.[21]

Glicorticoides

São drogas derivadas do hormônio cortisol, produzidas pela glândula suprarrenal, e podem ser chamadas de corticoides ou corticosteroides. Elas são importantes para o tratamento de distúrbios imunológicos, doenças inflamatórias crônicas e, em alguns protocolos, para o tratamento de câncer. Podem ser utilizadas nas versões sintéticas, produzidas em laboratório a partir do hormônio natural cortisol.[21]

Dexametasona

Pertence a um grupo de fármacos denominados glicocorticoides, são versões sintéticas dos hormônios naturais produzidos pelas glândulas suprarrenais, que reduzem a inflamação e alteram as respostas do sistema imune. Em alguns tratamentos oncológicos, o uso de dexametasona é associado a um antimético para profilaxia de náuseas e vômitos. O seu mecanismo de ação é desconhecido.[22]

Os efeitos adversos são: euforia, insônia, alteração de humor, úlcera péptica, perfuração do intestino grosso e delgado (particularmente em pacientes com patologia intestinal inflamatória), pancreatite, distensão abdominal e esofagite ulcerativa, retenção sódio e líquidos, hipocalcemia, diminuição da tolerância aos carboidratos, balanço nitrogenado negativo, aumento de apetite, náuseas, soluços.[22]

Prednisona

Diminui a inflamação por supressão da migração de leucócitos polimorfonucleares e reversão do aumento da permeabilidade capilar, mas em altas doses pode interferir negativamente na função da adrenal. Os efeitos antieméticos ocorrem em virtude do bloqueio da inervação cerebral do centro emético por inibição da síntese de prostaglandinas, sendo assim utilizada como coadjuvante no tratamento oncológico.[30]

Reações adversas mais comuns são: hipernatremia, hipocalemia, intolerância aglicose, úlcera péptica, pancreatite, distensão abdominal, esofagite ulcerativa, balanço nitrogenado negativo.[23]

Hormônios da tireoide

Utilizados após o tratamento cirúrgico para inibir a produção de hormônios tireoidianos que possam estimular a proliferação de remanescentes de células tumorais. O cuidado nutricional deve englobar o ajuste de metabolismo, que sofre influência destes hormônios, além da observação dos níveis de cálcio.

Capítulo 7 • Outros tipos de tratamentos antineoplásicos

Terapia-alvo

Trata-se de uma terapia biológica com base em anticorpos mono-clonais (mAbs) que estão em constante expansão para melhor entendi-mento da ação dos genes das proteínas e de outras moléculas presentes nas células tumorais. São medicamentos compostos de substâncias para identificar e atacar as células cancerígenas, diminuindo a progressão da doença.[20] Temos vários tipos de anticorpos monoclonais (trastuzumabe, cetuximabe, panitumumabe, rituximabe, denosumabe) inibidores de an-giogênise (bevacizumabe), inibidores de citoquinase (erlotiribe, gefitinibe, afatinibe, imatinibe, dasatinibe, sunitinibe, sorafenibe, vermurafenibe, dabrafenibe, cabozantinibe, remsirolimuns, everolimus, crizotinibe, vande-tanibe, pazopanibe).[24,25,38]

Quanto ao aspecto nutricional, estudos mostram um efeito interes-sante ligado à composição corporal: pacientes com sobrepeso e obesidade apresentaram sobrevida maior no tratamento com terapia-alvo. Apesar deste mecanismo não ser bem definido, este assunto deve ser mais estu-dado a fim de elucidá-lo melhor.

Trastuzumabe

O Trastuzumabe (Herceptin®) é considerado um anticorpo monoclonal desenvolvido por células geneticamente modificadas, sendo 95% humani-zado. A função do anticorpo é ligar-se ao receptor Her2 que desempenha papel vital para células tumorais no câncer de mama ou gástrico na fase avançada da doença. A ligação desta proteína provoca distúrbios nas célu-las tumorais, causando a sua morte. O anticorpo tem mínima ação nas cé-lulas de tecidos normais, resultando, portanto, em mínimas toxicidades.[26]

Entre os efeitos adversos mais observados, porém não muito frequen-tes, estão os gastrintestinais, como: náusea, diarreia, dor abdominal e anorexia.[26]

Lapatinibe

O Lapatinibe (Tykerb®) é uma molécula que tem como alvo os recepto-res ErbB1 e ErbB2 para tratamento de pacientes com câncer de mama ou cólon, pré-tratados com antraciclinas, taxanos e trastuzumabe.[27]

É um inibidor potente e reversível dos domínios da tirosina quinase dos receptores de EGFR (HER1) e HER2 (ErbB2) por meio de ligação à TK, interrompendo os processos de fosforilação e ativação dos mensageiros subsequentes (Erk1/2 e Akt). Com isso, ocorre a regulação da proliferação e da sobrevida das células nos tumores que expressam o Erb e o ErbB2.[27]

95

Manual Prático de Assistência Nutricional ao Paciente Oncológico Adulto e Pediátrico

As mais frequentes reações adversas são diarreia, náuseas e vômitos, anemia, trombocitopenia, alterações hepáticas, hiperbilirrubinemia, fadiga, insônia, dores musculares, cefaleia, dispneia, efeitos cardiovasculares da função sistólica do ventrículo esquerdo, que deverão ser avaliados antes de iniciar o tratamento.[27]

Cetuximabe

Cetuximabe (Erbitux®) é um anticorpo monoclonal que tem como alvo o receptor do fator de crescimento epidérmico (EGFR) para tratamento de pacientes com tumores de cabeça e pescoço com recidivas ou metastáticos.[28]

As reações adversas mais comuns são: náuseas e vômitos, perda de apetite, diminuição dos níveis de cálcio no sangue, reações adversas na pele e unhas, febre, calafrios, tonturas, dificuldades para respirar, dores no peito.[28]

Bevacizumabe

O Bevacizumabe (Avastin®) é um anticorpo monoclonal recombinante e humanizado que se liga e neutraliza o fator de crescimento endotelial vascular (VEGF), impedindo sua associação com receptores endoteliais, Flt-1 e KDR. A ligação ao VEGF inicia angiogênese (proliferação endotelial e formação de novos vasos sanguíneos). Acredita-se que a inibição do crescimento microvascular retarda o crescimento de todos os tecidos (incluindo o metastático).[29] Os principais efeitos adversos gastrintestinais são: náusea, dor abdominal, êmese, anorexia, constipação, diarreia, estomatite e dispepsia.[29]

Rituximabe

O Rituximabe (Mabthera®) é um anticorpo monoclonal dirigido contra o antígeno CD20 na superfície dos linfócitos B. O CD20 regula a iniciação do ciclo celular e, possivelmente, funciona como um canal de cálcio. O Rituximabe liga-se ao antígeno na superfície celular, ativando a citotoxicidade das células B dependente do complemento e aos receptores Fc humanos, mediando a morte celular por meio de uma toxicidade celular dependente de anticorpos. Seu uso na oncologia é destinado ao tratamento de doenças hematológicas, como leucemias linfocíticas crônicas, linfomas e também às doenças não malignas, como artrite reumatoide. Acredita-se que as células B desempenham um papel no desenvolvimento e na progressão da artrite reumatoide. Os sinais e sintomas da artrite reumatoide são reduzidos ao direcionar as células B e a progressão do dano

Capítulo 7 • Outros tipos de tratamentos antineoplásicos

estrutural está atrasada. Efeitos adversos gastrintestinais ocorrem com menor frequência, mas incluem: náusea, diarreia e dor abdominal.[30]

Considerações finais

A evolução e os avanços nas pesquisas científicas em oncologia têm permitido o desenvolvimento de drogas mais específicas e eficazes no tratamento do câncer, como imunoterapia, hormonioterapia, terapia-alvo e corticoideterapia. É importante que o profissional nutricionista acompanhe e conheça essas novas drogas, a fim de ofertar a seus pacientes a melhor terapia nutricional em cada caso.

Referências bibliográficas

1. Rodrigues AB, Martin LGR. Bases da quimioterapia, classificação, dos quimioterápicos, cálculos em quimioterapia e segurança ocupacional. In: Rodrigues AB, Martin LGR, Moraes MW. Oncologia multiprofissional: bases para assistência. São Paulo, Manole. 2016. p.187-203.
2. Stucci S et al. Immune-related adverse events during anticancer immunotherapy: pathogenis and management (Review). Oncology Lettters. 2017(14):5671-80.
3. Callahan MK, Postow MA, Wolchok JD. CTLA-4 and PD-1 pathway blockade: combinations in the clinic. Frontiers in Oncology. 2015(4):385.
4. Gotwals P et al. Prospects for combining targeted and conventional cancer therapy with immunotherapy. Nat. Rev. Cancer. 2017.(17):286-301.
5. Hamanishi J, Mandai M, Matsumura N, Abiko K, Baba T, Konishi I. PD1/PDL1 blockade in cancer treatment: perspectives and issues. Int J ClinOncol. 2016(3):462-73.
6. Sznol M, Postow MA, Davies MJ, Pavlick AC, Plimack ER, Shaheen M, Veloski C, Robert C. Endocrine-related adverse events associated with immune checkpoint blockade and expert insights on their management. Cancer Treatment Rev. 2017.(58):70-6.
7. Postow MA. Managing immune checkpoint body side effects. ASCO educational book, 2015. [Acesso em 13/05/2018]. Disponível em <https://media4.asco.org/156/edbook/pdfs/EdBookAM20153576.pdf>.
8. Copyright 1978-2017 Lexicomp, Inc. All rights reserved. https://www.uptodate.com/index.html#!/contents/ipilimumab-drug-information?source=search_result&search=ipilimumab&selectedTitle=1~69.
9. Wang Y et al. Journal for Immuno Therapy of Cancer. 2018.6(37).
10. Copyright 1978-2017 Lexicomp, Inc. All rights reserved. https://www.uptodate.com/index.html#!/contents/pembrolizumab-drug-information?source=search_result&search=pembrolizumab&selectedTitle=1~87.
11. Copyright 1978-2017 Lexicomp, Inc. All rights reserved.https://www.uptodate.com/index.html#!/contents/nivolumab-drug-information?source=search_result&search=nivolumab&selectedTitle=1~83.
12. Copyright 1978-2017 Lexicomp, Inc. All rights reserved. https://www.uptodate.com/index.html#!/contents/atezolizumab-drug-information?source=search_result&search=Atezolizumabe&selectedTitle=1~31.
13. The American Cancer Society. Hormone terapy for breast cancer. Last Revised: September 26, 2017. Disponível em: https://www.cancer.org/cancer/breast-cancer/treatment/hormone-therapy-for-breast-cancer.html. Acesso em 07 dez. 2017.

Manual Prático de Assistência Nutricional ao Paciente Oncológico Adulto e Pediátrico

14. Citrato de Tamoxifeno. Bula do medicamento Taxofen®. Disponível em: http://www.anvisa.gov.br/datavisa/fila_bula/frmVisualizarBula.asp?pNuTransacao=5627852015&pIdAnexo=2704926. Acesso em 07 dez. 2017.

15. Copyright 1978-2017 Lexicomp, Inc. All rights reserved. https://www.uptodate.com/index.html#!/contents/fulvestrant-drug-information?source=search_result&search=fulvestrant&selectedTitle=1~18. Acesso em 07 dez. 2017.

16. Deletrozol. Bula do medicamento Femara®. Disponível em: http://www.bulas.med.br/p/bulas-de-medicamentos/bula/6030/femara.htm. Acesso em 07 dez. 2017.

17. Exemestano. Bula do medicamento Aromasin Disponível em: http://www.anvisa.gov.br/datavisa/fila_bula/frmVisualizarBula.asp?pNuTransacao=8549832013&pIdAnexo=1821009. Acesso em 07 dez. 2017.

18. Copyright 1978-2017 Lexicomp, Inc. All rights reserved. Disponível em: https://www.uptodate.com/index.html#!/contents/anastrozole-drug-information?source=search_result&search=anastrozol&selectedTitle=1~58. Acesso em 07 dez. 2017.

19. American society The American Cancer Society. Hormone Therapy for prostate cancer. Disponível em: https://www.cancer.org/cancer/breast-cancer/treatment/hormone-therapy-for-breast-cancer.html. Acesso em 24 jan. 2019].

20. Zoladex. Bula do medicamento Zoladex®. Disponível em: http://www.medicinanet.com.br/bula/5587/zoladex.htm. Acesso em 07 dez. 2017.

21. Degarelix. Bula do medicamento Firmagon®. Disponível em: http://www.anvisa.gov.br/datavisa/fila_bula/frmVisualizarBula.asp?pNuTransacao=9595422015&pIdAnexo=2927223. Acesso em 07 dez. 2017.

22. Sadr-Azodi O, Mattsson F, Bexlius TS et al. Associação de uso de glucocorticoide oral com risco aumentado de pancreatite aguda: um estudo de caso-controle aninhado na população. JAMA InternMed 2013.173:444.

23. Copyright 1978-2017 Lexicomp, Inc. All rights reserved.https://www.uptodate.com/index.html#!/contents/rituximab-intravenous-patient-drug-information?source=search_result&search=rituximab&selectedTitle=3~150.

24. Hesketh PJ, Kris MG, Basch E et al. Antieméticos: atualização da diretriz de prática clínica da Sociedade Americana de Oncologia Clínica. J ClinOncol. 2017.35:3240.

25. Mascelli MA, Zhou H, Sweet R, Getsy J, Davis HM, Graham M et al. Molecular, biologic, and pharmacokinetic properties of monoclonal antibodies: impact of these parameters on early clinical development. J ClinPharmacol. 2007.47(5):553-65.

26. Jemal A, Bray F, Center MM, Ferlay J, Ward E, Forman D. Global cancer statistics. CA Cancer J Clin. 2011.61(2):69-90.

27. Dequanter D, Shala M, Paulus P, Lothaire P. Cetuximab in the treatment of head and neck cancer: preliminary results outside clinical trials. Cancer Management and Research. 2010.2:165-68.

28. Copyright 1978-2017 Lexicomp, Inc. All rights reserved. Disponível em: https://www.uptodate.com/index.html#!/contents/bevacizumab-including-biosimilars-of-bevacizumab-drug-information?source=search_result&search=Bevacizumabe&selectedTitle=1~150. Acesso em 07 dez. 2017.

29. Copyright 1978-2017 Lexicomp, Inc. All rights reserved. Disponível em: https://www.uptodate.com/index.html#!/contents/rituximab-intravenous-patient-drug-information?source=search_result&search=rituximab&selectedTitle=3~150. Acesso em 07 dez. 2017.

30. Copyright 1978-2017 Lexicomp, Inc. All rights reserved. Disponível em: https://www.uptodate.com/index.html#!/contents/fulvestrant-drug-information?source=search_result&search=fulvestrant&selectedTitle=1~18. Acesso em 07 dez. 2017.

Capítulo 7 • Outros tipos de tratamentos antineoplásicos

31. Mascelli MA, Zhou H, Sweet R, Getsy J, Davis HM, Graham M et al. Molecular, biologic, and pharmacokinetic properties of monoclonal antibodies: impact of these parameters on early clinical development. J ClinPharmacol. 2007.47(5):553-65.

32. Foltz IN, Karow M, Wasserman SM. Evolution and emergence of therapeutic monoclonal antibodies what cardiologists need to know. Circulation. 2013.127(22):2222-30.

33. American Cancer Society. Targeted therapy for breast cancer. Disponível em: https://www.cancer.org/cancer/breast-cancer/treatment/targeted-therapy-for-breast-cancer.html. Acesso em 07 dez. 2017.

34. Jemal A, Bray F, Center MM, Ferlay J, Ward E, Forman D. Global cancer statistics. CA Cancer J Clin. 2011.61(2):69-90.

35. Dequanter D, Shala M, Paulus P, Lothaire P. Cetuximab in the treatment of head and neck cancer: preliminary results outside clinical trials. Cancer Management and Research. 2010.2:165-8.

36. Hesketh PJ, Kris MG, Basch E et al. Antieméticos: atualização da diretriz de prática clínica da Sociedade Americana de Oncologia Clínica. J ClinOncol. 2017.35:3240.

37. Neunert C, Lim W, Crowther M, Cohen A, Solberg L Jr, Crowther MA. Sociedade Americana de Hematologia. A diretriz de prática baseada na evidência da American Society of Hematology 2011 para trombocitopenia imune. Sangue. 2011.117(16):4190-207.

38. Steven MY. Review of the interaction between body composition and clinical outcomes in metastatic renal cell treated with targeted therapies J Kidney Cancer VHL. 2016.3(1):12-22.

Capítulo 8

Transplante de células--tronco hematopoéticas

- *Bruna Del Guerra de Carvalho Moraes*
- *Bruna Gonzalez*
- *Claudia Harumi Nakamura*
- *Erika Yuri Hirose*

O transplante de células-tronco hematopoéticas (TCTH) é uma modalidade terapêutica consagrada no tratamento de neoplasias hematológicas, de alguns tumores sólidos e de diversas doenças não malignas. A cada ano, cerca de 50 mil pessoas são submetidas ao TCTH no mundo. Estima-se que, no ano de 2016, foram realizados 2.187 TCTH no Brasil, segundo dados do Registro Brasileiro de Transplantes.[1]

De acordo com o doador, o TCTH pode ser denominado como: 1) autólogo, quando a célula-tronco hematopoética (CTH) enxertada é do próprio paciente; 2) alogênico, quando provinda de outro doador; e 3) singênico quando o doador é um gêmeo univitelino. Nos transplantes alogênicos, o doador pode ser aparentado (sistema antígeno leucocitário humano – HLA [Human leukocyte antigen] – compatível ou incompatível [haploidêntico]) ou não aparentado (de preferência HLA compatível), proveniente do registro de doadores ou do banco de sangue de cordão umbilical e placentário (SCUP) (compatível ou com certo grau de incompatibilidade HLA).[1]

Vários fatores são conhecidos por influenciar os desfechos clínicos do paciente submetido à TCTH, como a doença de base e o estágio, o regime de condicionamento, o tipo de transplante de células-tronco, a fonte de células-tronco, os tratamentos prévios, a idade do paciente e o estado nutricional.[2]

A toxicidade induzida pela quimioterapia e radioterapia, a doença do enxerto contra o hospedeiro (DECH) e as complicações infecciosas comprometem o hábito alimentar e propiciam a depleção do estado nutricional, sendo maior a incidência em pacientes desnutridos. Notavelmente, a desnutrição antes e durante o TCTH é considerada um fator importante e potencialmente modificável por meio do suporte nutricional adequado. No entanto, existem controvérsias sobre o seu benefício adicional.[2]

Avaliação nutricional

Em todos os pacientes submetidos ao TCTH recomenda-se que seja realizada a avaliação do estado nutricional completa (ver Capítulo 1, "Triagem e avaliação nutricional").

A interpretação dos dados antropométricos deve ser avaliada individualmente e deve-se considerar o momento de tratamento que o paciente se encontra. Por este motivo, descreveremos a avaliação nutricional nos três momentos do tratamento: pré-TCTH, durante a internação para o TCTH e pós-TCTH.

Avaliação antropométrica no paciente pré-TCTH

A presença de risco nutricional no pré-transplante é um fator prognóstico negativo para a evolução clínica de pacientes oncológicos e deve ser corrigido antes do TCTH, se houver tempo.[3-5]

Além de medidas antropométricas atuais, a história da evolução de peso também deve ser investigada, incluindo a história de pelo menos 6 meses pré-TCTH, com o peso anterior ao diagnóstico, detectando as flutuações na evolução do peso do paciente, que podem ocorrer com o tratamento prévio e em um tempo prolongado.[3,6]

Na interpretação dos dados antropométricos, deve-se considerar que em casos de esplenomegalia, o peso estará superestimado, assim como nos casos de pacientes que receberam corticoterapia recentemente em função da retenção de fluidos e de deposição de gordura, mas sem o ganho de massa muscular.[6]

Recomenda-se que a avaliação antropométrica seja realizada assim que houver a programação de realização de TCTH, com a identificação

Capítulo 8 • Transplante de células-tronco hematopoéticas

precoce do estado nutricional de risco, para correção ou minimização deste risco no pré-procedimento.

Durante a internação

Estudos mostram que a enxertia depois do TCTH acontece mais rapidamente nos pacientes bem nutridos.[4]

Nesse momento, é comum flutuações no peso do paciente. O ganho de peso nesta fase não deve ser interpretado como ganho de massa muscular e/ou de gordura, mas sim retenção de fluidos e edema pelo processo inflamatório ocasionado pela administração de quimioterapia e/ou radioterapia.

As medidas antropométricas realizadas no pré-TCTH e as informações do balanço hídrico acumulado do paciente desde o início da internação e do condicionamento serão úteis, neste momento, para interpretar adequadamente as novas mensurações que foram realizadas. Deve-se considerar também a presença ou não de demais complicações desta fase, como o a doença veno-oclusiva, que pode superestimar a antropometria em virtude da retenção hídrica.

A doença veno-oclusiva (DVO) hepática é uma complicação que ocorre nos pacientes que realizaram TCTH com o regime de condicionamento mieloablativo, com estreitamento e oclusão de veias hepáticas e lesão dos hepatócitos, causada por efeito tóxico da quimioterapia. Dessa forma, as paredes dos vasos hepáticos dilatam-se e a fibrina no interior desses pequenos vasos se acumula, impedindo a circulação normal no fígado, que pode bloquear as pequenas veias hepáticas e resultar em aumento de bilirrubinas, transaminases, oligúria, retenção de sódio e água, ascite, falência hepática e encefalopatia hepática. Tal processo pode se desenvolver de 2 a 4 semanas após o regime de condicionamento.[7]

Pós-alta do TCTH

Nesse momento, recomenda-se que seja realizada a avaliação nutricional completa, e que seja considerada a evolução do paciente desde a avaliação pré-TCTH. É importante que sejam adotadas medidas de recuperação do estado nutricional de risco em virtude do tratamento que o paciente foi submetido.

Recomenda-se que a frequência da avaliação do paciente pós-TCTH seja realizada da seguinte forma:

103

- Semanalmente: para os pacientes que receberam alta recente até a recuperação do estado nutricional.

- Quinzenalmente: para os pacientes com o estado nutricional recuperado, porém em uso de imunossupressores e corticosteroides nos casos de doença do enxerto contra o hospedeiro (detalhamento a seguir). Ou que seguem em tratamento quimioterápico ou radioterápico.

- Mensalmente: para os pacientes com ausência de complicações pós-TCTH, porém em um período considerado curto para programação de alta e com o estado nutricional recuperado.

Necessidades nutricionais no TCTH

Estudos realizados com crianças submetidas ao TCTH utilizando calorimetria indireta indicam redução no gasto energético de repouso a depender da fase do tratamento.[8]

Durante a realização do transplante, em virtude do o estresse agudo, o paciente será submetido à terapia nutricional metabólica. Logo, qualquer ganho de peso nesta fase não deve ser interpretado como ganho de massa muscular e de gordura, e recomenda-se que todos os cálculos de estimativa de energia sejam realizados com o peso seco (peso pré-transplante ou o menor peso mensurado durante este procedimento), a fim de se evitar a hiperalimentação.

Por estes motivos, caso não haja disponibilidade para a mensuração do gasto energético com calorimetria indireta, recomenda-se para adultos a estimativa por meio do peso seco, sendo 30 a 35 kcal/kg peso seco/dia por até 30 a 50 dias após TCTH.[3] Para pacientes pediátricos, faz-se a estimativa do gasto energético por meio das porcentagens determinadas por Bechard, Feldman e Duggan[8] em relação aos cálculos determinados por Schofield,[9] conforme mostrado nas Tabelas 8.1 a 8.3.

Tabela 8.1 – Cálculo das necessidades energéticas de meninos no TCTH, segundo Schofield.

Idade (anos)	Equação
< 3	$(0,240 \times peso\ [kg] - 0,127) \times 239$
3 a 10	$(0,095 \times peso\ [kg] + 2,110) \times 239$
10 a 18	$(0,074 \times peso\ [kg] + 2,754) \times 239$

Fonte: Schofield.[9]

Capítulo 8 • Transplante de células-tronco hematopoéticas

Tabela 8.2 – Cálculo das necessidades energéticas de meninas no TCTH, segundo Schofield.

Idade (anos)	Equação
< 3	(0,244 × peso [kg] – 0,130) × 239
3 a 10	(0,085 × peso [kg] + 2,033) × 239
10 a 18	(0,056 × peso [kg] + 2,898) × 239

Fonte: Schofield.[9]

Tabela 8.3 – Porcentagem da necessidade de energia estimada do gasto energético basal em relação aos dias do TCTH.

Dia do TMO	D–14 ao D–6	D–7 ao D–1	D0 ao D+6	D+7 ao D+13	D+14 ao D+20	D+21 ao D+27	D+28 ao D+35
% do gasto energético basal	90	85	85	80	75	80	85

Legenda: TMO: transplante de medula óssea.
Fonte: Bechard, Feldman e Duggan.[8]

Energia

A quantidade proteica ofertada para adultos deve ser de 1,5 g/kg peso/dia durante o TCTH e nos 3 primeiros meses pós-TCTH.[3] Já em crianças consideradas críticas, como no caso de crianças submetidas ao transplante, é preconizado utilizar oferta proteica mantendo a relação de calorias não proteicas em 100 a 150 kcal para 1 g de nitrogênio, visando minimizar os efeitos do catabolismo proteico.[10] Em crianças obesas, recomenda-se utilizar o peso corrigido no percentil 90 (Tabela 8.4).[11]

Tabela 8.4 – Cálculo das necessidades proteicas de crianças de 0 a 18 anos no TCTH.

Idade (anos)	Oferta proteica diária
0 a 2	2,5 a 3 g/kg peso atual
2 a 11	2 g/kg peso atual
12 a 18	1,5 a 2 g/kg peso atual

Fonte: Adaptada de ASPEN[12] e ESPGHAN.[13]

Após recuperação medular (pega neutrofílica) e recuperação do estresse agudo, recomenda-se terapia nutricional anabólica, com estimativas recomendadas para pacientes estáveis, conforme mostrado nas Tabelas 8.5 a 8.10.

Manual Prático de Assistência Nutricional ao Paciente Oncológico Adulto e Pediátrico

Tabela 8.5 – Cálculo das necessidades calóricas pós-TCTH de crianças menores de 3 anos, segundo DRI.

Idade (meses)	Equação
0 a 3	(89 × peso (kg) – 100) + 175
4 a 6	(89 × peso (kg) – 100) + 56
7 a 12	(89 × peso (kg) – 100) + 22
13 a 35	(89 × peso (kg) – 100) + 20

Fonte: DRI.[14]

Tabela 8.6 – Cálculo das necessidades calóricas pós-TCTH de meninos acima de 3 anos, segundo DRI.

Idade (anos)	Equação
3 a 8	88,5 – 61,9 × idade + fator atividade × (26,7 × peso + 903 × altura) + 20
9 a 15	88,5 – 61,9 × idade + fator atividade × (26,7 × peso + 903 × altura) + 25

Fonte: DRI.[14]

Tabela 8.7 – Cálculo das necessidades calóricas pós-TCTH de meninas acima de 3 anos, segundo DRI.

Idade (anos)	Equação
De 3 a 8	135,3 – 30,8 × idade + fator atividade × (10 × peso + 934 × altura) + 20
De 9 a 15	135,3 – 30,8 × idade + fator atividade × (10 × peso + 934 × altura) + 25

Fonte: DRI.[14]

Tabela 8.8 – Fator atividade de acordo com sexo para cálculo de necessidades calóricas totais.

Sexo	Sedentário	Baixa atividade	Ativo	Muito ativo
Masculino	1	1,13	1,26	1,42
Feminino	1	1,13	1,31	1,56

Fonte: DRI.[14]

Tabela 8.9 – Cálculo das necessidades calóricas pós-TCTH de pacientes acima de 15 anos.

GEB = Harris e Benedict, com acréscimo do fator de estresse de 1,25 para determinação do GET.	
Masculino	66 + (13,7 × peso [kg]) + (5 × altura [cm]) – (6,8 × idade [anos])
Feminino	655 + (9,6 × peso [kg]) + (1,7 × altura [cm]) – (4,7 × idade [anos])

Fonte: Harris e Benedict.[15]

106

Tabela 8.10 – Cálculo das necessidades proteicas no pós-TCTH de crianças, por faixa etária.

Idade (anos)	Oferta proteica diária (g/kg)
Até 1 ano	2 a 3
1 a 10 anos	1 a 1,2
11 a 18 (♀) 11 a 18 (♂)	0,8 0,9

Fonte: Adaptada de ASPEN.[12]

Terapia nutricional

Os objetivos da terapia nutricional no TCTH são similares ao que foi descrito no Capítulo 3, "Terapia nutricional oral, enteral e parenteral", entretanto, acrescenta-se:[1]

- Fornecer substratos de forma adequada para recuperação hematopoética e do sistema imune.
- Minimizar a resposta pró-inflamatória.
- Abreviar o tempo de internação.
- Instituir um plano dietoterápico individualizado capaz de atender às exigências nutricionais em todas as etapas do tratamento, uma vez que há um aumento da demanda energética e proteica pela doença e pelo tratamento.

No pós-TCTH a terapia nutricional contribui para atingir as seguintes metas:[1]

- Manter a curva adequada de crescimento e de desenvolvimento em pediatria.
- Corrigir o estado nutricional e controlar as repercussões nutricionais e metabólicas das terapias.

Terapia nutricional oral

A indicação da terapia nutricional oral em TCTH deve ser avaliada de maneira individualizada, e deve ocorrer de acordo com as indicações gerais de pacientes oncológicos (ver Capítulo 3, "Terapia nutricional oral, enteral e parenteral"). Para tanto, sugere-se que diariamente sejam realizados cálculos de ingestão alimentar.

Geralmente, a primeira forma de suporte nutricional objetiva diminuir os sintomas e encorajar a ingestão de alimentos ricos em energia e fluidos que são melhor tolerados. A dieta rica em energia e proteína é o tipo preferido para manter ou melhorar o estado nutricional. O uso adicional de suplementos nutricionais orais é recomendado quando a dieta rica em energia e proteína não é efetiva em atingir a meta nutricional.[5]

É ainda importante a realização de intervenções de suporte para melhorar a ingestão de alimentos orais (p. ex., tratamento de mucosite e outros sintomas), digestão (p. ex., enzimas pancreáticas) ou absorção (p. ex., desaceleração do trânsito gastrintestinal rápido), antieméticos e outras condições relevantes.[5]

Terapia nutricional enteral (TNE)

Indicação de TNE

Além das indicações da oncologia geral (ver Capítulo 3, "Terapia nutricional oral, enteral e parenteral"), a TNE no TCTH está indicada:

- Na recusa da terapia nutricional pré-TCTH.[1,5] Nesses casos, a equipe de psicologia pode ser solicitada para auxiliar no manejo da recusa.

- Em pacientes desnutridos, iniciando o processo desde a internação para o TCTH.

- Pacientes que apresentem histórico de alimentação inadequada/irregular e má-aderência às orientações nutricionais observadas na avaliação pré-TCTH.

- Para todos os pacientes em TCTH mieloablativo, pela maior toxicidade gastrintestinal. Idosos e crianças em uso de melfalano em altas doses em TCTH autólogo possuem maior risco de desenvolver mucosite grave. Dessa forma, a passagem de sonda para nutrição enteral antes da toxicidade é benéfica e profilática a jejuns prolongados e ao uso de terapia nutricional parenteral.

Em pacientes com trato gastrintestinal funcionante, a TNE deve ser a primeira opção de adequação nutricional, pois favorece o trosfismo intestinal , diminuindo o risco de translocação bacteriana. Embora alguns centros transplantadores brasileiros ainda contraindiquem a TNE durante o TCTH, diversos estudos já demonstram efetividade e segurança dessa terapia nestes pacientes, quando adotada técnicas e procedimentos adequados na indicação, na passagem, no monitoramento/evolução e no desmame da TNE. Na Europa é bastante comum protocolos de TNE no TCTH. No Hospital Universitário de Oxford, pacientes de TCTH alogênico mieloablativo têm sonda para TNE passada antes de iniciar o TCTH, e a NE só é ofertada quando a aceitação alimentar é menor que 50% das necessidades

Capítulo 8 • Transplante de células-tronco hematopoéticas

nutricionais por 3 dias consecutivos. No momento da passagem da sonda, se o número de plaquetas for menor que 50.000/mm^3, é infundido uma unidade de plaquetas e, enquanto se mantiver a sonda locada, é mantida a oferta de 10 mg de metoclopramida ou de 50 mg de ciclizina (antieméticos, sendo ciclizina indicada para crianças a partir de 6 anos).

Comumente, observa-se recusa pelo paciente e familiares à passagem de sonda para alimentação. Como estratégia, recomenda-se que a equipe de saúde oriente o paciente e seus familiares quanto à possibilidade de indicação de TNE na avaliação pré-TCTH, sanando dúvidas e mitos sobre a terapia nutricional e informando os seus benefícios.[16] No Brasil, muitos pacientes e familiares associam o uso de sonda para TNE com piora clínica. Outra questão é o estigma social da sonda locada no nariz. Estas experiências podem ser trabalhadas tanto com a psicologia como com a equipe multidisciplinar, que compreende a importância do adequado aporte nutricional no TCTH. Atividades lúdicas e uso de fotos, *slides* e demais aparatos que mostrem ao paciente e aos familiares do que se trata a terapia nutricional, o que é a sonda para TNE, por onde ela passa pelo corpo e quais são os benefícios podem auxiliar na orientação e na adesão ao tratamento de pacientes de todas as idades, independentemente da classe social ou nível de escolaridade. Outra estratégia seria a avaliação de ostomias para alimentação, com indicação e previsão de uso > de 30 dias.

A equipe de saúde deve ser encorajada ao uso de TNE como benefício ao tratamento e ao paciente, entendendo que a terapia nutricional no TCTH deve ter o enfoque de prevenir[17] a deterioração do estado nutricional e os riscos envolvidos ao paciente em relação à nutrição. O trabalho é árduo, mas fundamental para melhores resultados e menores taxas de piora do estado nutricional no TCTH.

Passagem e posicionamento do cateter nasoenteral/sonda

A passagem do cateter de alimentação enteral deve ser feita precocemente em função das toxicidades gastrintestinais.[17] Sugere-se a inserção do cateter de alimentação enteral até D+3, quando as toxicidades gastrintestinais frequentemente não são acentuadas. Muitos centros transplantadores no Brasil e no exterior têm seguido essa conduta com boa tolerância e aceitação do paciente e familiares, que compreendem que a TNE faz parte da terapêutica do TCTH.

Apesar da posição gástrica apresentar maior capacidade de armazenamento e sobrecarga osmótica, muitos centros preconizam a posição entérica da sonda para maior controle de náusea e vômitos e,

Manual Prático de Assistência Nutricional ao Paciente Oncológico Adulto e Pediátrico

consequentemente, diminuir as chances de perda e necessidade de repassagem de sonda no paciente. Se houver necessidade de repassagem do cateter nasoenteral por mais de duas vezes, a TNP deve ser avaliada quanto aos riscos e aos benefícios dessa terapia.

Alguns centros têm utilizado gastrostomias no TCTH ainda que incomum, pode ser considerada para pacientes desnutridos e com comprometimento da ingestão oral pela doença de base, como linfomas em face e orofaringe, pacientes que recusem a sonda nasoentérica por *status* social ou que possuem previsão de utilização de sondas > que 30 dias.

Formulações de dieta enteral

Sugere-se o uso de nutrição enteral industrializada pelo menor risco de contaminação e melhor aporte de macro e micronutrientes para os pacientes em TCTH. A fórmula enteral indicada é aquela que atinge as necessidades nutricionais do paciente com boa tolerância. Preconiza-se o uso de nutrição enteral polimérica, hipercalórica e hiperproteica. Entretanto, em casos de diarreia pode ser considerado o uso de nutrição enteral oligomérica como feito por alguns centros transplantadores.[16,18,19]

Recomenda-se a infusão contínua com uso de bomba para melhor controle da infusão da dieta. É fundamental que a equipe estabeleça critérios para atingir a necessidade nutricional do paciente em menor tempo possível.

O monitoramento da nutrição enteral deve ocorrer visando tolerância do paciente à terapia iniciada, ao equilíbrio metabólico e à detecção de toxicidade.[16]

Contraindicações da TNE[5,17-19]

Na presença de:

- Mucosite grau III e IV.
- Colite neutropênica.
- Vômitos e diarreia incoercíveis (graus III e IV) e refratários à terapia medicamentosa.
- Obstrução de TGI.
- GVHD intestino grave (graus III e IV) refratário à terapia medicamentosa.
- Sinusopatia.

O risco de mucosite, sem que esta já esteja instalada, não contraindica a TNE.

Capítulo 8 • Transplante de células-tronco hematopoéticas

Principais complicações relacionadas à TNE comuns do TCTH

- Náuseas e vômitos:
  - Na presença de vômito, pausar a dieta ofertada e a alimentação por 15 minutos, abrir a sonda e avaliar resíduo gástrico. Acompanhar se haverá novos episódios de vômitos.
  - Manter decúbito do paciente elevado (30° a 45°) durante a alimentação e 30 minutos após nos casos de nutrição enteral intermitente. Nos casos de nutrição contínua, sugere-se pausa noturna.
- Diarreia:
  - Introduzir módulo de fibra solúvel e prébiotico.
  - Em casos de diarreia incoercível, avaliar necessidade de alterar dieta para semielementar.

Desmame

Para desmame, a ingestão oral deve ser estimulada e a TNO é indicada para completar a oferta e o consumo de nutrientes VO. Quando a soma do consumo por VO, alimentação e suplementação (TNO) for ≥ 100% das necessidades basais para crianças e 70% das necessidades nutricionais em adultos, se mantendo por 3 dias consecutivos, a TNE deve ser suspensa.[5,18,19]

Terapia nutricional parenteral

Indicação

As indicações de TNP podem ser vistas no Capítulo 3, "Terapia nutricional oral, enteral e parenteral", e a seguir no item "Doença do enxerto contra o hospedeiro", neste capítulo. Outra indicação de TNP, frequentemente feita nos centros transplantadores, é na presença de mucosite grave com impossibilidade de ser passada a sonda para nutrição enteral.

Contraindicação específica no TCTH

- Desenvolvimento de VOD com restrição hídrica importante.
- Pacientes com restrição hídrica devem ser avaliados individualmente quanto ao risco e aos benefícios do uso de nutrição parenteral (NP).

Prescrição

Os cuidados e a prescrição de NP para pacientes de TCTH não diferem quanto a outras condições clínicas. Porém, alguns aspectos contribuem

111

Manual Prático de Assistência Nutricional ao Paciente Oncológico Adulto e Pediátrico

para a dificuldade de oferta ideal de nutrientes pela TNP e devem ser acompanhados diariamente.

Os pacientes em TCTH possuem risco de ganho de peso e congestão pulmonar por excesso de hidratação, o que muitas vezes dificulta a oferta ideal de TNP pelo volume da NP. Por esse motivo, o peso corpóreo deve ser avaliado todos os dias.

Exames séricos de eletrólitos, glicemia e colesterol devem ser analisados diariamente também. Os distúrbios de eletrólitos são comuns e devem ser corrigidos pela TNP. Alterações metabólicas, como hiperglicemia e hipercolesterolemia, também são observadas nesses pacientes e dificultam a oferta adequada de TNP.

Com relação aos macronutrientes, os pacientes adultos e idosos que apresentam quadros moderados de mucosite e diarreia deverão utilizar a meta proteica definida para pacientes clinicamente estáveis, isto é, de 1,2 a 1,5 g/kg/dia. Na presença de quadros graves de mucosite, ou por alterações relacionadas a infecções graves, deve-se buscar uma meta proteica superior.[1]

É fundamental o uso de vitaminas e minerais na NP. Existem poucos estudos avaliando as concentrações séricas de vitaminas e minerais em pacientes submetidos ao TCTH e determinando o uso de suplementações específicas. Os eletrólitos, os minerais, as vitaminas e os elementos-traço devem ser ajustados às necessidades individuais. Fatores como DECH, antibióticos, estresse metabólico, drogas imunossupressoras, diarreia e vômitos podem alterar as necessidades dos micronutrientes.

Principais complicações relacionadas à TNP no TCTH

É importante relembrar a maior vulnerabilidade para infecções que o paciente no TCTH está suscetível, bem como a hiperglicemia, em virtude do uso de imunossupressores, que eleva o risco de infecção fúngica. Outra complicação que pode ocorrer é o aumento das enzimas hepáticas fora do contexto do VOD. Algumas referências recomendam, nesta condição, a infusão da NP para ciclos de 12 a 20 horas e a redução do aporte calórico não proteico (menos de 10 a 15% do aporte anterior). Porém, essa prática pode reduzir a oferta proteica para balancear a quantidade de macronutrientes. Também recomenda-se estimular a ingestão de alimentos por via oral ou enteral para desmame da nutrição parenteral o mais precocemente possível.[1]

Desmame[1,19]

Quando possível, utilizar parcial ou totalmente o TGI. Na resolução das toxicidades gastrintestinais, cessar a TNP e introduzir gradualmente, avaliando tolerâncias, dieta hipercalórica e tempo de jejum.

Capítulo 8 • Transplante de células-tronco hematopoéticas

Considerar TNE (oral ou via cateter nasoenteral), se aceitação alimentar for ≤ 60% das necessidades por 3 dias.

Dieta para imunodeprimidos (neutropenia)

A neutropenia está associada ao aumento de infecções, que podem ser causadas por alimentos. Vários estudos relataram isolamento de organismos Gram-negativos, como *Pseudomonas aeruginosa, Eschericha coli, Klebsiella* e *Proteus,* a partir de uma variedade de alimentos, principalmente saladas, legumes frescos e carnes frias. *Aspergillus*, um gênero de fungo muitas vezes letal para pacientes com neutropenia prolongada, foi isolado em alimentos, água e gelo.[20]

Assim, é imprescindível a orientação para o paciente quanto aos corretos procedimentos de higienização, cocção, armazenamento dos alimentos, além de relacionar quais alimentos devem ser restringidos nesta fase. Tal restrição é chamada "dieta para neutropenia", "dieta de baixa contagem microbiana" ou "dieta neutropênica" em muitos serviços de nutrição.

Diversos estudos demonstram o uso rotineiro da dieta para neutropenia.[21,22] No entanto, o momento do início da dieta e as escolhas alimentares permitidas variam em cada instituição. No Brasil, uma pesquisa realizada em 2012 mostrou que 17 centros proibiam verduras cruas, e desses, 88% proibiam o consumo de frutas cruas de casca grossa. Os critérios para restrições alimentares variaram entre os hospitais e não há consenso das recomendações dietéticas quanto à dieta para neutropenia.[22]

A justificativa atual para recomendar a dieta para neutropenia tem base em estudos prospectivos de coorte ou estudos randomizados realizados em 1960 e 1970, em que os pacientes de leucemia eram colocados em um ambiente de proteção total no ambiente hospitalar.[23] Todos os estudos encontrados, que abordaram a dieta para neutropenia, afirmam que há uma grande variabilidade da dieta e muitas dúvidas sobre quais alimentos devem ser restritos e quando descontinuar a dieta. Habitualmente, os alimentos proibidos são alimentos crus, como vegetais, frutas e sucos de fruta *in natura*, leite, queijo (e seus derivados não pasteurizados), ervas e especiarias, mel não pasteurizado, embutidos fatiados, e preparações malcozidas (p. ex., carnes, aves, peixes e ovos malcozidos).[21-23]

113

Manual Prático de Assistência Nutricional ao Paciente Oncológico Adulto e Pediátrico

Por conseguinte, a dieta neutropênica oral tem sido defendida durante a fase de condicionamento até a enxertia ou a recuperação da medula óssea, período em que os pacientes permanecem imunocomprometidos e suscetíveis a infecções oportunistas, incluindo àquelas provocadas por alimentos. Para alguns autores, a dieta para neutropenia deve ser mantida durante 3 meses para o paciente submetido ao TCTH autólogo e até a interrupção de todas as drogas imunossupressoras no paciente submetido ao TCTH alogênico.[24]

O consumo quase nulo de alimentos crus e outras restrições na escolha dos alimentos podem resultar em deficiências dietéticas, que devem ser avaliadas quanto ao uso de suplementações dietéticas e medicamentosas. Soma-se a isso a necessidade aumentada de energia e nutrientes no período pós-transplante, podendo ser necessário suplementações hipercalóricas e hiperprotéicas.[25]

Ademais, não existe evidência científica sobre o benefício da dieta para neutropenia na prevenção de infecções, o que torna sua prescrição algo polêmico. Por isso, nas instituições que garantem higiene dos alimentos, o padrão da dieta para neutropenia e da dieta geral possuem diferenças mínimas, não relacionadas ao cozimento. Diante do crescente mercado de alimentos e acesso pelos diversos públicos, sugere-se maiores estudos sobre segurança no processo produtivo nas indústrias e limites máximos permitidos pela legislação brasileira, pensando nos pacientes imunossuprimidos.

Considerando os pontos abordados quanto à dieta para neutropenia, é importante avaliar aspectos que permeiam a formação dos hábitos alimentares, aceitação alimentar, entendimento das orientações por parte dos pacientes e familiares, riscos e benefícios durante o TCTH, incluindo valores culturais, sociais, afetivos, emocionais e comportamentais antes de aplicar quaisquer mudanças radicais na alimentação destes pacientes.[23]

Doença do enxerto contra o hospedeiro (DECH)

A DECH é uma das principais complicações do TCTH alogênico. Essa doença ocorre quando as células imunocompetentes transplantadas (enxerto) reconhecem como "estranhas" as células dos diferentes sistemas orgânicos e tecidos do hospedeiro, resultando na ativação de reações imunológicas que geram a doença no receptor.[26] É caracterizada por febre, eritema cutâneo, náuseas, vômitos, diarreia, hepatite e pancitopenia.

Capítulo 8 • Transplante de células-tronco hematopoéticas

Pode ser classificada em aguda (DECHa) e crônica (DECHc). A apresentação clínica, não o tempo, é considerada o principal fator para o diagnóstico e para a diferenciação entre ambas as classificações. A DECHa afeta, principalmente, a pele, o fígado e o trato gastrintestinal, enquanto os sítios principais de acometimento da DECHc são pele, fígado, boca, olhos, sistema musculoesquelético, pulmões e genitais. A DECH pode perdurar por meses ou anos, e se assemelha à doença autoimune, caracterizada pela presença de inflamação, e posteriormente, fibrose dos tecidos e órgãos acometidos.[27] Este capítulo se concentra na DECHa de trato gastrintestinal (TGI).

As principais manifestações clínicas da DECHa de TGI são náuseas, vômitos, disfagia, xerostomia, anorexia, saciedade precoce, cólicas, dor abdominal, diarreia, sangramento e disfunção da motilidade intestinal, podendo resultar na má-absorção, na desidratação, na perda eletrolítica grave e na enteropatia perdedora de proteínas. A diarreia é frequentemente de coloração esverdeada, líquida, mucoide e em grande volume, acompanhada de edema em parede intestinal e comprometimento da integridade da mucosa, podendo aumentar o risco de translocação bacteriana e sepse.[28]

Essa situação pode ser agravada pelo tratamento imunossupressor, que na maioria dos casos, consiste no uso de altas doses de corticosteroides associados ou não ao uso de inibidores de calcineurina, como Ciclosporina e Tacrolimus. Estes medicamentos podem exacerbar os sintomas, seja por efeito direto, seja por favorecer a ocorrência de infecções.

Como consequência, os pacientes desenvolvem quadros de intensa desnutrição pela redução da ingestão alimentar, déficit de absorção e aumento do gasto enérgico, além de profunda alteração na composição corporal, caracterizada pela perda de massa muscular, aumento da gordura visceral, retenção hídrica e de sódio. Somado a esses fatores, a hiperorexia e o ganho de peso relacionado ao edema, os distúrbios na regulação de micronutrientes, as alterações no metabolismo dos carboidratos, dos lipídeos e das proteínas são outras complicações do tratamento.[27,28]

Nesse contexto, a DECHa de TGI é uma condição complexa, com repercussões significativas no estado nutricional e na qualidade de vida. As recomendações e terapias nutricionais ainda não estão bem estabelecidas na literatura,[24] as quais diferem entre os diversos centros especializados em TCTH no mundo, sendo importante ilustrar as múltiplas realidades.

115

Recomendações nutricionais para pacientes com DECHa de TGI

Na teoria, estes pacientes encontram-se em estado de hipermetabolismo, mas pouco se sabe sobre o assunto. Estimam-se necessidades nutricionais entre 30 e 50 kcal/kg/dia, 1,8 a 2,5 g de proteínas/kg/dia para desnutrição e complicações graves e, caso contrário, 1,5 a 1,8 g de proteínas/kg/dia.[28] A alimentação com teor reduzido de sódio (inferior a 4 g/dia) deve ser incentivada, objetivando evitar a perda de cálcio através da urina.[29] No entanto, na prática clínica, a maioria dos centros adota como meta inicial a contemplação do gasto energético basal do paciente, considerando o contexto da DECHa de TGI o desafio em ofertar uma terapia nutricional que o paciente aceite, tolere e que contemple as necessidades nutricionais preconizadas nos *guidelines*.

Embora pesquisas relacionadas às necessidades de micronutrientes específicas para pacientes com DECHa de TGI não estão disponíveis, recomenda-se dosar vitamina A, C, D, K, complexo B, magnésio, zinco, cálcio, ferro, ferritina, albumina, pré-albumina, proteína C-reativa, enzimas digestivas, glicemia, perfil lipídico, renal e hepático. Se necessário, suplementar os pacientes conforme a DRI (Dietary Reference Intakes).[14] Suplementações em doses superiores a 100% das recomendações, pensando em propriedades terapêuticas, devem ser discutidas com o médico e a equipe multiprofissional. Os suplementos devem ser isentos de ferro ou possuir teor mínimo durante o 1⁰ ano após o transplante em virtude de hemocromatose − secundária à anemia e às múltiplas transfusões −, podendo aumentar o risco de DECH em função da tendência em causar toxicidade hepática direta.[29]

Poucas instituições possuem esta prática por desconhecimento das particularidades dos pacientes transplantados, principalmente os pediátricos, uma vez que micronutrientes antioxidantes não devem ser administrados isoladamente, mas combinados. Com isso, evita-se o efeito inverso e determinados micronutrientes ou doses excessivas podem não ser metabolizados pelo organismo em certos contextos, como na insuficiência renal. Além disso, ausência de fórmulas prontas específicas no mercado brasileiro ou a não disponibilização pelo Sistema Único de Saúde exigem que o profissional possua a destreza em prescrever versões manipuladas.

É importante considerar a suplementação de vitamina C e zinco para auxiliar na cicatrização de feridas, manter a integridade da mucosa

Capítulo 8 • Transplante de células-tronco hematopoéticas

intestinal, repor as quantidades perdidas na diarreia e, empiricamente, amenizar a disgeusia, ácido fólico (vitamina B9) em virtude do seu papel na produção de hemácias, além de certos medicamentos elevarem seu metabolismo ou desperdício, magnésio em função do uso de inibidores de calcineurina, apesar de existem relatos de hipermagnesemia grave após uso de medicamentos laxantes com alta concentração de magnésio, provavelmente associada à desidratação e permeabilidade intestinal, cianocobalamina (vitamina B12), pois a DECH gástrica parece alterar a produção do fator intrínseco e a DECH entérica alterar a absorção da própria vitamina, cálcio com vitamina D para minimizar a desmineralização óssea decorrente do uso crônico de corticosteroide e a vitamina D para reduzir as células dendríticas mediadas pela estimulação dos linfócitos alorreativos e ômega 3 para exercer efeito imunomodulador, controlar a produção de citocinas, intolerância à glicose e dislipidemia. A utilização de enzimas digestivas e a suplementação de outros imunonutrientes (arginina, glutamina e nucleotídeos), prebióticos e probióticos parecem ser benéficas. Porém, ainda não existe evidência científica para segurança na prescrição.[28,29]

Terapia nutricional na DECHa de TGI

Os principais objetivos da terapia nutricional são:

- Corrigir as deficiências decorrentes do tratamento e da DECHa de TGI.
- Prevenir ou minimizar a deterioração do estado nutricional e fornecer substratos de forma adequada para a recuperação hematopoética e do sistema imunológico.

A conduta dietoterápica depende de como a DECH se manifesta no paciente, pois ela objetiva o controle dos sintomas, que podem influenciar no consumo alimentar através da adesão de estratégias nutricionais.[28]

Na fase de diarreia grave, em volumes superiores a 1 L/dia, o suporte nutricional consiste na TNP exclusiva. Quando o volume de diarreia diminui (geralmente a 500 mL/dia), a dieta via oral é reiniciada, mas certos alimentos podem ser melhor tolerados que outros. Os *guidelines* de Seattle Cancer Care Alliance[29] recomendam uma dieta de fases, com quantidades limitadas de gorduras, fibra, lactose, ácidos e irritantes de TGI, que, de acordo com os sintomas e a tolerância do paciente, evolui ou regride, como exemplificado no Quadro 8.1.[29]

Manual Prático de Assistência Nutricional ao Paciente Oncológico Adulto e Pediátrico

Quadro 8.1 – Progressão da terapia nutricional para DECHa de TGI com base no protocolo do Seattle Cancer Care Alliance.

Fase	Sintomas	Terapia nutricional
1ª fase Repouso intestinal	• Volume diarreia aquosa superior a 1 L/dia. • Cólicas intestinais. • Depleção da albumina sérica. • Diminuição do trânsito intestinal. • Obstrução intestinal. • Náusea e vômito.	• Terapia nutricional parenteral exclusiva

2ª fase Introdução da alimentação oral	• Volume de diarreia inferior a 500 mL/dia.
	• Diminuição das cólicas intestinais.
	• Melhora do tempo de trânsito intestinal.
	• Diminuição das náuseas e vômitos.
		• Terapia nutricional parenteral
		• Terapia nutricional oral:
		  o líquida
		  o isosmótica
		  o sem resíduos
		  o sem lactose
		  o sem ácidos e irritantes de gástricos
		  o hipogordurosa

3ª fase: Introdução de alimentos sólidos e suspensão da terapia nutricional parenteral	• Fezes mais consistentes.
	• Ausência ou diminuição das cólicas.
		• Terapia nutricional oral:
		  o sólida
		  o sem resíduos
		  o sem lactose
		  o sem ácidos e irritantes de gástricos
		  o hipogordurosa

4ª fase: Expansão da dieta	• Fezes mais consistentes.
	• Ausência ou diminuição das cólicas.
		• Terapia nutricional oral:
		  o sólida
		  o pobre em resíduos
		  o pobre em lactose
		  o pobre em ácidos e irritantes de gástricos
		  o pobre em gorduras
		  o conforme tolerância

5ª fase: Introdução da dieta habitual do paciente	• Fezes em consistência normal.
	• Ausência de cólicas.
		• Terapia nutricional oral:
		  o sólida
		  o introdução gradual de fibras
		  o introdução gradual de lactose
		  o introdução gradual de ácidos e irritantes gástricos
		  o introdução gradual de gorduras
		  o conforme tolerância

Fonte: Seattle Cancer Care Alliance.[29]

Capítulo 8 • Transplante de células-tronco hematopoéticas

Alguns centros de referência, empiricamente, ainda restringem volume e alimentos de potencial alergênico, como a proteína do leite, os corantes e os conservantes. Cada etapa deve ser mantida por no mínimo 3 dias e evoluída quando houver confirmação de estabilidade dos sintomas. Deve-se retroceder quando o paciente apresentar intolerância ou exacerbação dos sintomas gastrintestinais, e ainda considerar a redução de imunossupressores com outras modificações na dieta e alterações nos sintomas gastrintestinais. Na prática clínica, em virtude da hiperorexia associada às altas doses de corticosteroides, percebe-se dificuldade da equipe em respeitar os critérios para progressão da dieta.

A terapia nutricional mínima é extremamente importante para estimular a função da vesícula biliar, assegurar a liberação dos hormônios intestinais e manter seu trofismo, reduzir as complicações colestáticas e o risco de translocação bacteriana, podendo ser reiniciada a partir da fase 2. No caso da dieta enteral e fórmulas infantis, preferir fórmulas na mesma característica, ou seja, oligoméricas e de menor osmolaridade. Na prática clínica, sugere-se de 1 a 2 mL/kg/hora ou 20 mL/hora.[30] Não existe consenso sobre o percentual de aumento no volume da dieta e a frequência para oferta uma possibilidade na pediatria é o aumento gradual entre 1 e 5 mL/hora a cada 4 horas, se o paciente tiver menos de 1 ano, e 5 a 20 mL/hora a cada 4 horas, sendo realizado conforme tolerância do paciente e objetivando atingir 50 a 70% das necessidades energéticas em até 5 dias. Na vigência de mucosites graves, sangramentos, vômitos incontroláveis, DECHa de TGI grau III e IV ou recusa do paciente, a nutrição enteral pode ser combinada com a parenteral ou substituída por completo.[31]

A introdução precoce da terapia nutricional enteral pode diminuir a incidência e a gravidade da DECHa de TGI, além de promover melhores desfechos clínicos.[28] Hospitais universitários, principalmente aqueles cujo principal público é pediátrico, apresentam menor resistência a esta recomendação.

Suplementos orais artesanais ou industrializados podem ser introduzidos desde a fase 2 como terapia combinada para otimizar a oferta nutricional, respeitando as restrições de cada etapa do protocolo, embora no geral não sejam bem aceitos durante a DECH, quando os sintomas estão mais acentuados. Há opção de suplementação oral oligomérica, normocalórica, hiperproteica e hipolipídica disponível no mercado brasileiro que é bem tolerada durante as fases iniciais da introdução da dieta oral.

119

Probióticos

O uso de probióticos durante e imediatamente após o TCTH é ainda questionado na prática clínica em virtude da escassez de estudos que demonstram sua segurança, sendo supostamente alto o risco de translocação bacteriana pelo enfraquecimento estrutural e imunológico da barreira intestinal e pelo relato de casos de infecção de corrente sanguínea.[32]

Um estudo americano de 2016[33] demonstrou que o uso de *Lactobacillus plantarum* é seguro e viável durante o período de neutropenia em crianças e adolescentes em TCTH mieloablativo, o que sugere promissores resultados com a citada cepa bacteriana no TCTH.

Entretanto, o uso de probiótico precisa ser mais bem estudado sobre riscos e benefícios, quantidade e tipo de cepa para uso pré, durante e após o período de neutropenia pelo qual o paciente do TCTH está sujeito. Dessa forma, ainda não se recomenda probióticos para a população em questão.

Referências bibliográficas

1. Reunião Interna do Consenso Brasileiro de Nutrição de TMO. XXI Consenso Brasileiro de Transplante de Medula Óssea. Sociedade Brasileira de Transplante de Medula óssea. São Paulo. 2017 ago. p.17-9.

2. Baumgartner A, Bargetzi A, Zueger N, Bargetzi M, Medinger M, Bounoure L et al. Revisiting nutritional support for allogeneic hematologic stem cell transplantation-a systematic review. Bone Marrow Transplant (Internet). 2017. (july 2016):1-8. Available from: http://www.nature.com/DOIfinder/10.1038/bmt.2016.310%0Ahttp://www.ncbi.nlm.nih.gov/pubmed/28067888.

3. Martins-Salces M et al. Nutritional Recommendations in Hematopoietic Stem Cell Transplantation. Nutrition.2008.24:769-75.

4. Tavil B et al. Pretransplant Nutritional Habits and Clinical Outcome in Children Undergoing Hematopoietic Stem Cell Transplant. Exp Clin Transplant. 2012.10(1):55-61.

5. Arends J, Bachmann P, Baracos V, Barthelemy N, Bertz H, Bozzetti F et al. ESPEN guidelines on nutrition in cancer patients. ClinNutr (Internet). 2017.36(1):11-48. Available from: http://dx.DOI.org/10.1016/j.clnu.2016.07.015.

6. Akbulut, G. Medical Nutrition Therapy in Hematopoietic Stem Cell Transplantation. Int. J. Hem. And Oncology. 2013:23(1):55-65.

7. Muscaritoli M, Grieco G, Capria S, Iori AP, Fenelli FR. Nutritional and metabolic support in patients undergoing bone marrow transplantation. Am J ClinNutr. 2002.75(2):183-90.

8. Bechard LJ, Feldman HA, Duggan C. Attenuation of resting energy expenditure following hematopoietic stem cell transplantation in children. Bone Marrow Transplant. 2012 october.47(10):1301-6.

9. Schofield, WN. Predicting basal metabolic rate, new standards and review of previous work. Clin Nutr. 1985.39:5-41.

10. Oliveira FLC, Leite HP, Sarni ROS, Domingos P. Manual de terapia nutricional pediátrica. Barueri, Manole. 2014.

Capítulo 8 • Transplante de células-tronco hematopoéticas

11. Brasil. Ministério da Saúde. Instituto Nacional de Câncer. Consenso nacional de nutrição oncológica – Paciente Pediátrico Oncológico. 2014. Disponível em: http://www1.inca.gov.br/inca/Arquivos/comunicacao/Consenso_de_Nutricao_Oncologica_Pediatria_PDF_final.pdf. Acesso 25 jan. 2016].

12. ASPEN Board of Directors and the Clinical Guidelines Task Force. Guidelines for the use of parenteral and enteral nutrition in adult and pediatric patients. J Parenter Enteral Nutr. 2002 Jan-Feb.26(1 Suppl):1-138.

13. 1Koletzko B, Goulet O, Hunt J, Krohn K, Shamir R. Guidelines on Paediatric Parenteral Nutrition of the European Society of Paediatric Gastroenterology, Hepatology and Nutrition (ESPGHAN) and the European Society for Clinical Nutrition and Metabolism (ESPEN), Supported by the European Society of Paediatric Research (ESPR). Journal of Pediatric Gastroenterology and Nutrition. 2005.41:1-4.

14. National Academy of Sciences. Dietary references intakes for energy, carbohydrate, fiber, protein and amino acids. Washington, National Academy Press. 2002.

15. Harris JA, Benedict FG. A biometric study of basal metabolism in man. Boston, Carnegie Institution of Washington. 1919.

16. Bay J-O, Dendoncker C, Angeli M, Biot T, Chikhi M, Combal C et al. Prise en charge nutritionnelle des patients hospitalisés pour allogreffe de CSH: recommandations de la Société francophone de greffe de moelle et de thérapiecellulaire (SFGM-TC). Bull Cancer (Internet). 2016.103(11):S201-6. Available from: http://www.ncbi.nlm.nih.gov/pubmed/27788917%0Ahttp://linkinghub.elsevier.com/retrieve/pii/S0007455116302284.

17. Andersen S, Kennedy G, Banks M. A randomised controlled comparison of enteral versus parenteral nutritional support post allogeneic haematopoietic cell transplantation. ClinNutr ESPEN (Internet). 2015.10(3):e102-6. Available from: http://dx.DOI.org/10.1016/j.clnesp.2015.04.001.

18. Andersen S, Brown T, Kennedy G, Banks M. Implementation of an evidenced based nutrition support pathway for haematopoietic progenitor cell transplant patients. ClinNutr (Internet). 2015.34(3):536-40. Available from: http://dx.DOI.org/10.1016/j.clnu.2014.06.006.

19. August DA, Huhmann MB, Directors the AS for P and EN (ASPEN) B of. A.S.P.E.N. Clinical Guidelines: Nutrition Support Therapy During Adult Anticancer Treatment and in Hematopoietic Cell Transplantation. J Parenter Enter Nutr (Internet). 2009.33(5):472-500. Available from: http://pen.sagepub.com/content/33/5/472%5Cnhttp://pen.sagepub.com/content/33/5/472.full.pdf%5Cnhttp://pen.sagepub.com/content/33/5/472.long%5Cnhttp://www.ncbi.nlm.nih.gov/pubmed/19713551.

20. Jubelirer SJ. The Benefit of the Neutropenic Diet: Fact or Fiction? The Oncologist. 2001 abr:16:704-7.

21. Poe SS et al. A national survey of infection prevention practices on bone marrow transplant units. OncolNurs Forum. 1994 nov./dez. 21(10):1687-84.

22. Vicenski PP, Alberti P, Amaral DJC. Dietary recommendations for immunosuppressed patients of 17 hematopoietic stem cell transplantation centers in Brazil. Bras Hematol Hemoter. 2012:34(2):86-93.

23. Moody K, Charlson ME, Finlay J. The neutropenic diet: what's the evidence? J Pediatr Hematol Oncol. 2002 dez. 24(9):717-21.

24. Tomblyn M et al. Guidelines for Preventing Infectious Complications among Hematopiietic Cell Transplantation Recipients: A Global Perspective. Biol Blood Marrow Transplant. 2009 out.15(10):1143-238.

25. Spexoto MCB. Consumo alimentar, estado nutricional e resposta precoce dos fatores de risco relacionados à síndrome metabólica de pacientes submetidos ao transplante de

células-tronco hematopoéticas. Dissertação – Universidade Estadual Paulista (Unesp), Araraquara. 2010. 112p.

26. Zeiser R, Blazar BR. Acute Graft-versus-Host Disease – Biologic Process, Prevention, and Therapy. N Engl J Med. 2017.377(22):2167-79.

27. Jagasia MH, Greinix HT, Arora M, Williams KM, Wolff D, Cowen EW et al. Biology of Blood and Marrow Transplantation National Institutes of Health Consensus Development Project on Criteria for Clinical Trials in Chronic Graft-versus-Host Disease: I. The 2014 Diagnosis and Staging Working Group Report. Biol Blood Marrow Transplant (Internet). 2015.21(3):389-401.e1. Available from: http://dx.DOI.org/10.1016/j.bbmt.2014.12.001.

28. van der Meij BS, de Graaf P, Wierdsma NJ, Langius J a E, Janssen JJWM, van Leeuwen P a M et al. Nutritional support in patients with GVHD of the digestive tract: state of the art. Bone Marrow Transplant (Internet). 2013.48(4):474-82. Available from: http://www.ncbi. nlm.nih.gov/pubmed/22773121.

29. Fred Hutchinson Cancer Research. Long-term follow-up after hematopoietic stem cell transplant general guidelines for referring physicians. Fred Hutchinson Cancer Research Center/Seattle Cancer Care Alliance. Seattle. 2014 nov. 12.

30. Mehta NM. Approach to enteral feeding in the PICU. NutrClinPract. 2009.24(3):377-87.

31. Azarnoush S, Bruno B, Beghin L, Guimber D, Nelken B, Yakoub-Agha I et al. Enteral nutrition: a first option for nutritional support of children following allo-SCT? Bone Marrow Transplant (Internet). 2012.47(9):1191-5. Available from: http://www.ncbi.nlm.nih.gov/ pubmed/22231466.

32. Mehta A, Rangarajan S, Borate U. Letter to the editor: A cautionary tale for probiotic use in hematopoietic SCT patients – Lactobacillus acidophilus sepsis in a patient with mantle cell lymphoma undergoing hematopoietic SCT. Bone Marrow Transplant (Internet). 2012.48(3):461-2. Available from: http://dx.DOI.org/10.1038/bmt.2012.153.

33. Ladas EJ, Bhatia M, Chen L, Sandler E, Petrovic A, Berman DM et al. The safety and feasibility of probiotics in children and adolescents undergoing hematopoietic cell transplantation. Bone Marrow Transplant (Internet). 2015 aug.51:1-5. Available from: http://www. ncbi.nlm.nih.gov/pubmed/26569091.

Capítulo 9

Terapia nutricional no paciente crítico oncológico

- Cíntia Tamami Sato
- Cristiane Santos da Rocha
- Mariele Aparecida Marcatto
- Nayara Dorascenzi Magri Teles

O número de pacientes oncológicos internados em Unidade de Terapia Intensiva (UTI) tem aumentado em virtude de complicações decorrentes da própria doença ou por efeitos colaterais do tratamento. Consequentemente, esses indivíduos possuem necessidades nutricionais complexas com maior demanda metabólica, sendo frequente a ocorrência de depleção nutricional.[1]

A prescrição da Terapia Nutricional (TN) nos cuidados intensivos para crianças, adolescentes, adultos ou idosos deve ser adaptada às diferentes fases metabólicas da doença crítica. Para tanto, devem-se considerar os resultados da triagem/avaliação nutricional, as necessidades nutricionais e a escolha da via de administração da dieta, sendo um grande desafio para a equipe multidisciplinar.[2]

Alterações metabólicas

O metabolismo humano é caracterizado por processos anabólicos e catabólicos sincronizados que garantem a homeostase do organismo. Em pacientes críticos ocorrem uma variedade de estímulos locais ou sistêmicos em resposta a alterações endócrino-metabólicas e imunológicas, caracterizando o estado de estresse, sendo a principal alteração a resposta inflamatória, principalmente na sepse, que ocorre em duas fases. A primeira, é conhecida como Síndrome da Resposta Inflamatória Sistêmica (SIRS), que ocasiona hiperatividade dos leucócitos, liberação de citocinas – como interleucinas (IL-1 e IL-6) e Fator de Necrose Tumoral (TNF) – e alterações hormonais, resultando em resistência à insulina, ao hormônio do crescimento (GH) e à diminuição da secreção de testosterona e do fator de crescimento *insulina-like-1* (IGF-1) – responsáveis pela síntese proteica no fígado e da musculatura esquelética –, e que aumentam as concentrações dos hormônios contrarreguladores, como as catecolaminas, o glucagon e o cortisol. A segunda fase, é a Síndrome da Antirresposta Compensatória (CARS), que na tentativa de impedir a resposta pró-inflamatória exacerbada, induz a diminuição da capacidade dos leucócitos em destruir micro-organismos, aumentando o risco de infecção secundária, a produção de citocinas anti-inflamatórias, como IL-4, IL-10, IL-13 e TGFβ (*transforming growth factor*), o que ocasiona, principalmente, imunoparalisia. Estas alterações podem ser decorrentes do câncer em função das importantes modificações metabólicas.[3]

As mudanças no metabolismo energético durante o estresse aumentam as necessidades energéticas e o catabolismo proteico, pois toda a energia produzida é direcionada para a síntese proteica a recuperação celular dos tecidos nos locais afetados pela doença e no processo de cicatrização, ocasionando perda da musculatura esquelética e, consequentemente, deterioração da função física. Geralmente, esse desperdício muscular é ocasionado pelo desequilíbrio entre redução alimentar e metabolismo anormal. Assim, a falência nutricional na unidade de terapia intensiva é resultado de um quadro de desnutrição e caquexia em virtude do hipercatabolismo e hipermetabolismo. Pacientes que se encontram nessa condição estão em constante risco nutricional. Entretanto, nos últimos anos, o sobrepeso e a obesidade vêm crescendo, aumentando o risco de complicações, como a perda de massa muscular e o aumento do tempo de internação na UTI.[2]

Com isso, a oferta adequada de energia é fundamental, visando evitar a hiperalimentação que é frequente e pode ocasionar complicações metabólicas, comprometimento respiratório, disfunção hepática, supressão imunológica e aumento da mortalidade.[3]

Triagem e avaliação nutricional no adulto

A determinação do risco nutricional é recomendada pelas diretrizes e mandatórias por agências de acreditação. A triagem nutricional identifica um indivíduo que está desnutrido ou que está em risco de desnutrir.

Acredita-se que pacientes em alto risco são mais propensos a se benefi-
ciarem de intervenções nutricionais do que aqueles em baixo risco. A NRS
2002 é uma triagem utilizada em UTI e aceita pelas agências de acreditação,
porém não foi desenvolvida para ser aplicada em UTI, pois não contempla
a gravidade da doença e sua repercussão no estado nutricional.[4]

Recentemente, para avaliação do risco nutricional foi desenvolvida
uma triagem para ser aplicada em UTI, a NUTRIC (Nutrition Risk in Critically
II), que avalia os índices de gravidade, a inflamação aguda e crônica e a
desnutrição aguda ou crônica.[4,5]

No modelo NUTRIC utiliza-se o escore APACHE II (Acute Phisyology
and Chronic Health Evolution) para classificar a gravidade da doença, o escore SOFA (Sequencial Organ Failure Assesment) para calcular a predição
prognóstica, determinando, assim, o quanto o paciente está doente, além
de também considerar as variáveis tempo de internação, idade e IL-6.[6]

O NUTRIC apresenta variáveis fáceis de se obter na configuração de
cuidados intensivos com exceção dos níveis de IL-6, que não são normalmente medidos. Na prática, muitas unidades utilizam a triagem sem a IL-6,
o que mantém a confiabilidade da ferramenta, pois já foi validada a versão
modificada que exclui a IL-6.[5]

A avaliação nutricional em UTI é um desafio. As medidas utilizadas, como
peso corporal, IMC e mudança de peso, apesar de úteis, não podem distinguir compartimentos específicos, como músculo esquelético. Outros fatores
importantes são o excesso de peso na admissão e alterações de fluídos, que
podem confundir e/ou mascarar as alterações no peso e no músculo.

Avaliação da composição corporal
Ultrassonografia (US)

A US é um método rápido, barato, acessível, não expõe o paciente
à radiação, não é invasivo e quantifica a espessura da camada muscular,
além de ser portátil, de fácil aplicabilidade e utilizado à beira do leito. Esta
ferramenta pode acompanhar a transição da fase aguda para a fase crônica ou de recuperação, avaliando a eficácia da oferta nutricional sobre o
processo catabólico. A mudança da musculatura pode ocorrer em até 10
dias, mas não significa que não possa ocorrer desde o 1º dia, já que essa
mudança tem relação com a gravidade da doença.[7]

A aparência do tecido muscular na US é bastante distinta e pode ser
facilmente discriminada a partir de estruturas como gordura subcutânea,
ossos, nervos e vasos sanguíneos. Além da massa muscular, a US pode

identificar o acúmulo de fluidos, tanto no compartimento intracelular como extracelular associado ao aumento da permeabilidade da membrana celular em virtude da agressão e das reações inflamatórias.[8]

Para avaliar a massa corporal magra, utiliza-se quadríceps do reto femoral da coxa. Segundo estudos, o volume da coxa tem excelentes associações com as medidas de massa muscular do corpo inteiro em populações saudáveis. O quadríceps também é acessível em pacientes imobilizados. As desvantagens do método são a falta de padronização da técnica, os protocolos, as medidas (local anatômico para aferição), os pontos de cortes, além de os resultados serem dependentes das habilidades do operador. Porém, este método tem um futuro promissor, pois apresenta boa correlação com métodos considerados padrão-ouro, como tomografia computadorizada ou ressonância magnética.[8]

Tomografia computadorizada (TC)

A TC é um dos métodos considerados padrão-ouro para avaliação da composição corporal. Entretanto, não é utilizado rotineiramente para esta finalidade em função do custo elevado e da exposição à radiação.

Em pacientes oncológicos, a TC vem sendo utilizada para determinar a massa e a densidade muscular através das imagens armazenadas de exames prévios, ou seja, de forma retrospectiva por ser utilizada rotineiramente para diagnóstico, evolução da doença, indicação e eficácia do tratamento. O ponto anatômico está localizado aproximadamente na altura da L3 da lombar e a imagem transversal pode ser analisada por *softwares* específicos, permitindo quantificar a área do musculo esquelético.[9]

Triagem e avaliação nutricional em criança e adolescente

Tal avaliação é importante para o planejamento e a execução da TN adequada, já que quando estão em situação crítica, é preciso analisar cautelosamente sua condição. Porém, em pediatria, não existem ferramentas validadas específicas para este público.

A avaliação nutricional deve ser completa, conforme abordado no Capítulo 1, "Triagem e avaliação nutricional". Os parâmetros de monitoração nutricional devem ser escolhidos em relação às metas estabelecidas e segundo as intervenções terapêuticas planejadas.[10] A avaliação nutricional em crianças criticamente doentes é mais complexa, pois há mudanças de peso que podem ocorrer em virtude de alterações hemodinâmicas,

Capítulo 9 • Terapia nutricional no paciente crítico oncológico

desequilíbrio hidroeletrolítico, modificações da composição corporal – presença de edema/ascite ou de massa tumoral –, além de fatores como dificuldade de manipulação destes pacientes.[11]

Na prática clínica, sugere-se realizar a avaliação nutricional dentro das primeiras 24 horas de internação ou na admissão na UTI, reavaliar a cada 7 dias, monitorar diariamente e discutir em reunião multidisciplinar as condutas a serem tomadas diariamente.[12]

Terapia nutricional (TN)

A TN tem um impacto positivo na evolução do paciente grave. Entretanto, seu sucesso depende, dentre outros fatores, da adequada seleção da via de acesso, da definição das necessidades calóricas e proteicas, da técnica da infusão da dieta e do monitoramento da TN.[12]

O critério primordial para o início e seguimento da TN é a estabilidade hemodinâmica e metabólica. São considerados em instabilidade hemodinâmica os pacientes que apresentarem o seu estado hemodinâmico inadequado (nitidamente anormal e não corrigido) e dependente de drogas vasoativas em doses altas ou crescentes ou de qualquer outra forma de suporte cardiovascular.[13]

Na presença de comprometimento hemodinâmico ou instabilidade, a TN deve ser suspensa até que o paciente se encontre ressuscitado e/ou com sinais de melhora perfusional. O início pode ser considerado com precaução em pacientes submetidos ao desmame dos vasopressores.[14]

Terapia nutricional em adultos

Ao admitir um paciente na UTI, devemos pensar qual via de alimentação iremos utilizar, sendo a via oral sempre a primeira opção. No entanto, quando isso não é possível, a nutrição enteral é a via de acesso preferencial. Devemos iniciar a nutrição enteral de 24 a 48 horas da admissão do paciente na UTI quando estiver estável hemodinamicamente, e para pacientes em alto risco nutricional ou desnutridos graves é recomendado atingir a meta da terapia nutricional durante a primeira semana da internação, lembrando sempre de monitorar os exames bioquímicos para evitar a síndrome da realimentação.[14]

Em pacientes com alto risco nutricional (NRS 2002 ≥ 5 ou NUTRIC escore ≥ 5) ou desnutridos, quando o uso da via enteral não é possível, recomenda-se início da nutrição parenteral assim que possível após a admissão. Já em pacientes que não se enquadrem nesses critérios, recomenda-se o uso da

Manual Prático de Assistência Nutricional ao Paciente Oncológico Adulto e Pediátrico

nutrição parenteral apenas quando existir a previsão de utilização dessa terapia por mais de 7 dias. Caso contrário, deve-se esperar a liberação da via oral/enteral, que deve acontecer em até 7 dias. É recomendado ainda que, independentemente do risco nutricional, o uso de nutrição parenteral suplementar seja considerado depois de 7 a 10 dias, caso não seja possível atender > 60% da energia e proteína somente pela via enteral. Iniciar nutrição parenteral suplementar antes deste período em pacientes criticamente doentes não melhora os resultados e pode ser prejudicial para o paciente.[14]

Aferição de resíduos

Não é recomendada a aferição de resíduo gástrico como parte do cuidado de rotina para monitorar os pacientes, sendo importante apenas adotar as medidas necessárias para reduzir o risco de aspiração ou melhorar a tolerância à dieta enteral, como uso de medicação procinética, infusão contínua, limpeza oral com clorexidina e cabeceira da cama elevada.[14]

Controle glicêmico

A hiperglicemia é uma resposta comum à doença aguda e sepse grave e pode ocasionar resultados ruins. Recomenda-se, portanto, que a faixa--alvo de glicemia seja de 140-150 a 180 mg/dL para a população geral da UTI.[14] Quando é necessário a utilização de insulina, ela deve ser utilizada para corrigir e manter a glicemia < 180 mg/dL e não < 110 mg/dL.[15]

Imunomodulação

Existem alguns nutrientes conhecidos como modificadores da resposta imunológica, porém em pacientes criticamente doentes o uso de dieta imunomoduladora não deve ser utilizado rotineiramente.[15]

Não é recomendado uso rotineiro de selênio, arginina, ômega-3 e glutamina para pacientes em tratamento de sepse ou choque séptico, mas pacientes cirúrgicos continuam se beneficiando do uso de imunomoduladores (especialmente a arginina).[14,15]

Síndrome pós-UTI

O termo síndrome pós-Unidade de Terapia Intensiva (PICS é a sigla comumente utilizada do inglês *post-intensive care syndrome*) foi descrito por Needham et al. e está associado ao declínio ou ao surgimento de novas alterações após a doença crítica nos domínios físico, cognitivo ou mental que persistem por meses ou anos após a alta hospitalar. O aumento da

Capítulo 9 • Terapia nutricional no paciente crítico oncológico

incidência de pacientes em UTI, bem como a redução da mortalidade resultou em um número crescente de sobreviventes da terapia intensiva e grande porcentagem com PICS, em que é observada a redução na qualidade de vida e a sobrecarga de cuidados dos familiares e dos serviços de saúde.[16,17]

Dessa forma, devemos lembrar que nosso papel enquanto profissional não é apenas buscar a sobrevivência do paciente, mas também devolvê-lo para sociedade com capacidade de exercer todas as suas funções anteriores (profissional, pai/mãe, marido/esposa).

Necessidades nutricionais

Energia

A necessidade energética do paciente crítico pode ser calculada através de fórmulas de bolso, equações preditivas ou calorimetria indireta. Embora calorimetria indireta (IC) seja considerada padrão-ouro na definição da necessidade energética, possui limitações no uso como disponibilidade nos serviços e custo elevado. Além disso, algumas variáveis, como presença de dreno de tórax, oxigênio suplementar e terapia de substituição renal contínua, podem afetar sua precisão. Recomenda-se, portanto, que na ausência de IC, seja utilizada fórmula de bolso (25 a 30 kcal/kg/dia). Para pacientes obesos, recomenda-se que a necessidade energética não exceda 65 a 70% das calorias estipuladas pelo IC ou, quando não for possível mensurar, utilizar fórmula de bolso, sendo 11 a 14 kcal/kg atual/dia para pacientes com IMC no intervalo de 30 a 50 kg/m² e 22 a 25 kcal/kg ideal/dia para pacientes com IMC acima de 50 kg/m².[14]

Proteína

Estudos recentes em doentes críticos sugerem que o fornecimento de proteína está mais intimamente ligado a resultados positivos do que fornecimento de energia total. Portanto, recomenda-se que a oferta de proteínas seja de 1,2 a 2 g/kg/dia. Em pacientes obesos, sugerimos que o aporte proteico seja fornecido na faixa de 2 g/kg ideal/dia para pacientes com IMC de 30 a 40 kg/m² até 2,5 g/kg ideal/dia para pacientes com IMC ≥ 40 kg/m².[14]

Oferta hídrica

A necessidade hídrica para adultos é de 30 a 40 mL/kg/dia ou 1 a 1,5 mL/kcal, devendo sempre considerar perda dinâmica e retenção hídrica para tomada de decisão.[18]

129

Terapia nutricional em crianças e adolescentes

Em pacientes oncológicos pediátricos, a TN é considerada parte fundamental nos cuidados de terapia intensiva e pode influenciar tanto a morbidade quanto a mortalidade. Assim, a TN tem como objetivo auxiliar na redução dos efeitos consequentes à injúria aguda e minimizar a perda de massa magra na recuperação dos danos aos tecidos sadios, na redução de efeitos adversos e na normalização dos distúrbios metabólicos secundários ao tratamento antineoplásico.[10,11]

Distúrbios eletrolíticos

Os distúrbios eletrolíticos são frequentemente encontrados em pacientes oncológicos em Unidades de Terapia Intensiva Pediátricas (UTIP), devendo ser monitorados e corrigidos adequadamente antes do início da TN.

A hiponatremia é frequentemente descrita, relacionando-se às lesões tubulares causadas por drogas, como os alquilantes derivados de platina. Ainda, a presença da síndrome perdedora de sal cerebral ou de diabetes *insípidus* em pacientes portadores de tumores de sistema nervoso central deve sempre ser investigada e monitorada.[19]

A síndrome de lise tumoral é comumente observada em pacientes com hiperleucocitose e grandes massas tumorais (linfomas de Burkitt) ou tumores sólidos (neuroblastomas) e caracteriza-se por hipercalemia, hiperfosfatemia, hipocalcemia e aumento dos níveis de ácido úrico.[20]

Terapia nutricional enteral (TNE)

A TNE é tida como precoce quando estabelecida nas primeiras 24 a 48 horas após estabilização do paciente. Dessa forma, é possível reduzir os danos da mucosa intestinal, como o comprometimento da permeabilidade intestinal, a redução da ativação e liberação das citocinas inflamatórias e, consequentemente, a redução da endotoxemia sistêmica.[21]

Os efeitos colaterais gastrintestinais decorrentes do tratamento antineoplásico muitas vezes dificultam o início e/ou a progressão da TNE. Nesses casos, sugere-se a utilização de dietas oligoméricas ou com menor osmolaridade. Quando a progressão da dieta for limitada, sugere-se a manutenção da NE mínima (neonatos: 0,5 a 1 mL/kg/dia até 10 a 20 mL/kg/dia; crianças maiores: 2 a 3 mL/hora e adolescentes e adultos: 10 a 20 mL/

Capítulo 9 • Terapia nutricional no paciente crítico oncológico

hora)[22] associada à TNP, especialmente em pacientes neutropênicos, para minimizar a translocação bacteriana e o risco de sepse.[23]

Terapia nutricional parenteral (TNP)

Em UTIP oncológicas é comum a admissão de pacientes com quadros de íleo paralítico (muitas vezes relacionado à utilização de quimioterápicos inibidores do fuso mitótico, especialmente a vincristina), obstrução intestinal, enterocolite neutropênica, toxicidade gastrintestinal de graus III ou IV (mucosite, vômitos incoercíveis e/ou diarreia de difícil controle) ou doença do enxerto contra o hospedeiro (DECH) intestinal grave após terem sido submetidos à transplante de células-tronco hematopoéticas (TCTH), no qual a utilização do trato gastrintestinal (TGI) não é recomendada. Nesses casos, a Nutrição Parenteral (NP) é a melhor alternativa para TN.[23,10]

A prescrição da TNP deve ser individualizada com base no quadro clínico e nutricional de cada paciente, conforme as recomendações descritas no Capítulo 3, "Terapia nutricional oral, enteral e parenteral".

Necessidades nutricionais

Energia e proteínas

Crianças gravemente doentes na fase aguda da doença apresentam menores necessidades de energia e de nutrientes em comparação às crianças saudáveis ou com doença crônica, com exceção para pacientes grandes queimados. A sedação, o uso de agentes analgésicos e a ventilação mecânica diminuem a taxa metabólica basal (TMB). Assim, o cálculo do requerimento energético deve considerar apenas a TMB durante a fase aguda, uma vez que a energia necessária para a atividade é mínima.[24]

O ideal é que o cálculo de energia seja realizado de forma individualizada, com a utilização da calorimetria indireta. Contudo, em decorrência de dificuldades práticas que envolvem o custo e a disponibilidade do equipamento, foram desenvolvidas fórmulas de estimativa da necessidade energética diária.[25]

A estimativa das necessidades nutricionais para essa população é um desafio. No entanto, sugere-se a determinação das necessidades energético-proteicas, conforme demonstrado na Tabela 9.1.

Manual Prático de Assistência Nutricional ao Paciente Oncológico Adulto e Pediátrico

Tabela 9.1 – Equações para estimativa de energia e proteínas para pacientes oncológicos pediátricos criticamente doentes.

Energia		
Schofield[26]		
Idade (anos)	Meninos	Meninas
0 a 3	(0,240 × peso [kg] – 0,127) × 239	(0,244 × peso [kg] – 0,130) × 239
3 a 10	(0,095 × peso [kg] + 2,110) × 239	(0,085 × peso [kg] + 2,033) × 239
10 a 18	(0,240 × peso [kg] + 2,754) × 239	(0,056 × peso [kg] + 2,898) × 239
18 a 30	(0,240 × peso [kg] + 2,896) × 239	(0,062 × peso [kg] + 2,036) × 239
Organização Mundial da Saúde[27]		
0 a 3	(60,7 × peso [kg]) – 54	(61 × peso [kg]) – 51
3 a 10	(22,7 × peso [kg]) + 495	(22,5 × peso [kg]) + 499
10 a 18	(17,5 × peso [kg]) + 651	(12,2 × peso [kg]) + 746
18 a 30	(15,3 × peso [kg]) + 679	(14,7 × peso [kg]) +496
Proteínas		
Idade (anos)	g/proteína/kg de peso	
0 a 2	2,0 a 3,0	
2 a 13	1,5 a 2,0	
13 a 18	1,5	

Fonte: Schofield.[26] World Health Organization.[27] ASPEN.[28]

Oferta hídrica

O equilíbrio hídrico é um componente vital em pacientes internados em UTI. Parâmetros como aferição diária de peso, grau de hidratação, densidade urinária, volume de diurese e balanço hídrico fornecem boa estimativa do estado de hidratação e auxiliam no planejamento da oferta hídrica.

A Tabela 9.2 apresenta as recomendações para oferta hídrica diária. Porém, as necessidades hídricas diárias de cada paciente podem diferir das recomendações na presença de situações clínicas específicas. A restrição de volume está indicada na presença de edema, que pode ocorrer em pacientes com sepse, trauma, portadores de cardiopatias e insuficiência renal. Já o aumento da oferta hídrica pode ser considerado na presença de perda de líquidos do tubo digestivo.[29]

Capítulo 9 • Terapia nutricional no paciente crítico oncológico

Tabela 9.2 – Necessidades hídricas para crianças e adolescentes com câncer internados em UTI.[30]

Peso corpóreo (kg)	NH (mL/kg/dia)
Até 10 kg	100 mL/kg/dia
De 11 a 20 kg	1.000 mL + 50 mL/kg/dia acima de 10 kg
Acima de 20 kg	1.500 mL + 20 mL/kg/dia acima de 20 kg
Adulto (acima 18 anos)	30 a 35 mL/kg/dia ou 1,0 mL/kcal

Fonte: Holliday e Segar.[30]

Considerações finais

O adequado suporte nutricional ao paciente grave oncológico é um dos grandes desafios de uma unidade crítica de terapia intensiva, sendo que este deve ser adaptado a diferentes fases metabólicas da doença crítica e intensamente discutido com a equipe multiprofissional.

Referências bibliográficas

1. Fruchtenicht AV, Poziomyck AK, Kabke GB, Loss SH, Antoniazzi JL, Steemburgo T et al. Avaliação do risco nutricional em pacientes oncológicos graves: revisão sistemática. Revista Brasileira de Terapia Intensiva. 2015.

2. Instituto Nacional de Câncer José Alencar Gomes da Silva. Consenso Nacional de Nutrição Oncológica. 2. ed. Rio de Janeiro, Inca. 2016. 116p.

3. Garófolo A. Diretrizes para terapia nutricional em crianças com câncer em situação crítica. Rev Nutr. 2005 Jul-ago.18(4):513-27.

4. Heyland DK, Dhaliwal R, Jiang X, Day AG. Identifying critically ill patients who benefit the most from nutrition therapy: the development and initial validation of a novel risk assessment tool. 2011.15(6):R268.

5. Rahman A, Hasan RM, Agarwala R, Martin C, Day AG, Heyland DK, A. Identifying critically-ill patients who bene fi t most from nutritional therapy: Further validation of the "modi fi ed NUTRIC" nutritional risk assessment tool. Clinical Nutrition. 2015:1-5.

6. Miller KR, Kiraly LN, Lowen CC, Martindale RG, McClave SA. "Can we feed?" A mnemonic to merge nutrition and intensive care assessment of the critically III patient. Journal of Parenteral and Enteral Nutrition. 2011 aug. 31.

7. Paris MT, Mourtzakis M, Day A, Leung R, Watharkar S, Kozar R et al. Validation of bedside ultrasound of muscle layer thickness of the quadriceps in the critically III patient (VALIDUM Study). Journal of Parenteral and Enteral Nutrition. 2017 Feb.41(2):171-80.

8. Parry SM, El-Ansary D, Cartwright MS, Sarwal A, Berney S, Koopman R, et al. Ultrasonography in the intensive care setting can be used to detect changes in the quality and quantity of muscle and is related to muscle strength and function. Journal of Critical Care. 2015 Oct.30(5):1151.e9-1151.e14.

9. Van Vugt JLA, Coebergh van Den Braak RRJ, Schippers HJW, Veen KM, Levolger S, de Bruin RWF et al. Contrast-enhancement influences skeletal muscle density, but not skeletal muscle mass, measurements on computed tomography. Clinical Nutrition. 2017 Jul: S0261-5614(17):30246-7.

Manual Prático de Assistência Nutricional ao Paciente Oncológico Adulto e Pediátrico

10. Sapolnik R. Suporte de terapia intensiva no paciente oncológico. Jornal de Pediatria. 2003.79(Supl. 2).S231-S242.

11. Costa CA, Tonial CT, Garcia PC. Association between nutritional status and outcomes in critically ill pediatric patients: a systematic review, J Pediatr. 2016.92(3).

12. Diestel CF, Rodrigues MG, Pinto FM, Rocha RM, Sá PS. Terapia nutricional no paciente crítico. Revista Hospital Universitário Pedro Ernesto. 2013.12(3):78-84.

13. Lobo SM, Rezende E, Mendes CL, Rea-Neto A, David CM, Dias FS, Schettino G. Brazilian consensus of monitoring and hemodynamic support – Part V: hemodynamic support. Revista Brasileira de Terapia Intensiva. 2006 jun. 18(2):161-76

14. Society of Critical Care Medicine (SCCM) and American Society for Parenteral and Enteral Nutrition (ASPEN). Guidelines for the provision and assessment of nutrition support therapy in the adult critically Ill patient. JPEN J Parenter Enteral Nutr. 2016 Feb.40(2):159-211.

15. Rhodes A, Evans LE, Alhazzani W, Levy MM, Antonelli M, Ferrer R et al. Surviving Sepsis Campaign: international guidelines for management of severe sepsis and septic shock, 2016. Intensive Care Med. 2017.43(3):304-77.

16. Needham DM, Davidson J, Cohen H, Hopkins RO, Weinert C, Wunsch H, et al. Improving long-term outcomes after discharge from intensive care unit: report from a stakeholders' conference. CritCare Med. 2012 Feb.40(2):502-9.

17. Merbitz NH, Westie K, Dammeyer JA, Butt L, Schneider J. After critical care: Challenges in the transition to inpatient rehabilitation. Rehabil Psychol. 2016 may.61(2):186-200.

18. Coppini LZ, Sampaio H, Marco D, Martini C. Recomendações nutricionais para adultos em terapia nutricional enteral e parenteral. In: DITEN Projetos diretrizes. v. IX. São Paulo, Associação Médica Brasileira. 2011.

19. Cairo MS, Bishop M. Tumor lysis syndrome: new therapeutic strategies and classification. Br J Haematol. 2004.127:3-11.

20. Nogueira RJN. Nutrição parenteral. In: Nogueira RJN, Souza Lima AE, Prado CC, Ribeiro AF. Nutrição em pediatria: oral, enteral e parenteral. São Paulo, Sarvier. 2011.

21. Manzoli BS, Takakura CY, Zamberlam P. Terapia nutricional enteral. In: Oliveira V, Nabarrete J, da Silva APA, Feferbaum R. Nutrição e câncer infantojuvenil. Barueri, Manole. 2017. p.316.

22. Leite HP. Nutrição parenteral. In: Carvalho WB, Souza RL, Souza N. Emergência e terapia intensiva pediátrica. 3. ed. Rio de Janeiro, Atheneu. 2014.

23. De Azambuja AMP, Rafael MN, Zamberlam P. Paciente crítico. In: Oliveira V, Nabarrete J, da Silva APA, Feferbaum R. Nutrição e câncer infanto-juvenil. Barueri, Manole, 2017. p.316.

24. Boullata J, Williams J, Cottrell F, Hudson L, Compher C. Accurate determination of energy needs in hospitalized patients. J Am Diet Assoc. 2007.107(3):393-401.

25. Ardila Gómez IJ, González CB, Palacio PAM, Santis ETM, Bavona JDT, Hernández JPC et al. Nutritional support of the critically Ill pediatric patient: Foundations and controversies. Clinical Medicine Insights: Trauma and Intensive Medicine. 2017.8:1-7.

26. Schofield, WN. Predicting basal metabolic rate, new standards and review of previous work. Hum NutrClinNutr.1985.39:5-41.

27. World Health Organization/Food and Agricultural Organization/United Nations University. Energy and protein requirements. Report of a joint FAO/WHO/UNU expert consultation World Health Organization technical report series 724. WHO, Geneva, Switzerland. 1985.

28. American Society for Parenteral and Enteral Nutrition (ASPEN). Board of Directors and the Clinical Guidelines Task Force. Aspen Clinical Guidelines: Nutrition support of the critically ill child. JPEN J Parenter Enteral Nutr. 2009.33(3):260-76.

29. Fontoura CSM, Cruz DO, Londero LG, Vieira RM. Avaliação nutricional de paciente crítico. Revista Brasileira de Terapia Intensiva. 2006.18(3):298-306.

30. Holliday MA, Segar WE. The maintenance need of water in parenteral fluid therapy. Pediatrics. 1957.19:823-32.

Capítulo 10

Estratégias nutricionais para manejo das toxicidades decorrentes do tratamento antineoplásico

• Carolina Mariano Ferraz
• Daiane Santos de Oliveira
• Kátia Cristina Camondá Braz
• Simone Tamae Kikuchi

O sucesso terapêutico do câncer depende do modo de tratamento mais adequado ao paciente, considerando suas características individuais, comorbidades, bem como localização e estadiamento do tumor. Durante o tratamento, independentemente de sua modalidade, é comum os pacientes apresentarem sinais e sintomas que diminuam a aceitação da alimentação, contribuindo, desse modo, para um déficit calórico e nutricional, com consequente aumento no risco de complicações e comorbidades, como já tratado em alguns capítulos deste livro.

A seguir, destacamos os efeitos adversos mais frequentes e as estratégias para controle com base na literatura e na prática de nossos serviços.

Anorexia, inapetência e saciedade precoce

No paciente oncológico, os mecanismos centrais e periféricos podem estar envolvidos na gênese da saciedade precoce. Isso inclui saciedade sensorial central, aversões alimentares, mudanças na ingestão, motilidade gástrica e hormônios gastrintestinais. Alguns fatores podem ocasionar anorexia e inapetência, entre eles os psicossocias, os efeitos locais do tumor e os efeitos adversos decorrentes do tratamento.[1]

Recomenda-se orientar dietas com densidade calórica elevada e com proteínas de alto valor biológico. Algumas sugestões que podem auxiliar o paciente a atingir suas necessidades nutricionais e calóricas são:

- Adicionar gordura de boa qualidade, como as monoinsaturadas e as poli-insaturadas (p. ex., azeite, pasta de amendoim, abacate, oleaginosas), em preparações como sopas e vitaminas.
- Incluir molhos às preparações proteicas (p. ex., frango ao molho de laranja, *strogonoff*, peixe ao molho mostarda, frango cremoso).
- Incluir geleias e queijos cremosos nas preparações.
- Adicionar leite em pó no leite líquido e em preparações como vitaminas e shakes como suplementação.

A utilização de suplementos otimiza a oferta calórica, proteica e de micronutrientes e deve ser estimulada, caso o paciente não atinja suas necessidades nutricionais somente com a alimentação convencional. Os suplementos e os módulos nutricionais podem ser consumidos puros ou em preparações doces e salgadas.

Náuseas e vômitos

Os pacientes em tratamento oncológico podem apresentar náuseas e êmese, por isso, habitualmente as equipes médicas já prescrevem preventivamente o uso de antieméticos. Em conjunto ao uso de tais medicamentos, é importante que o nutricionista oriente ao paciente a conduta nutricional a ser tomada para favorecer o manejo desse sintoma, como:[1,2]

- Fracionar a alimentação.
- Estimular a higiene oral.
- Evitar alimentos com odor forte e excesso de temperos. Usar máscara, caso precise manipular os alimentos ou, se possível, solicitar que outra pessoa cozinhe.
- Preferir alimentos com menor concentração de gorduras.
- Evitar bebidas gaseificadas.
- Alimentar-se em locais arejados, longe de odores forte de comida.
- Preferir alimentos secos.
- Incluir alimentos cítricos e em temperatura fria/gelada (p. ex., *sorbets,* picolés, gelinho de suco de frutas, salada de batata com ovos, salada fria de macarrão, salada de atum ou frango com legumes, tortas e sanduíches frios).

Capítulo 10 • Estratégias nutricionais para manejo das toxicidades...

- Evitar líquidos durante as refeições e consumi-los de 30 a 60 minutos antes e depois de comer.
- Não se deitar logo após as refeições.
- Incluir gengibre (in natura ou em pó) em chás, sucos, sopas, balas ou cristais para controle das náuseas.

Além do poder antiemético, o gengibre possui ação anti-inflamatória e espasmolítica, estimula secreção gástrica, salivação, circulação periférica e aumenta a motilidade gástrica, podendo ser utilizado para controle de outras toxicidades durante o tratamento oncológico. Os mecanismos de ação para as náuseas vêm da capacidade do gengibre em evitar arritmias gástricas por meio da inibição da produção das prostaglandinas.[3]

Constipação intestinal

As definições de constipação intestinal são variadas e devemos considerar a percepção do paciente sem deixar de considerar as complicações da própria neoplasia. A suboclusão e a obstrução intestinal podem resultar em constipação, decorrente do crescimento tumoral, da invasão de plexo, da presença de aderências, da hérnia, de antecedentes de radioterapia, de carcinomatose peritoneal e de altas doses de opioides.

O tratamento inclui várias modalidades terapêuticas e deve ser iniciado de maneira precoce. Os tratamentos não farmacológicos incluem orientações sobre dieta laxativa, ingestão hídrica e prática de atividade física (conforme disposição e estado clínico).

Os hábitos alimentares devem ser avaliados quanto ao fracionamento, consumo de líquidos e fibras dietéticas. O paciente deve ser orientado sobre quais tipos de alimentos têm maior potencial laxativo e incluí-los, sempre que possível, em todas as refeições, não esquecendo de aumentar hidratação via oral. O uso de prebióticos e simbióticos são indicados, mas devem ter seu uso discutido com as equipes médicas em casos de imunossupressão.

O consumo diário de fibras deve ser entre 25 e 35 g para indivíduos com mais de 20 anos de idade e entre 10 e 13 g/1.000 kcal para pacientes idosos. Idealmente, a fibra dietética deve ser consumida na forma de alimentos como frutas, vegetais, pães de trigo integral e cereais, legumes, nozes e sementes, não só porque são ricos em fibras, mas também porque são excelentes fontes de vitaminas e minerais, oligoelementos e antioxidantes. A hidratação deve ser de 35 mL/kg para adultos entre 18 e 55 anos, 30 mL/kg para indivíduos entre 55 e 65 anos e 25 mL/kg para idosos acima de 65 anos, acrescentando perdas dinâmicas e retenção hídrica.[4]

Enterite/diarreia

A diarreia pode ser definida como um aumento na frequência de evacuação ou um aumento no volume e no conteúdo das fezes, diferentemente do padrão de eliminação fecal normal, podendo ou não ser acompanhada de dores abdominais. Geralmente, três ou mais evacuações semilíquidas ou líquidas/dia são consideradas diarreia.[5]

Independentemente da sua causa, a diarreia deve sempre ser tratada com uma adequada reposição de fluidos (seja via oral, seja intravenosa). Os pacientes devem ser observados por sinais de desnutrição e/ou estado catabólico. Aumentar a quantidade de calorias, proteínas, minerais, vitaminas, líquidos e eletrólitos é essencial para combater os nutrientes perdidos, como resultado da redução da função digestiva e absortiva.

É importante orientar uma dieta que privilegia carboidratos simples, alimentos pouco fermentativos e fibras solúveis, além de quantidade reduzida de gordura. As seguintes modificações na dieta são necessárias para aliviar o paciente dos sintomas e a correção da deficiência nutricional:

- Realizar refeições pequenas e frequentes.
- Evitar alimentos ricos em lactose.
- Aumentar a ingestão de líquidos (incluindo água de coco, isotônicos, caldo de carne, chás, sucos e gelatinas).
- Evitar alimentos irritantes ou estimulantes do peristaltismo, como cereais integrais, fibras insolúveis, alimentos ricos em gorduras.
- Fornecer fontes de fibra solúvel que auxiliam no controle do trânsito intestinal, proporcionando viscosidade, bem como a possibilidade de produzir ácidos graxos de cadeia curta – importantes para a integridade e a recuperação da mucosa intestinal (p. ex., maçã, chicória, tapioca, sagu e suplemento de fibras).
- Evitar alimentos fermentativos (p. ex., alho, cebola, repolho, brócolis, pimentões, leguminosas, batata-doce, doces em geral).
- Evitar alimentos em temperaturas extremas.
- Incluir probióticos (se possível, conforme contagem de neutrófilos).

Disfagia

Disfagia orofaríngea é um sintoma comum em pacientes com patologia oncológica. Entende-se como disfagia, a dificuldade em deglutir ou qualquer interrupção/anomalia no processo de deglutição que ocorra durante o transporte do bolo alimentar da cavidade oral até ao estômago.[6,7]

Capítulo 10 • Estratégias nutricionais para manejo das toxicidades...

A disfagia não é um sintoma isolado. Trata-se de um conjunto de sintomas que inclui componentes como dor orofaríngea ou esofágica, limitações na fala, xerostomia, disgeusia, tosse, complicações pulmonares e presença de vias alternativas de alimentação.[8]

A Organização Mundial de Gastroenterologia (WGO, 2004) refere como principais manifestações associadas à disfagia: dificuldade em iniciar a deglutição, regurgitação nasal, tosse, fala anasalada, redução no reflexo de tosse e engasgamento. Sendo que a sua gravidade depende do tamanho e da localização da lesão oncológica, da extensão da excisão cirúrgica e da natureza da reconstrução ou dos próprios efeitos da radioterapia ou quimioterapia nas estruturas envolvidas na deglutição.[6] Tal gravidade pode ainda variar de ligeira a moderada dificuldade em deglutir até impossibilidade de manter alimentação por via oral.[7]

Pacientes que apresentam disfagia e outras alterações de deglutição, frequentemente apresentam falta de apetite, perda de peso e desnutrição. Estes pacientes apresentam também tendência de isolamento social e depressão, acarretando na perda da qualidade de vida.[9] Em um estudo multicêntrico, envolvendo mil pacientes oncológicos adultos de diferentes instituições na Europa, 45,4% deles apresentavam tumor primário de cabeça e pescoço, pâncreas, estômago ou esôfago. Resultados indicaram que 23% dos pacientes estudados relataram pelo menos algum grau de disfagia e/ou odinofagia.[10]

O conhecimento da disfagia e sua gravidade, em conjunto com os demais sintomas limitantes da alimentação do paciente oncológico, são importantes para estabelecer um plano de tratamento adequado, cujo objetivo é manter uma boa nutrição e hidratação do paciente, com risco mínimo de aspiração e máximo conforto.[11]

As orientações para o manejo nutricional do paciente disfágico são:[9,10,12,13]

- Modificar a consistência da dieta oral, de acordo com avaliação da fonoaudiologia. Também, com o auxílio da equipe multidisciplinar, a indicação de líquidos espessados e dietas com diferentes consistências e texturas, além da nutrição enteral com sondas nasoenterais ou gastrostomia, devem ser consideradas com base em cada caso e na expectativa e na qualidade de vida do paciente, adequando as possibilidades às preferências dele.
- Aumentar a densidade calórica e proteica.
- Aumentar fracionamento.

- Atentar-se à aceitação de líquidos com baixa viscosidade, alimentos sólidos, duros e secos, alimentos pouco consistentes e pouco homogêneos.
- Manter cabeceira elevada para alimentar-se.
- Utilizar colheres de sobremesa ou café para evitar quantidade excessiva de alimento na boca.
- Trabalhar em conjunto com o serviço de produção para que a apresentação dos pratos com consistência modificada continue sendo um estímulo para a alimentação.
- Assegurar textura homogênea em todas as preparações.

Para ajustes da viscosidade e da textura dos alimentos, utilizam-se espessantes. A indicação ou a prescrição da consistência dos alimentos deve ser realizada por fonoaudiólogos. As três principais consistências dos líquidos espessados são:

- **Néctar:** quando a quantidade de espessante utilizada é suficiente para que o líquido escorra da colher formando um fio.
- **Mel:** quando a quantidade de espessante utilizada é suficiente para que o líquido escorra da colher formando um V.
- **Pudim:** quando a quantidade de espessante utilizada é suficiente para que o líquido escorra da colher caindo em blocos.

Alternativas alimentares para espessar alimentos também devem ser aplicadas no âmbito hospitalar e/ou ser recomendadas para uso em domicílio. A utilização de espessantes caseiros, como amido de milho, féculas ou gomas (p. ex., goma xantana), são alternativas mais simples, seguras e de menor custo.

Orientações de alimentos com propriedades espessantes:[13]

- **Sucos:** para aumento de consistência, utilizar frutas (p. ex., manga, goiaba, banana, mamão e abacate) ou acrescentar aos sucos legumes cozidos (p. ex., inhame, batata-doce e abóbora).
- **Vitaminas de frutas:** bater o leite com as frutas anteriormente mencionadas, podendo acrescentar farinhas (p. ex., farinha de aveia) ou iogurte, a fim de obter a consistência desejada.
- **Leite:** para atingir a consistência desejada pode-se adicionar amido de milho, fécula de batata e farinhas (p. ex., trigo, arroz, milho e aveia) e consumi-lo na forma de mingau. Atenção para mudança de consistência após a preparação esfriar.
- **Sopas:** incluir como ingrediente mandioca, inhame, cará, batata-inglesa, batata-doce, fubá ou biomassa de banana-verde para engrossar.

Capítulo 10 • Estratégias nutricionais para manejo das toxicidades...

A educação nutricional e as alterações no comportamento alimentar são essenciais para auxiliar o paciente na alimentação e minimizar sentimentos de estresse e angústia à alimentação.

Odinofagia

Para odinofagia, que significa dor para deglutir, a conduta terapêutica nutricional, assim como na disfagia, também consiste em:

- Ajustar a consistência da dieta, conforme tolerância.
- Manter boa higiene oral.
- Evitar alimentos secos, duros, cítricos, salgados, picantes e condimentados.
- Evitar alimentos com temperatura extrema.[4]

Esofagite

Para esofagite, inflamação na região do esôfago, sugere-se:[4]

- Ajustar a consistência da dieta, conforme tolerância.
- Aumentar o fracionamento da dieta, reduzindo o volume por refeição.
- Aumentar a densidade calórica e proteica das refeições.
- Evitar alimentos secos, duros, cítricos, salgados, picantes e condimentados.
- Evitar alimentos gordurosos.
- Evitar a ingestão de café, refrigerante e bebida gaseificada.
- Preferir alimentos em temperatura ambiente.
- Mastigar bem os alimentos e evitar falar durante as refeições.
- Manter cabeceira elevada (no mínimo 45°) durante e após as refeições.

Disgeusia

Definida como sensação de paladar distorcida ou diminuída, afeta aproximadamente entre 50 e 75% dos pacientes oncológicos. A radioterapia de cabeça e pescoço é capaz de produzir alterações nos receptores do paladar diretamente nas microvilosidades das células. Os mecanismos pelos quais a quimioterapia é capaz de provocar disgeusia ainda não são bem conhecidos.[14]

Não existe tratamento específico que permita restaurar totalmente o paladar. Em casos de perda crônica, podem ser utilizados suplementos à base de zinco, que parecem melhorar a percepção ao sabor.[14]

Como manejo nutricional dessa toxicidade, recomenda-se:[4]

- Preparar pratos visualmente agradáveis e coloridos.
- Sentir o aroma dos alimentos e recordar seu sabor antes de consumi-los.
- Alimentar-se devagar, para que mais sabores possam ser perceptíveis.
- Utilizar ervas frescas, secas e especiarias.
- Dar preferência aos alimentos em temperatura ambiente ou fria para estimular outros sentidos.
- Evitar talheres de metal, pois eles aumentam o sabor metálico na boca. Troque-os por talheres de plástico.

Xerostomia

Provavelmente, um dos efeitos citotóxicos mais comum para pacientes que recebem doses terapêuticas de radiação para câncer de cabeça e pescoço. Na quimioterapia, afeta cerca de 40% dos pacientes. Essa complicação é explicada pelo fato de os agentes antineoplásicos competirem pelos receptores da acetilcolina, inibindo, assim, a inervação parassimpática, responsável pelo controle das glândulas salivares.[15]

Além disso, existem alterações quanto à consistência, pH, capacidade tampão e concentração de imunoglobinas, lactoferrina, peroxidade, entre outras na saliva.[14]

Os pacientes apresentam sensação de ardência oral, fissurações nos lábios e comissuras labiais, bem como eritema e irritação do dorso da língua. Pacientes portadores de próteses removíveis podem ser bastante afetados, visto que a saliva desempenha papel importante na adesão, na coesão e na tensão superficial das próteses.[15]

Esta condição, descrita como causadora de desconforto oral e dor, faz que os pacientes apresentem dificuldades em falar, saborear, mastigar e deglutir.[14] Existem novas abordagens, ainda em desenvolvimento, como a aplicação da acupuntura, com o objetivo de estimular a secreção salivar, a estimulação neuroelétrica das glândulas salivares e o uso da toxina botulínica para diminuir os danos nas glândulas salivares.[17]

142

Capítulo 10 • Estratégias nutricionais para manejo das toxicidades...

Como manejo nutricional dessa toxicidade, recomenda-se:

- Manter boa hidratação, ingerindo constantemente (idealmente a cada 10 minutos) pequenas quantidades de água, e/ou deixar derreter pedaços de gelo na boca.
- Adequar os alimentos, conforme aceitação, ajustando a consistência.
- Dar preferência aos alimentos umedecidos e adicionar caldos e molhos às preparações.
- Preparar pratos visualmente agradáveis e coloridos.
- Utilizar gotas de limão em preparações e em bebidas.
- Utilizar ervas aromáticas como tempero nas preparações, evitando o sal.
- Utilizar gelo feito de água, água de coco e suco de frutas cítricas.
- Procurar o dentista/médico, caso haja necessidade de utilizar saliva artificial.
- Promover estimulação salivar residual através da utilização de balas/chicletes sem açúcar e/ou à base de xilitol ou sorbitol, pois eles estimulam a função gustatória e mastigatória.[4,5,14]

Trismo

Esta condição consiste na incapacidade de abrir a boca normalmente (abertura inferior a 20 mm), como consequência de doses elevadas de radioterapia sobre a articulação temporomandibular e os músculos da mastigação. Cerca de 5 a 45% dos pacientes desenvolvem esta condição de fibrose e contratura, que geralmente surge 9 semanas após a radioterapia.[14,17]

O mecanismo pelo qual a condição se desenvolve ainda não é completamente compreendido, contudo, pensa-se que a radiação resulta alterações inflamatórias nos músculos, com consequente fibrose deles.[18]

O trismo também poderá conduzir a problemas degenerativos na articulação temporomandibular, acompanhados de inflamação e dor, sendo que se não forem tratados, podem progredir e se tornar-se permanentes.[15]

A melhor forma de tratar o trismo é por meio da prevenção. Dessa forma, o paciente deve ser aconselhado a realizar exercícios (abrir e fechar a boca, sem desviar) de modo a promover alongamento dos músculos. Alguns autores propõem a aplicação de calor úmido antes de deitar, usando toalhas umedecidas, durante 20 minutos, ao longo dos músculos afetados, sem abranger a articulação temporomandibular.[16]

Como manejo nutricional dessa toxicidade, recomenda-se:

- Conscientizar o paciente da necessidade da alimentação.
- Adequar a consistência dos alimentos de acordo com a aceitação do paciente.
- Utilizar utensílios adequados para facilitar a ingestão (canudos, seringas, colheres, *squeezes*).

Mucosite oral

Processo inflamatório e ulcerativo da cavidade oral, desencadeada pelo tratamento antineoplásico (quimioterapia e/ou radioterapia). A incidência de mucosite, para pessoas com câncer de cabeça e pescoço em tratamento de radioterapia associada à quimioterapia, é de aproximadamente 85%. No entanto, todos os indivíduos tratados apresentam algum grau de mucosite oral.[19]

A quimioterapia e a radioterapia provocam alterações celulares nos tecidos da cavidade oral que surgem durante ou após o tratamento, podendo ser agudas ou crônicas. As agudas, resultantes da toxicidade direta do tratamento, normalmente, têm uma duração concordante com o período do tratamento, resolvendo-se gradualmente em algumas semanas após o término dele. Já as complicações crônicas, não se resolvem com a suspensão da abordagem terapêutica.[20,21]

Os locais mais comuns para o seu aparecimento são, normalmente, a mucosa jugal e labial, o pavimento da boca, a superfície ventral da língua e o palato mole, caracterizando-se inicialmente por uma sensação de formigamento e ardência que depois se transforma num eritema e edema e, por seguinte, ulcera e forma uma pseudomembrana de fibrina, ocasionando dor, perda de sabor, dificuldades em se alimentar, deglutir e falar.[22]

As lesões, inicialmente separadas, associam-se formando úlceras maiores e profundas. Assim, podemos dividir o desenvolvimento da mucosite em quatro fases:[23]

1) **Inflamatória/vascular:** citocinas resultam danos nos tecidos e iniciam a resposta imunológica.

2) **Epitelial:** os agentes quimio/radioterápicos diminuem a renovação celular, causando atrofia e ulcerações.

3) **Ulcerativa (7 a 10 após o início do tratamento):** ruptura do epitélio com o aparecimento de úlceras dolorosas e colonização bacteriana.

4) **Cicatrização:** renovação do epitélio.

Capítulo 10 • Estratégias nutricionais para manejo das toxicidades...

Existem algumas classificações utilizadas para estratificar a mucosite oral. Uma das mais utilizadas, com base na funcionalidade e na sintomatologia do indivíduo, é a classificação elaborada pela Organização Mundial da Saúde (OMS):[24]

- **Grau 0:** ausência da patologia.
- **Grau 1:** úlcera não sintomática, eritema ou leve sensibilidade.
- **Grau 2:** eritema doloroso ou úlceras que não interferem na capacidade de alimentação.
- **Grau 3:** úlceras que implicam na dieta do paciente, sendo possível só efetuar dieta líquida.
- **Grau 4:** sintomatologia grave, resultando na impossibilidade de alimentação por via oral.

Pode existir comprometimento das barreiras de proteção imunológica, em que a entrada de micro-organismos da cavidade oral para a corrente sanguínea, pode ocasionar bacteremia e sepse.[25]

A mucosite é considerada por alguns pacientes como a complicação mais debilitante resultante dos tratamentos oncológicos. Nos casos mais graves, a hospitalização se torna necessária.[16]

Para os pacientes que forem submetidos às drogas antineoplásicas com potencial de causar mucosite, recomenda-se a utilização de crioterapia. Trata-se da colocação de pedaços de gelo ou picolé de frutas na cavidade oral por 5 minutos antes e durante 30 minutos do tratamento, visando obter a vasoconstrição e, dessa forma, diminuir a quantidade de agentes quimiotáticos libertados sobre o epitélio oral. Para lactentes, recomenda-se congelar o leite materno para a realização da crioterapia.[26,25]

A utilização de fototerapia tem sido referida como capaz de diminuir a dimensão e a gravidade das lesões. O objetivo é diminuir a presença de radicais livre de oxigénio e citocinas pró-inflamatórias, bem como promover a proliferação de fibroblastos e a síntese de colágeno. O *laser* atua também no nível da dor através da modulação da sua percepção, com a liberação de endorfinas endógenas.[26]

Atualmente, existe um conjunto de medidas que pode ser realizado de maneira a diminuir a dor e aliviar o desconforto do paciente, bem como promover a manutenção da integridade da mucosa e a ingestão da quantidade adequada de nutrientes/calorias após a mucosite oral instalada.[5,27]

Como manejo nutricional dessa toxicidade, recomenda-se:

- Realizar higiene bucal cuidadosa sempre que se alimentar, utilizando-se de escovas de cerdas macias, fundamental para reduzir a gravidade da mucosite.

145

- Promover hidratação adequada.
- Evitar alimentos irritantes (p. ex., citrinos, cafeína, condimentados, picantes), secos e duros.
- Adequar consistência da dieta de acordo com tolerância e grau de mucosite.
- Utilizar alimentos na temperatura ambiente, fria ou gelada.
- Evitar alimentos crus e fibrosos, carnes, alimentos enlatados e salgados.
- Utilizar bochecho com chá de camomila para alívio da dor.

Muito se fala da suplementação com glutamina, porém as evidências científicas ainda não são muito elucidativas para prevenção e tratamento da mucosite oral.[4,5,25-27]

Anemia

Em pacientes oncológicos, ela é comumente considerada um efeito colateral da terapia. Porém, ela pode estar presente também antes do início do tratamento, sendo denominada, portanto, anemia relacionada ao câncer (ARC).[28]

Mais de 30% dos pacientes com câncer têm ARC no momento do diagnóstico, apresentando características biológicas e hematológicas semelhantes às observadas em doenças crônicas inflamatórias.[29]

Em um estudo de coorte com 888 indivíduos com tumores, observou-se um maior índice de anemia antes de qualquer tratamento quimioterápico em pacientes com tumor de ovário, e em tumores mamários foi encontrado um índice menor. Outros fatores que reduziram o valor da hemoglobina foram o estágio da doença e o grau que se encontrava o paciente, segundo o KPS (Karnofsky Performance Status). Nesse estudo, mostrou-se que a leptina, a albumina e o colesterol, com o IMC, foram positivamente correlacionados com hemoglobina (Hb). A leptina junto à interleucina-6 e o estágio da doença foram considerados fatores preditivos independentes dos níveis de hemoglobina.[28]

É preciso uma compreensão detalhada da patogênese da ARC para um tratamento prévio efetivo e individualizado, apoiando uma melhor qualidade de vida.[28]

Com relação à anemia decorrente do tratamento quimioterápico, a prevalência é de 30 a 90% dos pacientes com câncer. O seu tratamento é realizado por transfusão com glóbulos vermelhos embalados

Capítulo 10 • Estratégias nutricionais para manejo das toxicidades...

ou administração de agentes estimulantes da eritropoiese, com ou sem suplementação de ferro. A terapia nutricional não terá influência direta sobre o aumento dos níveis séricos.

Neutropenia

O tratamento quimioterápico geralmente compromete o sistema hematopoiético, causando neutropenia grave e maior suscetibilidade para infecções oportunistas e sepse. Este risco é inversamente proporcional ao número de neutrófilos circulantes.[28]

Assim, entre as medidas preventivas para minimizar esse risco, criou-se a dieta para neutropênicos, conhecida também como dieta com alimentos cozidos, dieta de baixa carga microbiana, entre outras diversas denominações. A sua característica mais relevante é a restrição de vegetais e frutas crus, carnes e ovos malcozidos e laticínios não pasteurizados.[29]

Embora se utilize a recomendação de dieta com baixo teor de bactérias para neutropenia há mais de 30 anos, não existem evidências científicas que comprovem seu benefício na prevenção de infecções.[30]

Estudos têm demonstrado que essa restrição não é efetiva, como Moody et al., que randomizaram 150 pacientes pediátricos com câncer hematológico e não observaram benefício na prevenção de infecção, além de revelar que a dieta requer mais esforço para adesão dos pacientes e famílias. Assim, o estudo sugere, como linha mais atualizada e moderna da nutrição, que a dieta para neutropênicos seja substituída por boas práticas de manipulação e armazenamento dos alimentos.[28]

Na prática clínica observamos que as restrições tornam a dieta monótona e desestimulante para pacientes já comprometidos com outros efeitos colaterais. Lembrando que muitos deles seguem com náusea e têm preferência por alimentos frescos, como frutas *in natura*.

A garantia dos processos de segurança alimentar com a educação e de acordo com a equipe médica e multiprofissional, para a desmistificação da necessidade de restrição de alimentos que não são submetidos ao cozimento com embasamento científico, nos possibilita oferecer ao paciente uma dieta mais liberal e de melhor aceitação.

A oferta de um programa de educação para pacientes e familiares com foco em segurança alimentar é a melhor conduta a ser seguida. A elaboração desse material deve conter tópicos que abordem desde a aquisição de alimentos, sua higiene, armazenamento até o preparo.

Associando orientações que facilitem um melhor cuidado higiênico sanitário e com base na Resolução da Anvisa RDC n. 216/2004, podemos elencar os seguintes cuidados nas diferentes etapas:[31]

Compra e seleção de alimentos

- Comprar os ingredientes em estabelecimentos limpos, organizados e confiáveis.
- Verificar integridade de frutas, verduras e legumes.
- Não escolher produtos com embalagens amassadas, estufadas, enferrujadas, trincadas, com furos ou vazamentos, rasgadas, abertas ou com outro tipo de defeito.
- Verificar a validade dos produtos.
- Escolher por último os alimentos refrigerados e congelados e acondicioná-los em bolsa térmica para garantir manutenção da temperatura.

Transporte e armazenamento

- Os alimentos refrigerados e congelados devem ser transportados em bolsa térmica.
- Ao chegar em casa, higienizar as embalagens com álcool 70% ou solução clorada, e armazenar imediatamente os produtos congelados e refrigerados, seguidos dos perecíveis, e, por fim, os produtos não perecíveis.
- Os locais de armazenamento devem ser limpos, organizados, ventilados e protegidos de insetos e outros animais.

Manipulação e preparo de alimentos

- Lavar as mãos antes de preparar os alimentos e sempre que manipular alimentos crus (p. ex., carnes, frangos, peixes e vegetais não lavados).
- Não utilizar utensílios de madeira em razão de maior probabilidade de contaminação (p. ex., tábuas, colheres).
- Higienizar bancadas de manipulação e utensílios antes do uso com álcool 70% ou solução clorada.
- Utilizar tábuas diferentes para carnes, vegetais, legumes e frutas.

Capítulo 10 • Estratégias nutricionais para manejo das toxicidades...

- Não descongelar os alimentos à temperatura ambiente. Pode-se utilizar o forno de micro-ondas, se for prepará-lo imediatamente, ou deixar o alimento na geladeira até descongelar.
- Higienizar frutas, legumes e hortaliças seguindo todos os passos:
1) Selecionar, retirando as folhas, partes e unidades deterioradas.
2) Lavar em água corrente folha a folha, quando verduras, e frutas e legumes um a um.
3) Colocar de molho no hipoclorito e seguindo as instruções do fabricante.
4) Enxaguar vegetais folhosos folha a folha e frutas e legumes um a um em água corrente.
5) Manter sob refrigeração até a hora de servir, se for consumi-los crus.
- Cozinhar bem os alimentos, atingindo no mínimo a temperatura de 70 °C. Para certificar-se do cozimento, verifique a mudança na cor e a textura na parte interna do alimento.
- Evitar o contato de alimentos crus com alimentos cozidos.
- Higienizar os utensílios utilizados no preparo de alimentos crus antes de utilizá-los em alimentos cozidos.
- Preferir fazer porções menores, para que o consumo seja no próprio dia do preparo.
- Armazenar as sobras e alimentos pré-preparados em recipientes rasos e resfriá-los em temperatura ambiente, por no máximo 30 minutos, antes de ir à geladeira ou ao freezer. Pode-se utilizar gelo para acelerar o processo de resfriamento.
- Trocar o pano de prato diariamente, esponjas de lavar louças quinzenalmente ou antes, se necessário. Ao final do dia, deixar a esponja de molho em solução clorada por 20 a 30 minutos para higienização.

Ao se alimentar fora de casa

- Prefira restaurantes com serviço à la carte, que sejam supervisionados por nutricionista (responsável técnica) nos primeiros horários (assim que o restaurante abrir), pois o fluxo de pessoas é menor e os alimentos estarão mais frescos.
- Evitar alimentos como vegetais crus, conservas, produtos à base de ovos crus e lácteos frescos, oleaginosas, ervas e temperos secos e

frutas secas, pois não se sabe a origem, higiene e modo de preparo deles.

- Evitar alimentos de máquina de dispensação, como sorvetes de máquina, sucos de refresqueira, churros, água de coco em cuba refrigerada etc., pois a higienização desses equipamentos nem sempre é adequada.

Um questionamento comum é como reduzir a carga de pesticidas dos alimentos. Nesse sentido, Andrade et al. realizaram um estudo com tomates e concluíram que a lavagem com 10% de solução de bicarbonato de sódio foi eficiente para reduzir o dimetoato. Já para acetamiprida e procimidona, é recomendável a lavagem com 10% de solução de vinagre. Para os pesticidas imidacloriprida e tiametoxam, a lavagem com bicarbonato e 10% de solução de vinagre foram mais eficientes e não diferiram significativamente.[32]

A lavagem com água mostrou a menor concentração de resíduo para diflubenzuron e lavando com água e vinagre, não diferiu significativamente para azoxistrobina. Apesar da lavagem, os resíduos de fipronil não foram removidos das amostras de tomate.

Resumidamente, a lavagem com água ou outras soluções, além de descascar os alimentos antes do consumo, são recomendados para a redução dos resíduos de pesticidas em tomates. Qualquer um desses processos contribui substancialmente para reduzir a exposição do consumidor aos pesticidas.

Considerações finais

As toxicidades podem ser comuns a diversos tipos de tratamentos antineoplásicos. A assistência nutricional é importante para auxiliar no manejo adequado desses efeitos colaterais, visando a adequada nutrição, a manutenção do estado nutricional e a qualidade de vida do paciente.

Referências bibliográficas

1. Davis MP, Walsh D, Lagman R, Yavuzsen T. Early satiety in cancer patients: a common and important but underrecognized symptom. Supportive Care in Cancer. 2006.14:693-8.
2. Roila F, Herrstedt J, Aapro M et al. Guideline update for MASCC and ESMO in the prevention of chemotherapy – and radiotherapy-induced nausea and vomiting: results of the Perugia consensus conference. Ann Oncol. 2010.21:232-43.
3. Barreto AMC, Toscano BAF, Fortes RC. Efeitos do gengibre (Zingiber officinale) em pacientes oncológicos tratados com quimioterapia. Com. Ciências Saúde. 2011.22(3):257-70.
4. Inca. Consenso Nacional de Nutrição Oncológica/Instituto Nacional de Câncer José Alencar Gomes da Silva, Coordenação Geral de Gestão Assistencial, Hospital do Câncer

Capítulo 10 • Estratégias nutricionais para manejo das toxicidades...

I, Serviço de Nutrição e Dietética. Nivaldo Barroso de Pinho (Org.). 2. ed. rev. ampl. atual. Rio de Janeiro. 2015.

5. Calixto-Lima L, Martins de Andrade E, Gomes AP, Geller M, Siqueira-Batista R. Dietetic management in gastrointestinal complications from antimalignant chemotherapy. Nutr Hosp. 2012.27(1):65-75.

6. Gaziano JE. Evaluation and Management of Oropharyngeal Dysphagia in Head and Neck Cancer. Cancer Control. 2002.9:400-9. Disponível em: http://www.medscape.com/viewarticle/442598.

7. García-Peris P, Parón L, Cuerda CD, Camblor M, Bretón I, Herencia H et al. Long-term prevalence of oropharyngeal dysphagia in head and neck cancer patients: Impact on quality of life. Clinical Nutrition. 2007.26:710-7.DOI: 10.1016/j.clnu.2007.08.006.

8. Raber-Durlacher J, Brennan M, Leeuw IV-d, Gibson R, Eilers J, Waltimo T et al. Swallowing dysfunction in cancer patients. Support Care Cancer. 2012.20:433-43.DOI: 10.1007/s00520-011-1342-2.

9. Su M, Zheng G, Chen Y, Xie H, Han W, Yang Q, Sun J, Lv Z, Chen J. Clinical applications of IDDSI framework for texture recommendation for dysphagia patients. J Texture Stud. 2017 Oct 20. DOI: 10.1111/jtxs.12306.

10. Bozzetti F. Nutritional support of the oncology patient. Crit Rev Oncol Hematol. 2013 Aug.87(2):172-200. DOI: 10.1016/j.critrevonc.2013.03.006. Epub 2013 jun. 7.

11. González LL, PG Enterría. Tratamiento nutricional de la disfagia orofaríngea. Endocrinol Nutr. 2006.53(5):309-14.

12. Ravasco P et al. Impact of nutrition on outcome: a prospective randomized controlled trial in patients with head and neck cancer undergoing radiotherapy. Head & Neck. 2005.27(8):659-68.

13. SUS. Prefeitura de Belo Horizonte. Secretaria Municipal de Saúde. Espessantes caseiros: Manual do usuário/cuidador. Belo Horizonte. 2017.

14. Wong HM. Oral complications and management strategies for patients undergoing cancer therapy. Scientific World Journal. 2014. p.581795.

15. Sciubba JJ, Goldenberg D. Oral complications of radiotherapy. Lancet Oncol. 2006.7(2):175-83.

16. Little JW. Dental management of the medically compromised patient. 8th. ed. St. Louis, Mo., Elsevier/Mosby. 2013:xii(DM-59):659.

17. Otmani N. Oral and maxillofacial side effects of radiation therapy on children. J Can Dent Assoc. 2007.73(3):257-61.

18. Tolentino Ede S, Centurion BS, Ferreira LH, Souza AP, Damante JH, Rubira-Bullen IR. Oral adverse effects of head and neck radiotherapy: literature review and suggestion of a clinical oral care guideline for irradiated patients. J Appl Oral Sci. 2011.19(5):448-54.17.

19. Lopes ID et al. Prevenção e tratamento da mucosite em ambulatório de oncologia: uma construção coletiva, texto contexto – enferm. Florianópolis. 2016.25(1). Epub 2016 apr 1.

20. Epstein JB, Thariat J, Bensadoun RJ, Barasch A, Murphy BA, Kolnick L et al. Oral complications of cancer and cancer therapy: from cancer treatment to survivorship. CA Cancer J Clin. 2012.62(6):400-22.

21. Nagarajan K. Chemo-radiotherapy induced oral mucositis during IMRT for head and neck cancer – An assessment. Med Oral Patol Oral Cir Bucal. 2015. 20(3):e273-7.

22. Volpato LE, Silva TC, Oliveira TM, Sakai VT, Machado MA. Radiation therapy and chemotherapy-induced oral mucositis. Braz J Otorhinolaryngol. 2007.73(4):562-8.

23. Chaveli-Lopez B. Oral toxicity produced by chemotherapy: A systematic review. J Clin Exp Dent. 2014.6(1):e81-90.

24. Handschel J, Sunderkötter C, Prott FJ, Meyer U, KruseLösler B, Joos U. Increase of RM 3/1 – positive macrophages in radiation induced oral mucositis. J Pathol. 2001.193(2):242-7.

25. Campos MI, Campos CN, Aarestrup FM, Aarestrup BJ. Oral mucositis in cancer treatment: Natural history, prevention and treatment. Mol Clin Oncol. 2014.2(3):337-40.

26. Fekrazad R, Chiniforush N. Oral mucositis prevention and management by therapeutic laser in head and neck cancers. J Lasers Med Sci. 2014.5(1):1-7.

27. Lalla RV, Sonis ST, Peterson DE. Management of oral mucositis in patients who have cancer. Dent Clin North Am. 2008.52(1):61-77.

28. Moody KM, Baker RA, Santizo RO et al. A randomized trial of the effectiveness of the neutropenic diet versus food safety guidelines on infection rate in pediatric oncology patients. Pediatr BloodCancer. 2017. 00: https://DOI.org/10.1002/pbc.26711.

29. Rust DM, Simpson JK, Lister J. Nutritional issues in patients with severe neutropenia. Semin Oncol Nurs. 2000.16(2):152-62.

30. Jubelirer SJ. The Benefit of the neutropenic diet: fact or fiction? The Oncologist. 2011.16(5):704-7.

31. Brasil. Ministério da Saúde. Agência Nacional de Vigilância Sanitária. Resolução RDC n. 216, de 15 de setembro de 2004. Dispõe sobre regulamento técnico de boas práticas para serviços de alimentação. Diário Oficial da República Federativa do Brasil, Brasília.

Capítulo 11

Cuidados paliativos

- *Carolina Dumit Sewell*
- *Fabiana Lúcio*
- *Marcela Peres Rodrigues Galindo Cinacchi*
- *Roberta Saks Hahne*

Segundo a Organização Mundial de Saúde (OMS), em conceito definido em 1990 e atualizado em 2002,

> Cuidados paliativos consistem na assistência promovida por uma equipe multidisciplinar, que objetiva a melhoria da qualidade de vida do paciente e seus familiares, diante de uma doença que ameace a vida, por meio da prevenção e alívio do sofrimento, da identificação precoce, da avaliação impecável e do tratamento de dor e demais sintomas físicos, sociais, psicológicos e espirituais.[1]

Nas fases iniciais do câncer, o tratamento geralmente é agressivo, com objetivo de cura ou remissão. Quando a doença já se apresenta em estágio avançado ou evolui para esta condição, mesmo durante o tratamento com intenção curativa, a abordagem paliativa deve entrar em cena no manejo dos sintomas de difícil controle e de alguns aspectos psicossociais associados à doença. Na fase terminal, em que o paciente tem pouco tempo de vida, o tratamento paliativo se impõe, através de seus procedimentos, para garantir qualidade de vida.[2]

153

O término de uma terapia curativa para o câncer não significa o final de um tratamento ativo, mas mudanças em focos de tratamento. A OMS enfatiza que o tratamento ativo e o tratamento paliativo não são mutuamente excludentes e propõe que os cuidados paliativos devam ser aplicados mais cedo, no curso da doença, em conjunto com o tratamento oncológico ativo, devendo ser aumentados gradualmente como um componente dos cuidados do paciente do diagnóstico até a morte. A transição do cuidado ativo para o cuidado com intenção paliativa é um processo contínuo e sua dinâmica difere para cada paciente.[3]

O cuidado paliativo não se baseia em protocolos, mas em princípios, e é indicado desde o diagnóstico. Não se fala mais no termo terminalidade, mas em doença que ameaça a vida. Assim como não se fala em impossibilidade de cura, mas na possibilidade ou não de tratamento modificador da doença, afastando, dessa forma, a ideia de "não ter mais o que se fazer". Pela primeira vez, uma abordagem inclui a espiritualidade entre as dimensões do ser humano. A família é lembrada, portanto assistida, também após a morte do paciente, no período de luto.[4]

Os princípios do cuidado paliativo são:[5]

- Promover o alívio da dor e de outros sintomas desagradáveis.
- Afirmar a vida e considerar a morte um processo normal dela.
- Não acelerar ou adiar a morte.
- Integrar os aspectos psicológicos e espirituais no cuidado do paciente.
- Oferecer um sistema de suporte que possibilite ao paciente viver tão ativamente quanto possível até o momento de sua morte.
- Oferecer sistema de suporte para auxiliar os familiares durante a doença do paciente e o luto.
- Oferecer abordagem multiprofissional para focar as necessidades dos pacientes e seus familiares, incluindo acompanhamento no luto.
- Melhorar a qualidade de vida e influenciar positivamente o curso da doença.
- Iniciar o mais precocemente possível o cuidado paliativo com outras medidas de prolongamento da vida, como quimioterapia e radioterapia, e incluir todas as investigações necessárias para melhor compreender e controlar situações clínicas estressantes.

A abordagem dos cuidados paliativos em pediatria também é direcionada à criança e à família, com o intuito de melhorar a qualidade de vida, atender o sofrimento e assistir na decisão clínica das crianças em

Capítulo 11 • **Cuidados paliativos**

condições de ameaça de vida. É importante que o cuidado seja prestado por uma equipe multiprofissional, visando englobar todos os aspectos da doença.[6]

Os princípios básicos dos cuidados paliativos em pediatria são:[7]

- Cuidados centrados na criança, orientação da família e relação interpessoal.
- Cuidados focados no alívio do sofrimento e na promoção da qualidade de vida da criança e pais/família.
- Todas as crianças com doenças crônicas e/ou terminal são alvo destes cuidados.
- A criança é um ser único e individual e a família uma unidade funcional.
- Não tem por fim encurtar a vida da criança.
- Os objetivos dos cuidados devem ser consistentes com os desejos e os valores das crianças e pais/família relativamente à situação de doença, sua avaliação, monitorização e tratamento.
- Deve existir uma equipe multidisciplinar sempre disponível para a criança e pais/família.

Os principais objetivos de cuidado de pacientes em fase avançada de doença (adultos e pediátricos) são amenizar o sofrimento e paliar possíveis efeitos adversos.[2] Ressalta-se que a abordagem multiprofissional, incluindo médicos, enfermeiros, farmacêuticos, nutricionistas, dentistas, psicólogos, fonoaudiólogos e fisioterapeutas, se faz necessária para assistência mais completa do paciente. Dessa forma, o papel da nutrição em cuidados paliativos é:[8]

- Assegurar as necessidades nutricionais na tentativa de preservar o peso e a composição corporal e retardar o desenvolvimento da caquexia.
- Auxiliar na manutenção da hidratação satisfatória.
- Auxiliar no controle de sintomas.
- Reparar tecidos e prevenir infecção.
- Promover sensação de bem-estar e qualidade de vida.
- Atuar no ressignificado do alimento, possibilitando redução da ansiedade e aumento da autoestima e do prazer.

No Brasil, as atividades relacionadas a cuidados paliativos ainda precisam ser regularizadas como lei. Ainda imperam no Brasil um enorme

155

Manual Prático de Assistência Nutricional ao Paciente Oncológico Adulto e Pediátrico

desconhecimento e muito preconceito relacionados ao cuidado paliativo, principalmente entre médicos, profissionais da saúde, gestores hospitalares e o poder judiciário. Ainda se confunde cuidados paliativos com eutanásia e há um enorme preconceito com o uso de opioides.[5]

Ainda são poucos os serviços de cuidados paliativos no Brasil. Menor ainda é o número daqueles que oferecem atenção com base em critérios científicos e de qualidade. A maioria dos serviços ainda requer a implantação de modelos padronizados de atendimento que garantam a qualidade e a eficácia.[5]

Estima-se que até 2020, cerca de 15 milhões de pessoas serão diagnosticadas com câncer, exigindo a expansão dos cuidados paliativos.[5]

Caquexia

A caquexia no câncer é definida como síndrome multifatorial, caracterizada por uma perda contínua de massa muscular (com ou sem perda de gordura), que não pode ser totalmente revertida pelo suporte nutricional convencional e resulta num comprometimento funcional progressivo, em virtude de um balanço negativo de energia e proteína, decorrente da redução de ingestão alimentar e metabolismo anormal.[9]

A síndrome de caquexia e anorexia está associada a mau prognóstico e o tratamento específico não parece ter impacto na sobrevida de pacientes com doença oncológica avançada.[5]

O estado caquético está associado à presença e ao crescimento do tumor e ocasiona estado de desnutrição em função da indução de anorexia ou diminuição da ingestão alimentar. Além disso, no câncer, a competição por nutrientes entre o tumor e o hospedeiro tem como consequência alterações metabólicas, incluindo hipermetabolismo, que gera um aumento da ineficácia energética.[10]

Embora o componente metabólico da caquexia do câncer permaneça em grande parte não resolvido, tem sido considerado como o resultado de uma variedade de interações entre o hospedeiro e o tumor. A presença de um tumor resulta no início de uma resposta inflamatória do hospedeiro, provavelmente mediada por citocinas pró-inflamatórias tumorais. A inflamação sistêmica induz a resposta de fase aguda, repriorizando o metabolismo proteico e mobilizando reservas de gordura. Tal fato, em conjunto com fatores pró-caquéticos secretados pelo tumor, promove degradação proteica e de gordura. Além disso, a ativação de vias neuroendócrinas também pode contribuir para o hipermetabolismo e o aumento do

Capítulo 11 • Cuidados paliativos

catabolismo. Essas mudanças resultam na alteração do ciclo de substratos (gordura, carboidrato e proteína), que está associada à ineficiência metabólica, perda de peso e uma resposta subótima ao suporte nutricional (bloqueio anabólico).[11]

As manifestações clínicas da síndrome incluem anorexia, alterações no paladar, astenia, fadiga exacerbada, perda de peso involuntária (massa gorda e magra), perda da imunocompetência, perda de habilidades motoras e físicas, apatia, desequilíbrio iônico, anemia e náuseas.[2]

Em 2011 o grupo de Fearon et al.[9] classificaram a caquexia em três estágios de acordo com a gravidade: 1) pré-caquexia; 2) caquexia; e 3) caquexia refratária. Na pré-caquexia, há sinais de alterações metabólicas e anorexia, porém, a perda ponderal involuntária é < 5% em 6 meses. A evolução para caquexia depende do tipo de tumor e estágio da doença, além da presença de inflamação sistêmica, redução da ingestão alimentar e resposta ao tratamento. Nesta fase, observa-se então uma redução da ingestão alimentar associada à inflamação sistêmica e perda de peso > 5% em 6 meses ou IMC < 20 kg/m^2 e perda de > 2% em 6 meses ou presença de sarcopenia. Como consequência da evolução do câncer, a caquexia pode não mais ser revertida, sendo considerada caquexia refratária. Neste estágio, há presença de catabolismo, além da não resposta ao tratamento do câncer ou baixo escore de desempenho ou expectativa de vida > 3 meses.

O tratamento da pré-caquexia é a monitorização e intervenção preventiva, visando evitar a evolução para a caquexia. No segundo estágio, é necessário um tratamento multimodal, que envolve não só a terapia nutricional, mas também terapia medicamentosa, uma vez que as estratégias nutricionais isoladas não são suficientes para reverter a caquexia.[10] Na caquexia refratária, muitas vezes observada em pacientes em cuidados paliativos em função da evolução da doença, o tratamento prioriza o alívio de sintomas e o suporte psicossocial, considerando uma discussão ética sobre a necessidade de terapia nutricional, já que tal estágio não é revertido.

Em pediatria, a literatura que aborda anorexia e caquexia ainda é bastante limitada. Da mesma forma que qualquer outro sintoma, a caquexia em pediatria não ocorre de forma isolada, mas em um contexto multifatorial complexo, envolvendo não só a criança como também a família. Reúne amplo espectro de manifestações clínicas, abrangendo desde aspectos fisiológicos até comportamentais. Dessa forma, o manejo da caquexia em pediatria deve considerar não apenas a condição física subjacente, mas a resposta da criança e da família diante desta realidade.[12]

Avaliação nutricional

No paciente oncológico, a qualidade de vida é diretamente influenciada por aspectos nutricionais e de composição corporal.[1]

A avaliação nutricional é importante na determinação do plano de cuidado nutricional, independentemente do estágio da doença. Tem como objetivo obter informações que irão auxiliar no planejamento dietético voltado para o alívio dos sintomas, bem-estar e conforto do paciente.[12]

Por meio de uma avaliação nutricional precoce é possível estimar o risco nutricional e a magnitude da desnutrição, determinar a intervenção nutricional adequada e, consequentemente, melhorar ou manter o estado nutricional. Por isso, tal avaliação deve ser realizada em todos os pacientes no momento da internação hospitalar ou na primeira consulta ambulatorial ou domiciliar, e repetida conforme risco nutricional e expectativa de vida do paciente.[12]

Entre os métodos de avaliação nutricional não há um considerado padrão-ouro, uma vez que todos possuem limitações e podem ser influenciados por fatores não nutricionais.[2]

O uso da antropometria, especialmente em pacientes em cuidados paliativos, apresenta algumas desvantagens em função de frequentes variações de estado de hidratação. Essas variações podem ser decorrentes de desequilíbrios eletrolíticos, hipoalbunemia, presença de edema, linfedema, ascite, uso de medicamentos, alterações corporais provocadas pela presença de metástases e crescimento tumoral extenso.[2]

Desse modo, com os pacientes oncológicos em cuidados paliativos, recomenda-se o uso da Avaliação Subjetiva Global produzida pelo próprio paciente (ASG-PPP) no momento da admissão hospitalar, ambulatorial ou domiciliar. Para complementar a avaliação nutricional e monitorar o estado nutricional, preconiza-se a anamnese nutricional, compreendendo dados clínicos e dietéticos, e a avaliação dos sinais e sintomas apresentados. Salienta-se que a avaliação de pacientes com expectativa de vida > 90 dias também deve ser complementada por dados antropométricos e laboratoriais, como albumina e proteína C-reativa. Nos pacientes em cuidados de fim da vida, a avaliação nutricional se restringe a anamnese nutricional, com o objetivo de promover alívio dos sintomas e conforto. Qualquer instrumento que possa gerar desconforto físico ou emocional deve ser evitado nesta fase.[2]

Estima-se que 80% das crianças com câncer apresentam desnutrição energético-proteica. Em cuidados paliativos, a desnutrição também está

Capítulo 11 • Cuidados paliativos

presente, sendo associada a pior qualidade de vida. A anorexia e a perda de peso são achados frequentes em diversas doenças em evolução final e podem ocorrer por uma série de razões. Elas podem estar relacionadas ao processo da doença em si em razão do tratamento, como resultados de distúrbios metabólicos ou até de um quadro depressivo secundário.[5]

A avaliação nutricional da criança e do adolescente no fim da vida é feita com base na presença de sinais e sintomas gastrintestinais, no nível de consciência e no estado de hidratação. Estes parâmetros, por sua vez, devem servir como instrumento para a adequação da dieta prescrita.[2]

Nos pacientes pediátricos que estão em cuidados paliativos, porém não estão ainda em fase final de vida, é recomendado realizar a anamnese nutricional, a antropometria (peso, estatura e IMC, além de circunferência do braço, circunferência muscular do braço e dobra cutânea tricipal em crianças acima de 2 anos e fazer classificação de acordo com a OMS 2006 e 2007), a ingestão alimentar, a avaliação laboratorial e o exame físico.[2]

Necessidades nutricionais

As necessidades nutricionais dos pacientes em cuidados paliativos não são bem descritas nos estudos e são ainda muito discutidas. Porém, sabe-se que em pacientes oncológicos as necessidades calóricas e proteicas variam de acordo com o tipo e a localização do tumor, o grau de estresse e o estágio da doença.[13] Como já descrito no capítulo, o processo de caquexia gera um aumento do metabolismo, e consequente catabolismo, que pode não ser revertido, mesmo com maior aporte calórico e proteico.

De acordo com o Consenso Nacional de Nutrição Oncológica,[2] o peso utilizado para o cálculo das necessidades calóricas e proteicas pode ser o atual, o usual ou o mais recente. A recomendação de oferta calórica é de 25 a 35 kcal/kg de peso/dia e de oferta proteica é de 1 a 1,5 g/kg de peso/dia.

Para crianças e adolescentes em cuidados paliativos, as recomendações calóricas e proteicas devem ser baseadas naquelas estabelecidas para pacientes pediátricos oncológicos, como descrito no Capítulo 2, "Necessidades nutricionais", adaptando-as conforme a sintomatologia apresentada.[14]

Para pacientes em fase final de vida (adultos e pediátricos), não há necessidade de calcular as necessidades nutricionais, ofertando a eles os nutrientes de acordo com sua aceitação e tolerância, com foco prioritário na promoção de conforto.[2]

159

A oferta hídrica para os pacientes que não estão em fase final de vida é de 30 a 35 mL/kg peso/dia para adultos e 25 mL/kg peso/dia para idosos.[2] Para crianças, o cálculo é feito de acordo com o peso:

- Crianças entre 1,5 e 3 kg: 110 a 130 mL/kg.
- Crianças entre 3 a 10 kg: 100 mL/kg.
- Crianças entre 10 e 20 kg: 1.000 mL + 50 mL/kg para cada quilograma acima de 10 kg.
- Crianças com mais de 20 kg: 1.500 mL + 20 mL/kg para cada quilograma acima de 20 kg.

Nos pacientes adultos que estão com cuidados para o fim da vida, a oferta hídrica deve ser entre 500 e 1.000 mL/dia ou de acordo com a tolerância e os sintomas do paciente. Já em pediatria, a hidratação deve ser administrada conforme tolerância e sintomatologia da criança.[2]

Apesar das recomendações, em pacientes com câncer avançado e principalmente no final da vida, protocolos e padrões pré-definidos não são mais relevantes, especialmente se há risco de sobrecarregar o paciente através de estabelecimento de metas irrealistas (ingestão nutricional "normal", ganho de peso). As metas nutricionais terão de ser adaptadas de acordo com a necessidade e a vontade do paciente e da família, priorizando o conforto e a qualidade de vida.[15]

Terapia nutricional

O ato de se alimentar e a alimentação possuem conotações que transcendem a simples necessidade orgânica de calorias e nutrientes.[16]

O consumo de alimentos e bebidas é parte fundamental da cultura de todos os povos, pois representa um papel central em nossas vidas, intimamente relacionado ao estilo de vida, à percepção de bem-estar, aos valores culturais, ao prazer, às relações sociais e familiares, junto às recordações agradáveis e momentos especiais. Por essa razão, o alimento é o principal integrante de eventos e comemorações. Entretanto, numa condição de doença grave, o doente confronta-se com inúmeras perdas no âmbito da alimentação, que poderão ir desde a incapacidade de sentir sabor, deglutir, digerir os alimentos e absorver nutrientes de forma adequada até a perda da capacidade de se autoalimentar. Diante dessas impossibilidades, o alimento acaba sendo mais notado pela sua ausência ou pelas dificuldades na sua ingestão do que pela sua presença e prazer proporcionados.[18]

Capítulo 11 • **Cuidados paliativos**

Para o acompanhamento do paciente em cuidados paliativos, é fundamental que o profissional nutricionista conheça o quadro clínico, o prognóstico da doença, o estado nutricional e a expectativa de vida do indivíduo, e, dentro desses aspectos, otimize a manutenção do peso e a composição corporal, o controle de sintomas e a hidratação satisfatória.[2]

Os objetivos do suporte nutricional em cuidados paliativos variam de acordo com o estágio evolutivo da doença. Eles devem ser periodicamente reavaliados e ter como princípio, em qualquer estágio, minimizar possíveis desconfortos causados pela alimentação, priorizando o prazer da ingesta alimentar, o conforto emocional, a redução da ansiedade, a melhora da autoestima e favorecer a socialização entre pacientes e família durante as refeições.[2]

A indicação da terapia nutricional deve ser realizada a partir de discussões feitas com toda equipe multiprofissional, seguindo critérios éticos e clínicos, sempre avaliando riscos e benefícios de cada terapia proposta e a vontade do paciente e seus familiares. O uso de complemento alimentar por via oral ou a utilização da via enteral ou parenteral deve ser muito bem avaliado e discutido individualmente.[17]

Segundo o consenso elaborado pela Associação Brasileira de Cuidados Paliativos, quando indicada a terapia nutricional, a primeira e melhor opção é a via oral, associada à utilização de suplementos nutricionais, desde que o trato gastrintestinal esteja íntegro e o paciente apresente condições clínicas para realizá-la e assim o deseje.[20,21]

É importante oferecer uma dieta individualizada, considerar as preferências alimentares, a capacidade de deglutição e a adaptação de consistência, lembrando que o aconselhamento nutricional não se restringe ao tipo de dieta e ao alimento recomendado, mas também ao contexto das refeições, ao modo de preparo delas e à apresentação dos pratos. Importante lembrar também que, sempre que possível, as refeições devem ser realizadas em um ambiente tranquilo e com flexibilidade de horários.[18]

Caso a ingestão oral seja insuficiente, o uso de suplemento nutricional oral pode ser indicado. A aceitação do suplemento também requer uma seleção cuidadosa sobre o tipo, a consistência, o sabor e a apresentação dele. A administração deve ser acordada com o paciente e/ou familiares de maneira que não prejudique o consumo das refeições.[22]

Com a evolução da doença oncológica, os pacientes podem cursar com vários sintomas adicionais provocados pela própria doença ou consequência do tratamento, portanto, o controle dos sintomas relacionados à alimentação é de suma importância, uma vez que eles diminuem a qualidade de vida.

Nutrição artificial

Com relação à administração da terapia nutricional enteral (TNE) e/ou terapia nutrição parenteral (TNP), o momento de instituí-lo ou suspendê-lo, além do tipo e do volume a ser administrado, são questões que geram muitas dúvidas na equipe.[17]

Segundo a Associação Brasileira de Cuidados Paliativos, a TNE pode ser utilizada em pacientes que apresentam ingestão > 60% das suas necessidades nutricionais, sem perspectiva de evolução ou na impossibilidade de utilizar a via oral, desde que o trato gastrintestinal se encontre funcionante e sua indicação seja embasada na sobrevida e na qualidade de vida esperada.[17]

A TNE deve estar sempre correlacionada com o restante dos tratamentos paliativos propostos para aquele paciente e, se for observado que ela está reduzindo a qualidade de vida ou parece ser uma medida fútil, deve ser suspensa.[20]

A Associação Europeia de Cuidados Paliativos recomenda que a nutrição parenteral em cuidados paliativos deve ser levada em consideração quando o paciente apresenta uma boa capacidade funcional (*performance status*) e expectativa de vida superior a 3 meses, em que o quadro clínico pode ser agravado pela anorexia/caquexia.[17]

A TNP beneficia pacientes com trato gastrintestinal parcial ou total não funcionante (obstruções intestinais malignas, fístulas intestinais e vômitos intratáveis). Alguns autores apontam que quando os pacientes são cuidadosamente selecionados e discutidos individualmente com base na expectativa e na qualidade de vida, a TNP pode desempenhar um papel benéfico.[18]

É recomendado que antes de iniciar a nutrição parenteral, pacientes e familiares sejam orientados sobre possíveis complicações, incluindo alterações metabólicas, como hiperglicemia, risco de infecções de cateter, trombose, sobrecarga de fluidos e hepática, além do elevado custo financeiro. Tais medidas devem ser ponderadas pelos profissionais para que não se torne uma alternativa vazia.[20]

Pacientes em cuidado no fim da vida

Estes pacientes não se beneficiam de indicação de terapia nutricional. Porém, para aqueles que já estavam em uso e evoluem para essa fase da doença, a indicação da terapia nutricional deve ser individualizada levando em consideração seus desejos, suas crenças, seus valores e envolver seus familiares nas decisões.[17,20]

Capítulo 11 • Cuidados paliativos

Uma das preocupações levantadas principalmente pelos familiares é a provável sensação de fome e de sede. Experiências médicas no cuidado de pacientes reportam que aqueles conscientes das doenças terminais avançadas, geralmente não experimentam a sensação de fome e de sede e que se satisfazem com pequena quantidade de alimento e líquido.[16]

Uma vez que alterações no padrão alimentar, principalmente a recusa alimentar, geram angústias em pacientes e familiares/cuidadores, algumas orientações tornam-se importantes. Diante da recusa alimentar do paciente:[17]

- Respeitar a recusa e os seus desejos.

- Não restringir alimentos.

- Dar tempo adequado para o indivíduo realizar as refeições, respeitando o seu ritmo.

- Oferecer utensílios adequados para facilitar o momento da alimentação.

- Oferecer os alimentos na consistência e na temperatura adequadas a cada situação.

- Oferecer os alimentos e preparações em pequenas porções.

- Propiciar ambiente tranquilo para fazer as refeições.

Em cuidados paliativos, o respeito, a ética, a sensibilidade e a sinceridade devem sempre nortear a equipe, pois a atuação multiprofissional é essencial para que o paciente tenha qualidade de vida. Para instituir o suporte nutricional mais adequado, é necessário que o profissional nutricionista entenda a filosofia e os princípios dos cuidados paliativos, para que possa auxiliar o paciente da melhor maneira à medida que a doença evolui.[23]

Hidratação e alimentação

São atos elementares da vida do ser humano, pois englobam dimensões do foro físico, psicológico, sociocultural e espiritual. Elas diminuem ligeiramente durante o avanço de doenças terminais e constituem componentes clínicos importantes da síndrome da anorexia-caquexia. Tal fato pode ser fonte de ansiedade para pacientes, famílias e profissionais de saúde.[24]

O uso ou não da hidratação artificial é controverso e tem gerado muitas discussões, principalmente em virtude da ausência de embasamento científico. Os defensores argumentam que a hidratação é uma necessidade humana básica e pode reduzir e prevenir o *delirium* induzido pela desidratação, neurotoxicidade dos opioides e/ou fadiga em pacientes com doença terminal. Outros argumentam que a hidratação parenteral é onerosa e prolonga o processo de morte.[25]

163

A recusa da alimentação e da hidratação pelos pacientes em cuidados paliativos na fase final, sem qualquer expectativa de reversão ou de alteração do prognóstico, é normal. Em geral, estes pacientes não apresentam sensação de fome ou sede e se sentem satisfeitos com pequenas quantidades de alimento e fluidos ou até mesmo com os cuidados de higienização e umidificação da cavidade oral. A privação alimentar pode ser bem tolerada e até mesmo associada à sensação de bem-estar, especialmente quando comparada aos efeitos de uma ingestão inadequada de calorias ou dos sintomas de dor, náuseas e vômitos que podem advir de uma alimentação forçada.[26,27]

À medida que a doença progride e especialmente em fase agônica, a hidratação deve limitar-se apenas à administração diária de uma pequena quantidade de fluido (que não deverá ultrapassar 0,5 a 1 L) e à umidificação da boca e dos lábios (através de cubos de gelo ou saliva artificial, se adequado). É importante reiterar que as decisões tomadas deverão ser individualizadas e com base nos desejos e nas necessidades do doente.[18]

A decisão da administração da hidratação intravenosa deve ser individualizada, com base no cenário clínico e alinhada com os objetivos de cuidado com o paciente.[25] Deve-se também incorporar expectativas e apreensões da família, para melhorar o envolvimento do paciente no final da vida e também ter um efeito positivo no processo de luto.[24]

Sintomas

Sabe-se que os pacientes (adultos e pediátricos) em cuidados paliativos cursam com muitos sintomas, sendo os mais comuns: anorexia, fadiga, dor, constipação intestinal, diarreia, xerostomia, náuseas, vômitos, mucosite, disgeusia, odinofagia, disfagia e dispneia. A prevalência de sintomas está associada à sobrevida reduzida e pior prognóstico.[2]

É comum nesse grupo de pacientes a inapetência, o desinteresse pelos alimentos, a recusa àqueles de maior preferência, e, além disso, os efeitos colaterais dos tratamentos medicamentosos.

Náuseas e vômitos são sintomas de alta prevalência em cuidados paliativos e bastantes estressantes para o paciente e familiares. Contribuem para o desenvolvimento da síndrome da anorexia-caquexia, provocam desequilíbrios eletrolíticos e novos sintomas associados, comprometendo a qualidade de vida.[26]

Em decorrência da desnutrição e da desidratação, surgem também inúmeras alterações corporais e metabólicas que, se piorarem o processo da deglutição, afetam os sistemas imunológico e respiratório, além de

Capítulo 11 • Cuidados paliativos

contribuírem para o desenvolvimento da insuficiência cardíaca, formação de úlceras de decúbito e deficiência funcional do trato gastrintestinal, que interferem na resposta ao tratamento.[26]

Esses pacientes se encontram em risco nutricional e, por isso, necessitam de assistência nutricional específica e acompanhamento constante, proporcionando, assim, mais conforto e qualidade de vida.

O manejo dos sintomas tem como objetivo a priorização do conforto, e pode ser realizado de acordo com as medidas descritas no Capítulo 10, "Estratégias nutricionais para manejo das toxicidades decorrentes do tratamento antineoplásico".

Considerações finais

No âmbito dos cuidados paliativos, a atuação multiprofissional é essencial para que o paciente tenha qualidade de vida e uma sobrevida digna. Respeito, ética, sensibilidade e sinceridade devem sempre nortear a equipe durante o tratamento, assim como a habilidade de se comunicar, possibilitando compreender não só as necessidades físicas do paciente, como também as emocionais e as espirituais.

O nutricionista desempenhará um papel fundamental neste processo, uma vez que, em razão dos tratamentos ou da própria evolução da doença de base, os doentes experimentarão sintomas que afetam a via de alimentação, o apetite e a utilização de nutrientes, assim como o ato de consumir e obter prazer através da alimentação. O suporte nutricional deverá possibilitar não só as vias de alimentação necessárias, como também o controle destes sintomas, sem esquecer todas as considerações éticas e o significado que a alimentação adquire para o doente e sua família, priorizando sempre o conforto. Dessa forma, o nutricionista contribuirá com a promoção da qualidade de vida do paciente em cuidados paliativos.

Referências bibliográficas

1. World Health Organization. National cancer control programmes: policies and managerial guidelines. 2. ed. Geneva, WHO. 2002.
2. Inca – Instituto Nacional de Câncer José Alencar Gomes da Silva. Consenso Nacional de Nutrição Oncológica. 2. ed. Rio de Janeiro, Inca. 2015.
3. Faria NC, De Carlo MRP. A atuação da terapia ocupacional com mulheres com câncer. São Paulo, Rev Ter Ocup Univ. 2015.3:418-27.
4. Gomes ALZ, Othero MB. Cuidados paliativos. Estud Av. 2016.30(88):155-66.
5. Academia Nacional de Cuidados Paliativos (BR). Manual de Cuidados Paliativos. 2. ed. São Paulo, ANCP. 2012.

6. Valadares MTM, Mota JAC, Oliveira BM. Cuidados paliativos em pediatria: uma revisão. Rev Bioétic. 2013.21(3):486-93.

7. Heleno SLA. Cuidados paliativos em pediatria. Repositório comum (Internet). 2013 abr. Disponível em: http://hdl.handle.net/10400.26/10233. Acesso em 29 nov. 2017.

8. Palmieri BN, Sewell CD, Clara CR, D´Alessandro MPS, Souza MRB, Chiba T et al. Terapia nutricional no paciente oncológico em cuidados paliativos. In: Waitzberg. Nutrição oral, enteral e parenteral na prática clínica. 5. ed. Rio de Janeiro, Atheneu. 2017.2:2455-65.

9. Fearon KCH, Strasser F, Anker SD, Bosaeus I, Bruera E, Fainsinger RL et al. Definition and classification of cancer cachexia: an international consensus. Lancet Oncol. 2011.12(5):489-95.

10. Argilés JM, Moore-Carrasco E, Fuster G, Busquets S, López-Soriano FJ. Cancer cachexia: the molecular mechanisms. Int J Biochem Cell Biol. 2003.35(4)405-9.

11. Fearon KCH. Cancer cachexia: developing multimodal therapy for a multidimensional problem. Eur J Cancer. 2008.44(8):1124-32.

12. Associação Brasileira de Cuidados Paliativos. Consenso brasileiro de caquexia e anorexia em cuidados paliativos. Rev Bras Cuidados Paliativos. 2011.3(Supl. 1):3-42.

13. Roberts S, Mattox T. Cancer. In: Gottschlich MM, DeLegge MH, Mattox T, Mueller C, Worthington P (editors). The ASPEN nutrition support core curriculum: a case-based approach – the adult patient. Silver Spring: American Society for Parenteral and Enteral Nutrition. 2007. p.649-75.

14. SHIBUYA, E. Cuidados paliativos em oncologia pediátrica – Aspectos nutricionais. Rev Prátic Hosp. 2005.42:67-8.

15. Correa PH, Shibuya E. Administração da terapia nutricional em cuidados paliativos. Rev Bras Cancerol. 2007.53(3):317-23.

16. Carvalho RT, Taquemori LY. Nutrição em cuidados paliativos. In: Carvalho RT e Parsons HA. Manual de Cuidados Paliativos. São Paulo, ANCP. 2012. p.483-97.

17. Rakovicius AKZ et al. Cuidados paliativos. In: Piovacari SMF, Toledo DO, Figueiredo EJA. Equipe Multiprofissional de Terapia Nutricional – EMTN em Prática. Rio de Janeiro, Atheneu. 2017. p.303-8.

18. Pinho-Reis C. Suporte nutricional em cuidados paliativos. Rev Nutrícias. 2012.15:24-7.

19. American Dietetic Association. Position of the American Dietetic Association: issues in feeding the terminally ill adult. J Am Diet Assoc. 1992.29(8):996-1002.

20. Souza PMR, Prado BL, Lucio F. Nutrição nos Cuidados Paliativos. In: Barrere APN, Pereira A, Hamerschalak N, Piovacari SMF (editores). Guia Nutricional em Oncologia. Rio de Janeiro: Atheneu. 2017. p.153-8.

21. Hiromi PC, Shibuya E. Administração da terapia nutricional em cuidados paliativos. Rev Bras Cancerol. 2007.53(3):317-23.

22. Candela CG, Babarro AA. Guía clínica de soporte nutricional en cuidados paliativos. Madri, Sociedade Espanhola de Cuidados Paliativos. 2015.

23. Nascimento AG, Miguel GB. Cuidados paliativos. In: Viana K et al. Nutrição e câncer infantojuvenil. Barueri, Manole. 2017. p.211-21.

24. Del Río MI, Shand B, Bonati P, Palma A, Maldonado A, Taboada P et al. Hydration and nutrition at the end of life: a systematic review of emotional impact, perceptions, and decision-making among patients, family, and health care staff. Psychooncology. 2012.21(9):913-21.

25. Dev R, Dalal S, Bruera E. Is there a role for parenteral nutrition and hydration at the end of life? Curr Opin Support Palliat Care. 2012.6:365-70

26. Academia Nacional de Cuidados Paliativos (BR). Manual de Cuidados paliativos ANCP. São Paulo, ANCP. 2009.

27. Carvalho RT, Taquemori LY. Nutrição e hidratação. In: Conselho Regional de Medicina do Estado de São Paulo. Cuidado Paliativo. São Paulo, CREMESP. 2008. p.251-57.

Capítulo 12

Atendimento ambulatorial

- *Fernanda Pacheco Magalhães e Silva*
- *Juliana Moura Nabarrete*
- *Larissa Grossi da Costa*
- *Lidiane Pereira Magalhães*

Os alimentos, além da sua função de nutrir, podem ser considerados uma linguagem, em que a busca, a escolha, o consumo e até a proibição de alguns deles são diferentes em grupos sociais, com norteamento de regras e significações diversas.[1] Além disso, em festividades, reunião familiar ou profissional, na doença ou em cerimônias fúnebres, o alimento é parte importante e sempre presente.

Entretanto, quando o indivíduo recebe o diagnóstico de doença oncológica, alimentar-se pode se tornar um desafio. Com a instituição da quimioterapia, da radioterapia, de cirurgias e de outros tratamentos, podem surgir sintomas desconfortáveis, como náuseas, vômitos, disgeusia, anorexia, xerostomia e tantos outros que interferem neste momento. Tais fatores, associados muitas vezes à perda de peso, geram angústia no paciente, pois ele não sabe se conseguirá voltar a se alimentar de modo normal e frequente como antes da doença.

Todo paciente em tratamento oncológico realiza uma parte do acompanhamento de maneira ambulatorial, seja ele quimioterápico ou radioterápico, assegurado pela Portaria n. 140/2014 do Ministério da Saúde, na qual os critérios e os parâmetros dos estabelecimentos especializados em oncologia são definidos, garantindo, assim, assistência multidisciplinar, inclusive nutricional.[2]

Neste momento, o papel do atendimento do nutricionista em ambulatório torna-se fundamental para auxiliar o indivíduo em todas as etapas de seu tratamento, prevenindo ou contribuindo para a melhora do estado nutricional.

O Conselho Federal de Nutricionistas, na Resolução n. 380 de 28/12/2005, dispõe sobre a definição das áreas de atuação do nutricionista e suas atribuições nos diversos locais de atendimento, inclusive em ambulatórios, onde, resumidamente, determina-se que o profissional tem como atividades obrigatórias a elaboração do diagnóstico nutricional, a prescrição dietética, o registro em prontuário, além de promover educação alimentar e nutricional, estabelecer receituário individualizado, encaminhar pacientes aos profissionais habilitados – quando as demandas fugirem de suas atribuições técnicas –, elaborar plano de trabalho, efetuar controle do trabalho executado e colaborar com autoridades de fiscalização profissional e/ou sanitária.[3]

Como atividades complementares no âmbito de ambulatórios e consultórios, é permitido a solicitação de exames laboratoriais necessários à avaliação nutricional, porém, não há especificidade sobre quais exames podem ser solicitados. Na Recomendação n. 005 de fevereiro de 2016 do CFN, que se refere a exames, encontra-se a seguinte frase: "É de responsabilidade do nutricionista fundamentar tais solicitações em seus aspectos técnico e legal, quando necessários, 'não cabendo ao CFN e CRN o estabelecimento de um rol de exames laboratoriais'".[4]

Dinâmica do atendimento ambulatorial

O vínculo entre o paciente e o profissional da saúde é de extrema importância, pois contribui para maior conhecimento dos problemas reais do indivíduo e pode influenciar na adesão do tratamento proposto, uma vez que o paciente passa a confiar nas recomendações do profissional e tende a seguir corretamente as orientações fornecidas.[5]

Além do paciente, frequentemente há a figura do cuidador, que geralmente é um familiar que tem a atribuição de cuidar das necessidades do ente querido. Esses indivíduos estão expostos a um grande sofrimento psíquico e podem adoecer com maior facilidade.[6] Em vista disso, o nutricionista deve compreender a dinâmica dessa condição e orientar paciente e cuidador de maneira que o objetivo seja atingido.

Capítulo 12 • Atendimento ambulatorial

Há, no entanto, muitos pacientes que vêm às consultas sozinhos, acompanhados de indivíduos que não participam do dia a dia de seu tratamento ou que têm dificuldades cognitivas. Tudo isso deve ser considerado, oferecendo alternativas de fácil compreensão e adesão por parte do paciente.

Tratando-se de crianças, a interação com o cuidador e o conhecimento da dinâmica familiar têm relação direta com a adesão à conduta, uma vez que o paciente é dependente do acompanhante, social ou financeiramente. Pais, mães ou outros responsáveis legais são também responsáveis pelo cuidado de outros membros da família, especialmente crianças e, neste momento, o nutricionista deve saber identificar os fatores de complicação que podem interferir na adesão do tratamento.

O cuidador, independentemente da faixa etária do paciente (crianças, adolescente, adulto ou idoso), quando atuante nos cuidados, sente-se parte integrante do tratamento relacionado à alimentação, como controle de restrições alimentares (alimentos ou consistência), cuidados com higiene, oferta de suplemento ou receitas diferenciadas.

Em todo o momento do atendimento, o nutricionista deve estar munido de informações a respeito da patologia e do tratamento a que seu paciente está sendo submetido. Além disso, deve respeitar hábitos de vida, crenças pessoais e religiosas e hábitos alimentares deles, orientando-os quanto aos riscos de determinadas práticas. Deve-se salientar também que em busca da "cura" alguns pacientes procuram informações na internet, programas de televisão ou outros meios que muitas vezes apresentam "milagres", mas que, na maioria dos casos, não têm comprovação científica alguma. Neste ponto, é fundamental a atualização do profissional para responder com segurança aos anseios desses indivíduos.

Nos diversos serviços de saúde, públicos ou privados, verifica-se diferença de acesso tanto do profissional quanto do paciente aos recursos que podem ser abundantes ou escassos. Há locais onde não há prontuário eletrônico, não há acesso à solicitação de exames complementares, não há o fornecimento de dietas ou suplementos, dentre tantas outras dificuldades. Entretanto, é imprescindível que as informações do atendimento sejam registradas e armazenadas em fichas. Nesses cenários, o nutricionista deve se adequar ao ambiente, garantindo a qualidade do serviço prestado ao paciente.

Por se tratar de um paciente com tantas necessidades, a interação multidisciplinar deve migrar do período de internação para o acompanhamento ambulatorial. Há serviços que possuem quadros completos com todos os profissionais da área da saúde: enfermagem, fisioterapia, psicologia, fonoaudiologia, terapia ocupacional, entre outras. Porém, há outros locais onde profissionais de referência não fazem parte do dia a dia do paciente. Nesses casos, tais profissionais deverão ser consultados quando a necessidade for identificada.

A interação, a troca de conhecimento e as condutas entre as diversas áreas é essencial. Muitas vezes, uma percepção da equipe de fisioterapia ou enfermagem, por exemplo, impacta na conduta nutricional.

Mesmo com tanta complexidade, muitos diagnósticos oncológicos têm grande parte de seu tratamento no ambulatório. Para nós nutricionistas, mesmo com todas as dificuldades, o monitoramento do estado nutricional neste momento é essencial para contribuir para o melhor prognóstico.

Ferramentas de avaliação nutricional

O atendimento ambulatorial pode ser realizado em leito-dia, ou seja, locais onde o paciente recebe quimioterapia ou radioterapia e em ambulatório, semelhantes a consultórios. O diferencial entre os dois lugares depende das estruturas física e humanas disponíveis no serviço. Não são recomendações padronizadas e fixas. O que tentaremos demonstrar neste capítulo são as possíveis maneiras de prestar assistência ao paciente.

Pacientes em leito-dia ou em consultas podem ser triados quanto ao risco nutricional. Para adultos, existem alguns métodos específicos validados (ASG-PPP, ASG e NRS-2002), porém, o método padrão-ouro é ASG-PPP. Para crianças, o Strong Kids e o SCAN são os métodos mais utilizados.[7-9]

O melhor método de avaliação de risco nutricional deve ser aquele que mais se adequa à estrutura do serviço de atendimento e reflete melhor a população a ser avaliada e as características da doença, bem como o diagnóstico clínico, a perda de peso e a toxicidade do tratamento.

Os pacientes recém-diagnosticados devem receber atenção especial no início do tratamento, para que, além da identificação do risco nutricional, suas dificuldades alimentares e sua estrutura domiciliar sejam analisadas e, assim, um plano de acompanhamento nutricional seja traçado.

Além de ferramentas de triagem nutricional, o peso e a composição corporal devem ser acompanhados. Dos métodos de avaliação de composição corporal já apresentados neste livro, a circunferência de braço é o método de mais fácil alcance aos serviços de assistência, assim como o peso, sendo que ambos devem ser monitorados regularmente.

O conhecimento sobre os hábitos alimentares dos pacientes oncológicos contribui para a conduta nutricional. Este pode ser avaliado por registro alimentar habitual, recordatório 24 horas ou diário alimentar e,

Capítulo 12 • Atendimento ambulatorial

apesar da pouca eficácia em avaliar o perfil alimentar, o Questionário de Frequência Alimentar pode ser utilizado, se assim atender às necessidades do serviço. A escolha do melhor método de avaliação e a frequência de reaplicação das ferramentas devem atender às necessidades do paciente e do serviço.

Diferentemente do acompanhamento do paciente internado, no ambulatório a monitorização da eficácia da terapia nutricional não é feita diariamente, mas semanal, quinzenal ou mensalmente, levando-se em consideração o diagnóstico clínico do paciente e o risco de depreciação do estado nutricional que o tratamento e suas complicações podem ocasionar. Em alguns momentos, a avalição nutricional completa pode não ser prioridade no atendimento, mas sim um aconselhamento nutricional para minimizar as toxicidades do tratamento.

Orientações ao paciente

Os pacientes oncológicos, pela presença da doença e ao longo de todo tratamento (quimioterápico, radioterápico, imunoterápico, pré e pós-cirúrgico), tendem a apresentar efeitos colaterais relacionados às toxicidades do trato gastrintestinal, como náusea, vômito, mucosite, diarreia, constipação, alteração no paladar, xerostomia e alteração na absorção e no metabolismo de nutrientes. O surgimento desses efeitos dependerá dos protocolos utilizados e da própria condição física do paciente.

Eles podem, ainda, acarretar na redução da ingestão, aversões a alimentos específicos, além do estresse psicológico, a ansiedade e a dor, causados pelo tratamento ou pela própria doença e consequente depleção do estado nutricional.

Em função disso, é muito importante que seja instituído um acompanhamento nutricional ambulatorial tão logo seja diagnosticado o câncer, que deve ser mantido durante e após a realização do tratamento, devendo fazer parte do acompanhamento global do doente. A escolha da estratégia nutricional pode variar desde a orientação nutricional nos primeiros estágios dos sintomas, a avaliação de suplementação nutricional oral, até a indicação de nutrição enteral em pacientes que não sejam capazes de suprir suas necessidades por via oral.[10]

O objetivo é identificar precocemente os problemas nutricionais e melhorar o prognóstico dos pacientes, reduzindo deficiências e melhorando a tolerância ao tratamento. Além disso, o bom estado nutricional pode reduzir o risco de complicações e necessidade de hospitalização, acarretando na melhor qualidade de vida a esses pacientes.[11]

O nutricionista, ao lidar com o manejo destes sintomas no ambulatório, precisa ter conhecimento para desenvolver intervenções individualizadas, respeitando e considerando a existência de diversos recursos terapêuticos para o controle de sintomas, como a valorização das preferências alimentares, a adequação da dieta e o desejo do paciente, sempre demonstrando compreensão, empatia, respeito e paciência. É necessário ter em mente que o contato verbal e a leitura de sinais não verbais são a base do atendimento ambulatorial. Este contato estabelece uma relação interpessoal, que gera confiança entre paciente, profissional de saúde e sua família.[10,12]

Quanto mais simples e objetiva for a comunicação, maior o entendimento e a adesão por parte do paciente e/ou seus cuidadores. É fundamental concentrar-se nas informações mais importantes e relevantes, com base nas necessidades nutricionais e no manejo dos sintomas que o paciente apresenta.

Estudos mostram que os indivíduos esquecem metade das informações dadas após alguns minutos, por isso, o uso de material escrito é de suma importância para fixar o que foi dito e para que o paciente/cuidador possa consultar, quando lhe surgir alguma dúvida. Materiais simples, ilustrativos, com informações básicas e receitas de preparações que atenderão às necessidades apresentadas pelos pacientes, podem ser suficientes para uma boa adesão e o sucesso do tratamento proposto.[10]

Os suplementos orais podem ser utilizados para complementar a ingestão alimentar em pacientes que não satisfazem as suas necessidades nutricionais apenas com a alimentação convencional. A escolha desses suplementos durante o atendimento deve considerar as necessidades nutricionais, a patologia de base, as preferências do doente e seus recursos financeiros, pois a combinação da utilização de suplementos e orientação adequada demonstram maiores benefícios do que a utilização isolada do suplemento.[12]

Quando a alimentação por via oral não é possível ou é inadequada, a utilização de nutrição enteral pode ser necessária para assegurar o aporte de nutrientes. No entanto, deve-se levar sempre em conta que o uso de sonda, por si só, também pode ter impacto negativo na qualidade de vida do doente e no seu estado emocional e, portanto, a sua indicação deve ser muito bem avaliada pelo nutricionista durante o seguimento ambulatorial.[13]

O paciente tem o direito de questionar seu tratamento e ter o cuidado de verificar se as orientações têm respeitado suas preferências. Este é o princípio do respeito à autonomia, ainda que nem sempre o paciente se

Capítulo 12 • Atendimento ambulatorial

sinta em condições de tomar decisões, este princípio deve continuar sendo praticado. Cabe ao nutricionista orientar e motivar o paciente, zelando por seu bem-estar e reforçando o papel da nutrição ao longo do acompanhamento ambulatorial.[10]

A atuação dos nutricionistas, enfermeiros, fisioterapeutas, psicólogos, médicos e demais profissionais envolvidos no cuidado do paciente é fundamental, tanto no aspecto ético e psicológico como no grau de esclarecimento e a forma de abordagem. O entrosamento entre todos os profissionais é essencial para a tranquilidade e a segurança do paciente e seus familiares.

Peculiaridades em alguns tipos de câncer

Oncopediatria

As crianças em tratamento oncológico devem receber cuidados nutricionais que forneçam substratos para manter o crescimento e o desenvolvimento dentro do adequado. Por ser uma faixa etária ampla, há variação das necessidades e também dos problemas nutricionais. O período de acompanhamento ambulatorial é o momento que o paciente e a família ficam mais próximos da rotina de antes do tratamento. Neste momento, também os cuidadores se sentem mais responsáveis por prover a alimentação adequada. Os diagnósticos oncológicos pediátricos são diversos e as condutas nutricionais do manejo dos sintomas não possuem grandes alterações, se comparadas ao adulto. Porém, o vínculo que deve ser criado, principalmente com os cuidadores (pais e/ou responsáveis), se destaca como diferencial para este acompanhamento.

Tumores hematológicos

Estes pacientes são submetidos a tratamentos com diversos tipos de medicamentos ao mesmo tempo, e estão sujeitos aos efeitos colaterais destes coquetéis. Náuseas e vômitos, são os sintomas mais frequentes, mas astenia, fadiga, xerostomia, sonolência, estomatite, mucosite, anorexia, perda de peso, taquipneia, reações febris, dor abdominal, dispepsia, disgeusia, anemia, desidratação, edema, distúrbio psiquiátrico, disestesia, cefaleia, tontura, insônia, ansiedade, dispneia, tosse, mialgia, diarreia, obstipação, entre tantos outros podem afetar de maneira profunda seu estado nutricional.[14]

Além disso, é muito comum o uso de medicamentos corticosteroides, como agentes anti-inflamatórios, associados aos quimioterápicos, que

Manual Prático de Assistência Nutricional ao Paciente Oncológico Adulto e Pediátrico

podem causar, entre outros sintomas, a diabetes *mellitus*, ou piorar o quadro de pacientes previamente diabéticos. Portanto, a situação requer observação e acompanhamento.

Outra questão, no tratamento, é o uso de radioterapia e transplante de células-tronco hematopoéticas, cujos efeitos colaterais devem ser minuciosamente observados.

Tumores de cabeça e pescoço

Frequentemente, pacientes oncológicos são desnutridos e fazem uso de dieta enteral pela dificuldade da alimentação oral em virtude da presença do tumor que obstrui a passagem do alimento. Além disso, o tratamento envolve cirurgias, muitas vezes mutiladoras, em que há frequente necessidade de retirada dos dentes, prejudicando a mastigação, quimioterapia, radioterapia, e a presença toxicidades como xerostomia e disgeusia. Dessa forma, as toxicidades provocadas pelo tratamento devem ser muito bem avaliadas, pois agravam, muitas vezes, de maneira irreversível, o estado nutricional do paciente.

Tumores gastrintestinais

Quando há a presença de doença oncológica no trato gastrintestinal, onde o alimento é processado e absorvido, o estado nutricional do paciente, dependendo do local acometido e a extensão do tumor, pode ser prejudicado.

É importante considerar também tratamentos que compreendem cirurgia, pois eles podem modificar o trânsito fisiológico, assim como a radioterapia e a quimioterapia, com seus respectivos efeitos colaterais.

Tumores de sistema nervoso central (SNC)

Os tumores de SNC podem trazer sequelas irreversíveis aos pacientes, alterando seu estado nutricional, pois afetam diferentes funções e, consequentemente, causam diferentes sintomas, como alterações motoras, de comportamento, alteração na visão, convulsões, atetose, alteração no estado de vigília, fraqueza, rigidez muscular, alterações nos movimentos da face, mastigação e deglutição, paralisia facial, dores, entre outros.

Assim como relatado anteriormente nos demais tumores, tais sintomas, associados aos tratamentos convencionais, como cirurgias, quimioterapia e radioterapia, podem potencializar as deficiências nutricionais dos pacientes.

174

Capítulo 12 • Atendimento ambulatorial

Tumores de mama

É o tipo de tumor mais frequente em mulheres, perdendo somente para os de pele, não melanoma.

Usualmente, o tratamento consiste em cirurgia, com a mastectomia total ou parcial, uso de quimioterapia, radioterapia e terapia hormonal. Contudo, não é frequente quadros de desnutrição nestes indivíduos.

Os tipos de tumores receptores hormonais positivos devem ter o tratamento consolidado com o uso de hormonioterapia por 5 anos, sendo que a sequela mais comum deste tratamento é o ganho de peso. Isto é o que mais aflige as pacientes. Portanto, cabe ao nutricionista orientar a paciente sobre alimentação saudável, para controlar o ganho de peso e o possível desenvolvimento de síndrome metabólica.

Direitos dos pacientes

Na prática clínica, deve-se sempre contemplar o atendimento ao indivíduo como um todo, levando em consideração também fatores socioeconômicos, pois são determinantes nas escolhas e nas aquisições dos pacientes. Há também o âmbito legislativo que lhes garante direitos, muitas vezes desconhecidos. Com a finalidade de oferecer suporte também nesse aspecto, recomenda-se que os principais direitos do paciente oncológico sejam conhecidos e orientados.

A instituição A. C. Camargo Cancer Center disponibilizou uma cartilha completa sobre o tema, elaborada por seu departamento jurídico.[15] Destacam-se entre os principais direitos do paciente oncológico:

- Retirada de FGTS (Fundo de Garantia por Tempo de Serviço) e PIS (Programa de Integração Social)/Pasep (Programa de Assistência ao Servidor Público) pelo próprio trabalhador com neoplasia ou trabalhador que tenha dependente com a doença. Entende-se dependente como: cônjuge ou companheira(o), filho menor de 18 anos ou inválido, pessoa designada menor de 18 anos, maior de 60 ou inválida, enteado(a), menor sob guarda ou menor sob tutela judicial que não possua condições de sustento próprio.

- Aposentadoria por invalidez para o segurado que for considerado incapaz de exercer função laboral pela perícia médica e não esteja sujeito à reabilitação para o exercício de atividade que lhe garanta a subsistência, independentemente de estar recebendo ou não o auxílio-doença.

175

Manual Prático de Assistência Nutricional ao Paciente Oncológico Adulto e Pediátrico

- Assistência permanente: acréscimo de 25% na aposentadoria por invalidez do segurado do INSS que necessitar de assistência permanente de outra pessoa (à critério da perícia médica).

- Auxílio doença: benefício mensal a que tem direito o segurado inscrito no Regime Geral de Previdência Social (INSS) quando fica "incapaz para o trabalho" (mesmo que temporariamente) em virtude de doença.

- Amparo assistencial ao idoso e ao deficiente: é garantido um salário-mínimo mensal ao portador de câncer com deficiência física, incapacitado para o trabalho, ou ao idoso com idade mínima de 67 anos que não exerça atividade remunerada (inclusive que não seja segurado do INSS).

- Transporte coletivo gratuito: deve-se procurar o órgão correspondente ao transporte utilizado (metrô, ônibus, transporte intermunicipais e municipais e trens).

- Passe livre interestadual (Lei Federal n. 8.899/1994): para portadores de deficiência física, mental, auditiva ou visual comprovadamente carentes. Restringe-se apenas ao transporte interestadual e é fornecido pelo Ministério do Transporte. Não há direito a acompanhante.

Muitas vezes, será necessário também que o nutricionista realize solicitação de dieta enteral (exclusiva ou complementar) para a Secretaria Estadual de Saúde. Essa requisição-padrão é preenchida pelo médico e nutricionista, e é validada pelo responsável da instituição. Os campos a serem preenchidos variam de acordo com o estado e sua Secretaria. É de extrema importância que o formulário seja preenchido por completo, com a inclusão de todos os documentos solicitados.

Usando como exemplo o formulário da Secretaria de Estado da Saúde de São Paulo, os dados a serem preenchidos pelo nutricionista são: peso atual/estimado, peso há 6 meses, altura, IMC, perda de peso nos últimos meses (em percentual), circunferência do braço, prega cutânea tricipital, se possui lesão por pressão (em caso afirmativo, especificar o grau e local), observações complementares e curvas de crescimento em caso de crianças (P/I, E/I, P/E), tipo de vias de administração da alimentação, via de acesso, justificativa, caso não utilize estomia para alimentação, nutrição enteral utilizada e tipo de fórmula solicitada.

Embora seja preenchido o formulário que contém as necessidades calóricas e proteicas do indivíduo, não há garantia que o Estado forneça 100% das necessidades dos pacientes. No cenário atual, muitas secretarias fornecem entre 50 e 70% do solicitado, sendo necessário complementar o que foi fornecido com dieta ou suplementação artesanal.

Assim que a Secretaria aprova o fornecimento da dieta, ela envia um telegrama para a casa do paciente, avisando-o de que o fornecimento foi liberado. A cada 3 meses, deve-se atualizar o pedido, fornecendo um novo receituário médico.

Capítulo 12 • Atendimento ambulatorial

Existem também diversas ONG (Organização Não Governamental) voltadas ao atendimento para o paciente oncológico. Algumas delas direcionadas pelo serviço de saúde ou através de cadastro. Os serviços prestados variam entre as ONG, e podem contemplar: atendimento psicológico, nutricional e de equipe multiprofissional, assistência social, doações de dietas e suplementos mediante critérios da organização, atividades educativas no âmbito nutricional ou não, suporte jurídico, profissional, dentre outros. Para conhecer o perfil de cada organização e quais atividades elas prestam, deve-se entrar em contato com a própria instituição. No Quadro 12.1 são listados alguns exemplos de ONG e suas páginas na internet.

Quadro 12.1 – ONG que auxiliam pacientes oncológicos.

Instituição	Site/e-mail
Tucca – Associação para Crianças e Adolescentes com Câncer	http://www.tucca.org.br tucca@tucca.org.br
Instituto Ronald McDonald	http://institutoronald.org.br
Casa Ronald McDonald	http://casaronaldspmoema.org.br
Casa Hope	http://hope.org.br
Abrale – Associação Brasileira de Linfoma e Leucemia	http://www.abrale.org.br
Fundo Assistência à Criança	http://www.fundodeassistenciaacrianca.org.br
Instituto Oncoguia	http://www.oncoguia.org.br
Grupo de Apoio a Pessoas com Câncer	http://www.gapc.org.br contato@gapc.org.br

Fonte: Pesquisa da autoria.

Considerações finais

O atendimento ambulatorial é essencial para a continuidade das terapias do paciente, agora no ambiente domiciliar. Nesse momento, um bom atendimento pode mudar hábitos, melhorar escolhas, diminuir sintomas e contribuir para ganho ou manutenção do peso de acordo com as necessidades do paciente. É de extrema importância acompanhar o paciente como um todo, sempre contemplando os hábitos atuais, as preferências, as patologias, as comorbidades e as condições socioeconômicas.

A partir desse olhar integrativo, estratégias mais eficazes são utilizadas. Sabe-se que hoje, muitos serviços de saúde encontram dificuldades de diversos aspectos, principalmente no âmbito econômico. Isso acarreta muitas vezes em falta de materiais, dietas e até serviços, e cabe ao nutricionista estar preparado para lidar com esse cenário com o objetivo de otimizar os processos e os recursos e proporcionar o melhor ambiente ao paciente.

Por fim, deve-se lembrar a importância de registrar todas as ações e condutas tomadas pelo profissional, no ambulatorial ou não, não apenas como forma de registro para posterior consulta, mas também para segurança do paciente e do profissional. Tal registro pode ser feito em prontuário eletrônico, manual ou, em caso de não haver prontuário no serviço de saúde, o nutricionista pode arquivar fichas de atendimento com os dados registrados.

Referências bibliográficas

1. Daniel JMP e Cravo VZ. Olhares antropológicos sobre a alimentação – Valor social e cultural da alimentação. Rio de Janeiro, Editora Fiocruz. 2005. 306p. (Antropologia e Saúde collection).

2. Manzoli B, Nabarrete J, Nakamura C. Acompanhamento ambulatorial. In: Viani K, Oliveira V, Nabarrete J, da Silva APA, Feferbaum R (Eds.). Nutrição e câncer infanto juvenil. Barueri, Manole. 2017. p.222-34.

3. Brasil. Resolução CFN n. 380, de 28 de dezembro de 2005. Definição sobre das áreas de atuação do nutricionista e suas atribuições. Brasília, dez. 2005

4. Brasil. Recomendação n. 5 de 21 de fevereiro de 2016. Solicitação de Exames Laboratoriais. Brasília, fev. 2016.

5. Brunello MEF, Ponce MAZ, Assis EG, Andrade RLP et al. O vínculo na atenção à saúde: revisão sistematizada na literatura, Brasil (1998-2007). Acta Paul Enferm. 2010.23(1):131-5.

6. Volpato FS, Santos GRS. Pacientes oncológicos: um olhar sobre as dificuldades vivenciadas pelos familiares cuidadores. Imaginário – USP. 2007.13(14):511-44.

7. Consenso Nacional de Nutrição Oncológica/Instituto Nacional de Câncer José Alencar Gomes da Silva. Nivaldo Barroso de Pinho (Org.). 2. ed. rev. ampl. atual. Rio de Janeiro, Inca. 2015.

8. Viani K, Yonamine G, Gandolfo AS, Lemos PSM. Avaliação Nutricional. In: Viani K, Oliveira V, Nabarrete J, da Silva APA, Feferbaum R (Eds.). Nutrição e câncer infanto juvenil. Barueri, Manole. 2017. p.28-48.

9. Consenso nacional de nutrição oncológica: paciente pediátrico oncológico/Instituto Nacional de Câncer José Alencar Gomes da Silva. Rio de Janeiro, Inca. 2014.

10. Martins, C. Aconselhamento Nutricional. In: Cuppari, L. Guias de medicina ambulatorial hospitalar – Unifesp: nutrição clínica no adulto. Barueri, Manole. 2002. p.111-27.

11. Rodrigues EM, Soares FPTP, Boog MCF. Resgate do conceito de aconselhamento no contexto do atendimento nutricional. Campinas (SP), Rev. Nutr. 2005 jan./fev. 18(1):119-28.

12. Malzyner A, Caponero R. Consequências nutricionais do tratamento quimioterápico. In: Waitzberg DL. Dieta, nutrição e câncer. 2. ed. Rio de Janeiro, Atheneu. 2006. p.399-405.

13. Gevaerd SR, Fabre MES, Búrigo T, Carneiro CM, Medina LR, Pastore JA et al. Impacto da terapia nutricional enteral ambulatorial em pacientes oncológicos. Rev Bras Nutr Clin. 2008.23(1):41-5.

14. Neto MC. Guia de Protocolos e Medicamentos para Tratamento em Oncologia e Hematologia 2013. São Paulo, Hospital Albert Einstein, 2013.

15. Cartilha dos Direitos do Paciente com Câncer/A.C. Camargo Cancer Center – Fundação Antônio Prudente Lino José Rodrigues Alves et al. São Paulo, Camargo Cancer Center, 2009.

Capítulo 13

Pacientes fora de tratamento

- *Jaqueline Nunes de Carvalho*
- *Karen Jaloretto Teixeira Guedes*
- *Mariana Ferrari Fernandes dos Santos*
- *Patrícia Claudia Modesto*

Com o avanço do tratamento oncológico, é crescente o número de indivíduos que se curam do câncer, assim como o interesse dos profissionais especializados em medidas de cuidado para garantia da qualidade de vida e da saúde. Sabe-se que a alimentação e o estilo de vida estão relacionados com o surgimento de alguns tipos de doenças crônicas e de outros tumores. Sendo assim, a manutenção do cuidado com a alimentação e a nutrição após o tratamento tem sido um tema de grande importância para o cuidado de indivíduos adultos e pediátricos sobreviventes do câncer.

Sobreviventes do câncer infantil

Em razão do aumento das taxas de cura e sobrevida de crianças e adolescentes acometidos por câncer, é crescente o interesse pelo tema da sobrevivência. A experiência com o câncer pode se apresentar como um longo caminho a ser percorrido pelas crianças, adolescentes e seus familiares. Dessa forma, a qualidade de vida tem impacto importante, considerando-se as consequências precoces e tardias do tratamento.[1]

179

Manual Prático de Assistência Nutricional ao Paciente Oncológico Adulto e Pediátrico

Nas últimas décadas, o número de sobreviventes do câncer infantil vem aumentando. Contudo, há uma maior preocupação relacionada aos riscos de desenvolvimento de complicações em decorrência do tratamento na fase adulta.[2] Apenas nos Estado Unidos, estimou-se um aumento de sobreviventes de câncer de 3 milhões em 1971 para quase 12 milhões em 2007. Destes, cerca de 328.652 são sobreviventes de câncer na infância.[3]

A terapia antineoplásica pode ser responsável por produzir efeitos adversos em longo prazo, também referidos com efeitos tardios, que podem se manifestar em meses até anos após a conclusão do tratamento. Neoplasias subsequentes são de risco aumentado nessa população e estão relacionadas com fatores individuais (p. ex., genéticos, sistema imunológico e estado hormonal), terapia antineoplásica primária, exposição a fatores ambientais e estilo de vida.[2,4]

As consequências relacionadas à saúde, após o tratamento, envolvem o aumento no risco precoce de morbidade e mortalidade, incluindo fatores cardiometabólicos adversos, como a dislipidemia, a hipertensão, a hiperinsulinemia e diabetes.[5]

Com relação à nutrição, é de fundamental importância sabermos os possíveis impactos no crescimento e no desenvolvimento desta população, além de identificar oportunidades de prevenção. Estudos evidenciam a ocorrência de excesso de peso em crianças e adolescentes após o término do tratamento e cura da Leucemia Linfoide Aguda (LLA). Isto pode estar associado à presença elevada de leptina, hormônio produzido pelo tecido adiposo e que está envolvido no controle da saciedade. Vários estudos têm demonstrado níveis mais elevados de leptina entre os sobreviventes da LLA, inclusive entre aqueles sem excesso de peso, o que fortalece o papel interativo dos fatores endógenos com os ambientais no desenvolvimento da obesidade após a cura dessa patologia.[1,6]

Observa-se nos países subdesenvolvidos maior incidência de pacientes com esta alteração nutricional, o que pode ser justificado pela presença dos fatores ambientais no desencadeamento da obesidade em sobreviventes de LLA. Haja visto que algumas famílias, em virtude de sua baixa renda, optam por alimentos ricos em açúcar e gorduras em razão do seu menor custo. Vale ressaltar que, como na população em geral, outros fatores contribuem para o ganho de peso nos sobreviventes: má alimentação, sedentarismo e características genéticas individuais. Nota-se que os sobreviventes de LLA e de tumores do Sistema Nervoso Central (SNC) são mais propensos a apresentar excesso de peso em virtude dos

Capítulo 13 • Pacientes fora de tratamento

tratamentos adotados. Tal fato, pode ser justificado por tratamentos como o Transplante de Células-Tronco Hematopoéticas (TCTH) e a Irradiação Corporal Total, conhecida como TBI (*Total Body Irradiation*), que podem afetar a composição corporal e ocasionar o aumento da adiposidade, além de reduzir a massa corporal magra e, consequentemente, aumentar as complicações metabólicas e promover deficiência do hormônio do crescimento.[7,8]

No estudo de Oliveira et al., os resultados evidenciaram que os sobreviventes de LLA apresentaram frequência importante de excesso de peso, obesidade abdominal e colesterol total elevado, fatores considerados de risco para o desenvolvimento de doenças crônicas não transmissíveis. O tempo gasto em atividades sedentárias não se mostrou estatisticamente associado ao excesso de peso. No entanto, esse resultado deve ser avaliado com cautela, em virtude das limitações metodológicas do presente estudo.[9]

Além de estilo de vida, escolhas alimentares pouco saudáveis, sedentarismo e redução na prática de atividade física podem favorecer a obesidade em sobreviventes do câncer. A obesidade também pode estar associada a hábitos alimentares errôneos adquiridos durante o tratamento (sintomas relacionados à quimioterapia e à radioterapia, como alterações no cheiro/sabor, apetite, saciedade precoce, náuseas/vômitos), persistindo na idade adulta. Sendo assim, estratégias para promoção de dietas mais saudáveis em pacientes fora de terapia (FT) devem ser iniciadas durante o tratamento e continuada após seu término.

Sobreviventes do câncer adulto

Várias evidências indicam que a alimentação ocupa um papel importante na carcinogênese, destacando-se entre outros fatores e exercendo também um importante papel na etiologia de doenças crônicas não transmissíveis (DCNT).

A comunidade científica já está convencida de que a maioria dos cânceres em adultos tem suas causas relacionadas a fatores ambientais, o que nos ajuda supor, pelo menos teoricamente, que a maioria pode ser prevenida.[10]

Os fatores ambientais que contribuem para o desenvolvimento do câncer são: dieta, álcool, tabaco, tipo de ocupação, aditivos alimentares e poluição. Acredita-se que uma dieta adequada pode prevenir ou postergar o desencadeamento precoce de doenças crônicas e até 4 milhões de casos novos de cânceres a cada ano.[11]

Manual Prático de Assistência Nutricional ao Paciente Oncológico Adulto e Pediátrico

Evidências sobre diagnósticos específicos e dieta

Segundo a American Cancer Society, alguns tipos de câncer estão relacionados a fatores dietéticos e estilo de vida, como o excesso de peso e cânceres de mama, endométrio, cólon, reto, pâncreas, rins, entre outros, além da ingestão de álcool e cânceres de boca, faringe, laringe, fígado, esôfago e mama.[13]

Estudos evidenciam efeito positivo na manutenção da saúde e na redução do risco de recorrência de câncer de mama com intervenções dietéticas para redução da gordura corporal e atividade física. Apesar de ainda não haver evidências conclusivas, já se sabe que ter de uma dieta para manter a composição corporal saudável pode contribuir para a qualidade de saúde de indivíduos em diversas situações, podendo também ser benéfico para os sobreviventes do câncer.[14]

Pacientes sobreviventes de câncer colorretal se beneficiam com mudança de estilo de vida e dieta que contribuam para manutenção de um peso saudável. Além disso, dietas com baixo consumo de carnes processadas e vermelhas, baixo consumo de álcool e alto consumo de alimentos ricos em fibras e vegetais estão associadas à manutenção da saúde destes grupos.[15]

Recomendações do cuidado nutricional aos indivíduos sobreviventes do câncer

A alimentação saudável e equilibrada pode ser estimulada em qualquer fase da vida e colabora para a manutenção da saúde e a prevenção de doenças. Estudos mostram correlação entre estilo de vida e alguns tipos de câncer, porém eles ainda não são conclusivos. Sociedades de saúde recomendam ainda assim estratégias para alimentação saudável na prevenção do câncer, durante e após o tratamento. A dieta é parte de um conjunto de fatores que podem colaborar com a manutenção da saúde e deve ser considerada também como cuidado aos sobreviventes do câncer.

Diversos estudos mostram relações entre fatores ambientais e o surgimento de alguns tipos de câncer. Evidências ainda não são conclusivas para recomendações dietéticas específicas para cada caso ou tumor, mas medidas de prevenção, evitando alimentos e padrões dietéticos prejudiciais, além do controle de peso, são recomendadas.

Dois grupos internacionais estudam a relação entre o risco de desenvolvimento do câncer e os fatores nutricionais: World Cancer Research Fund/American Institute of Cancer Research (WCRF/AICR) e International Agency for Research on Cancer (IARC), por meio do European Prospective Investigation into Cancer and Nutrition (EPIC).

Capítulo 13 • **Pacientes fora de tratamento**

Por meio de vários estudos, estes grupos foram capazes de obter resultados importantes sobre hábitos de vida e sua associação com vários tipos cânceres. Assim, eles sugerem recomendações para população em geral e para sobreviventes do câncer, sendo: oito metas e recomendações gerais e duas metas e recomendações especiais.[12]

- Recomendação 1: seja o mais magro possível dentro dos limites normais de peso corporal:
  - ○ Índice de Massa Corporal (IMC) do adulto entre 21 e 23 kg/m².
  - ○ Evite o ganho de peso e aumentos da circunferência da cintura ao longo da fase adulta.
- Recomendação 2: mantenha-se fisicamente ativo como parte da rotina diária:
  - ○ Nível de atividades física (NAF) médio deve estar acima de 1,6.
  - ○ Entre 30 e 60 minutos de atividades moderadas diárias e/ou 30 minutos de atividades vigorosas.
  - ○ Limite hábitos sedentários, como assistir televisão.
- Recomendação 3: limite o consumo de alimentos e bebidas que promovam ganho de peso (alta densidade energética):
  - ○ Consuma alimentos com alta densidade energética raramente.
  - ○ Evite bebidas açucaradas.
  - ○ Consuma alimentos do tipo *fast-food* raramente ou nunca.
- Recomendação 4: consuma principalmente alimentos de origem vegetal:
  - ○ Consuma, pelo menos, cinco porções (no mínimo 400 g) de hortaliças sem amido e frutas variadas todos os dias.
  - ○ Consuma cereais (grãos) pouco processados e/ou leguminosas em todas as refeições.
  - ○ Limite alimentos processados (refinados) que contenham amido.
- Recomendação 5: limite o consumo de carne vermelha e evite carnes processadas:
  - ○ Pessoas que comem carne vermelha regularmente, devem consumir menos de 500 g/semana, incluindo pouca ou nenhuma quantidade de carne processada.
- Recomendação 6: limite o consumo de bebidas alcoólicas:
  - ○ Se consumidas, o consumo deve ser limitado. Homens: 2 drinques/dia. Mulheres: 1 drinque/dia.

○ Crianças e gestantes não devem consumir bebidas alcoólicas.

○ Considerar efeito protetor para doença cardiovascular – Resveratrol (vinho).

• Recomendação 7: limite o consumo de sal:

○ Evite alimentos salgados ou preservados em sal.

○ Limite o consumo de alimentos processados com adição de sal para assegurar ingestão de menos 6 g (2,4 de sódio)/dia.

○ Não consuma cereais ou grãos mofados.

• Recomendação 8: ter como objetivo o alcance das necessidades nutricionais apenas por intermédio da alimentação:

○ Suplementos nutricionais não são recomendados para a prevenção do câncer.

• Recomendação especial 1: as mães devem amamentar:

○ Ter como objetivo amamentar as crianças exclusivamente (leite humano, sem nenhum outro alimento ou bebida, inclusive água) até seis meses e continuar com alimentação complementar, a partir de então.

• Recomendação especial 2: sobreviventes do câncer, seguir as recomendações para a prevenção do câncer:

○ Todos os sobreviventes do câncer devem receber assistência nutricional de um profissional apropriadamente treinado.

Em razão do aumento no número de sobreviventes do câncer infantil que possuem risco aumentado de desenvolvimento de efeitos tardios, como doenças crônicas e de neoplasias subsequentes, campanhas nacionais de prevenção do câncer e DCNT são necessárias. Porém, atualmente, existem poucas campanhas de prevenção no Brasil, principalmente relacionadas à alimentação e à atividade física. Da mesma maneira, indivíduos sobreviventes do câncer na fase adulta podem apresentar fatores de estilo de vida e dieta modificáveis, em benefício à manutenção da sua saúde e qualidade de vida.

Estratégias de manutenção de alimentação saudável podem ser utilizadas desde o tratamento para estimular sua manutenção e após o tratamento também.[16] O Guia Alimentar para a População Brasileira foi publicado em 2006 e reeditado em 2016, com o objetivo de ser um instrumento de orientação para a manutenção da saúde, com conceitos de alimentação saudável e balanceada com base nos hábitos da população brasileira, podendo ser utilizado em estratégias de educação nutricional.[17]

Capítulo 13 • Pacientes fora de tratamento

Considerações finais

Diante desse contexto, a assistência nutricional deve ser considerada para pacientes com câncer. O desenvolvimento de estratégias, para identificação precoce de pacientes de alto risco, e a elaboração de modelos intervencionistas, incluindo aconselhamento nutricional, devem ser oferecidos por profissionais da saúde com intuito de minimizar e/ou prevenir complicações relacionadas ao tratamento, principalmente nos primeiros anos de seguimento desses pacientes. Além disso, uma dieta ajustada pode proporcionar-lhes melhor qualidade de vida. O monitoramento e o acompanhamento dessa população são essenciais. A adesão às recomendações de alimentação saudável, podem reduzir o risco à saúde e às segundas neoplasias.

Referências bibliográficas

1. Anders JC, de Souza AIJ. Crianças e adolescentes sobreviventes ao câncer: desafios e possibilidades. Cienc Cuid Saude. 2009.8(1):131-7.

2. PDQ Pediatric Treatment Editorial Board. Late Effects of Treatment for Childhood Cancer (PDQ®): Health Professional Version. 2017apr. 14. In: PDQ Cancer Information Summaries (Internet). Bethesda (MD): National Cancer Institute (US). 2002.Available from: https://www.ncbi.nlm.nih.gov/books/NBK65832/.

3. Manuel Valdivieso, Ann M. Kujawa, Tisha Jones, Laurence H. Baker. Cancer Survivors in the United States: A Review of the Literature and a Call to Action. Int J Med Sci. 2012.9(2):163-73.

4. Christina Signorelli, Claire E. Wakefielda, Joanna E. Fardell, W. Hamish B. Wallace, Eden G. Robertson, Jordana K. McLoone, Richard J. Cohn. The impact of long-term follow-up care for childhood cancer survivors: A systematic review. Critical Reviews in Oncology/Hematology. 2007.114.131-8.

5. Christina Wei, Manigandan S. Thyagarajan, Linda P. Hunt, Julian P.H. Shield, Michael CG. Stevens, Elizabeth C. Crowne. Reduced Insulin Sensitivity in Childhood Survivors of Haematopoietic Stem Cell Transplantation Is Associated with Lipodystropic and Sarcopenic Phenotypes. Pediatr Blood Cancer. 2015.62:1992-9.

6. Siviero-Miachon AA, Spinola-Castro AM, Tosta-Hernandez PD, de Martino Lee mL, Petrilli AS. Leptin assessment in acute lymphocytic leukemia survivors: role of cranial radiotherapy? J Pediatr Hematol Oncol. 2007.29(11):776-82.

7. Garmey EG, Liu Q, Sklar CA, Meacham LR, Mertens AC, Stovall MA et al. Longitudinal changes in obesity and body mass index among adult survivors of childhood acute lymphoblastic leukemia: a report from the Childhood Cancer Survivor Study. J Clin Oncol. 2008.26(28):4639-45.

8. Teixeira JFC, Lemos PSM, Santos M, Pisanic LP. The influence of antineoplastic treatment on the weight of survivors of childhood cancer. J Pediatr. 2016.92(6):559-66.

9. Oliveira BA, Lins MM, Pedrosa F, Cabral PC, Barbosa JM. Estado nutricional de crianças e adolescentes sobreviventes de leucemia linfoide aguda tratados em um Centro de Referência da Região Nordeste do Brasil. Rev. Nutr. 2013. 26(3):271-281.013.

Manual Prático de Assistência Nutricional ao Paciente Oncológico Adulto e Pediátrico

10. American Institute of Cancer Research. Recommendations for Cancer Prevention. Disponível em: http://www.aicr.org/site/PageServer?pagename=recommendations_home. Acesso em 06 de março 2011.

11. Fang Fang Z, Susan BR, William WW, Chery H, Gilhooly, Michael JK, IkSusan KP, Edward S. Assessing Dietary Intake in Childhood Cancer Survivors: Food Frequency Questionnaire versus 24-Hour Diet Recalls. J Pediatr Gastroenterol Nutr. 2015 october. 61(4):499-502.

12. World Cancer Research Fund and American Institute for Cancer Research. In: World Cancer Research Fund and American Institute for Cancer Research. Food, nutrition and prevention of cancer: a global perspective. Washington, American Institute for Cancer Research. 2007.

13. Kushi LH et al. American cancer society guidelines on nutrition and physical activity for cancer prevention: reducing the risk of cancer with healthy food choices and physical activity. New York, CA Cancer Journal for Clinicians. 2006.56(5):254-81.

14. Dieli-Conwright CM et al. Reducing the risk of breast cancer recurrence: an evaluation of the effects and mechanisms of diet and exercise. Curr. Breast. Cancer Rep. 2016.(8).

15. Zutphen M et al. Lifestyle after colorectal cancer diagnosis in relation to survival and recurrence: a review of the literature. Curr. Colorectal Cancer Rep. 2017 sept.(13).

16. Mehra K et al. Diet, physical activity and body weight and cancer survivorship. Med Clin N Am. 2017 nov.101(6).

17. Brasil. Ministério da Saúde. Guia alimentar para a população brasileira. 2. ed. Brasília, Ministério da Saúde. 2014.

Capítulo 14

Indicadores de qualidade gerenciais em oncologia

- *Ana Lúcia Chalhoub Chediác Rodrigues*
- *Ariane Nadólskis Severine*
- *Thais de Campos Cardenas*
- *Vanessa da Cunha Oliveira*

A qualidade se define como o conjunto de propriedades e características de um serviço que lhe conferem a aptidão para satisfazer as necessidades implícitas ou explícitas de seus clientes. De acordo com o médico Avedis Donabedian,

> Qualidade da atenção é aquela que [pode] proporcionar ao usuário o máximo e mais completo bem-estar, depois de valorizar o balanço de ganhos e perdas que possa acompanhar o processo em todas as suas partes.[1]

Segundo a Organização Mundial de Saúde (OMS), "a qualidade da assistência sanitária é assegurar que cada paciente receba o conjunto de serviços diagnóstico e terapêutico mais adequado para conseguir uma atenção sanitária ótima, levando em consideração todos os fatores e conhecimentos do paciente e do serviço médico, alcançando o melhor resultado com um mínimo de riscos de efeitos iatrogênicos, e a máxima satisfação do paciente com o processo".[2]

A gestão, de maneira ampla, é a responsabilidade de se chegar a um objetivo (negócio ou desejo) que inclui preocupação com a disponibilidade de recursos necessários, coordenação do conjunto de atividades (processos) e prestação de contas para os interessados no resultado obtido.[3]

Levando para o âmbito de Gestão em Nutrição Clínica, a prevenção ou o tratamento da desnutrição relacionados à doença, neste caso, o câncer, é o principal objetivo. Os recursos materiais para esta gestão iniciam-se pelo espaço físico disponível para todas as atividades pertinentes e englobam também recursos de tecnologia da informação, comunicação e material clínico para o nutricionista (para aferição de medidas e diagnóstico nutricional). Durante o suporte nutricional, podem existir algumas complicações que atrapalham a eficácia da terapia implantada e podem aumentar a morbimortalidade. Por esse motivo, a monitoração adequada desse processo é decisiva para o sucesso do serviço e para o cuidado ao paciente oncológico.[3]

Indicadores de qualidade

A Gestão em Nutrição Clínica caracteriza-se pela prescrição do plano de cuidados nutricionais logo na admissão do paciente hospitalizado, e a saída culmina com a alta do paciente e o conhecimento do suporte da rede. Para avaliar a qualidade assistencial no processo de gestão em nutrição, necessariamente, tem que se quantificar e medir.[3,4] Medir qualidade e quantidade em Serviços de Saúde é imprescindível para o planejamento, a organização, a coordenação, a direção e a avaliação das atividades desenvolvidas.[5]

Segundo Álvaro Escrivão Junior, define-se indicadores como medidas-síntese que contêm informação a respeito de determinados atributos e dimensões relativas a eventos de interesse para a saúde.[6] Essa medição, no entanto, identifica o que é importante valorizar, principalmente, com base em evidências disponíveis em literatura, além de exigir percepção, objetividade e conhecimento da realidade da organização.[7]

Uma vez medidos, os indicadores de qualidade são comparados com valores previamente estabelecidos (padrões) ou mesmo com uma série histórica pregressa de um indicador que ainda não se conhece uma meta ou comportamento.

As comparações entre as metas, os dados, as informações e os resultados são peças fundamentais para o conhecimento das mudanças

Capítulo 14 • Indicadores de qualidade gerenciais em oncologia

ocorridas em uma instituição, áreas e subáreas, que podem ser obtidas por *benchmarking*.[5]

Gerir uma empresa através de indicadores propicia uma gestão mais responsável, com medidas de eficiência e concentração de esforços que permitem direcionar as atividades para a execução da estratégia estabelecida.

A avaliação de indicadores de qualidade em nutrição permite reconhecer o quão distante um processo está da sua meta e, assim, corrigi-lo, através de implantação de ações, a fim de garantir segurança ao paciente e melhoria/manutenção do seu estado nutricional.[8]

Auditorias guiadas por *checklists* podem ser usadas para realizar um diagnóstico local inicial, que ajude a identificar as fraquezas em uma estrutura ou processo relacionado à assistência nutricional, na tentativa de promover melhores desfechos.[9]

O diagnóstico inicial é importante para avaliar a situação do local e definir o mapa do processo. Pode ser interessante "apadrinhar" cada processo a ser medido e monitorado por um gestor ou líder conhecedor do assunto.

As interações de processos ficarão estabelecidas no mapa de processos. Posteriormente, devem ser definidos, para cada um dos processos, os indicadores e a implantação das formas de registros. Pode ser necessário pilotar uma tabulação para avaliação das melhorias. Nesse ponto, a auditoria interna é uma ferramenta interessante para acompanhamento das políticas de qualidade e gestão de processos, e mesmo para preparo de auditorias externas.

Tomando como base o conhecimento científico (estudos), muitas vezes traduzido em consensos de prática clínica por sociedades específicas da área, pode-se saber quais são os critérios que deverão ser cumpridos em determinado processo, para que este possa ser considerado um processo de qualidade. Uma vez identificados os critérios, a continuidade se dá por uma trabalhosa análise para traduzi-los em objetivos-chave, adaptados à realidade local. Um objetivo-chave, por exemplo, pode ser "desenhar um protocolo para administração de nutrição enteral" (com a criação de indicador qualitativo) ou "cumprimento do objetivo calórico calculado" (com a criação de um indicador quantitativo).[3]

Os indicadores, assim, constituirão a maneira de expressar, de modo quantitativo ou qualitativo, a realização dos objetivos-chave (Figura 14.1).

Figura 14.1 – Seleção, medição e avaliação de indicadores de qualidade.

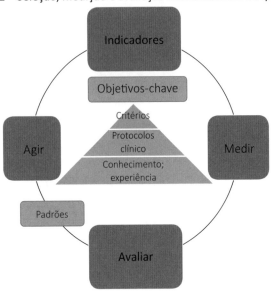

Fonte: Adaptada de Folgueras.[3]

A força tarefa de Nutrição Clínica do International Life Sciences Institute of Brazil (ILSI) propôs indicadores de qualidade para pacientes adultos hospitalizados, objetivando um maior controle de qualidade em terapia nutricional.[10-12] Para um indicador de qualidade ser considerado efetivo para o que se propôs, ele deve ser objetivo e fácil de ser aplicado e, preferencialmente, de baixo custo, pois, assim, será possível utilizá-lo por um maior número de instituições.[11]

A Joint Comission on Acreditation of Health Care Organization reconheceu, na década passada, a necessidade constante de avaliação e monitoramento de pacientes que estão em terapia nutricional.[13]

Assim, a aplicação de indicadores de qualidade em terapia nutricional é considerada uma ferramenta adequada para avaliar, da melhor forma, a qualidade da assistência nutricional fornecida em serviços hospitalares. Esses indicadores podem fornecer comparação entre diferentes instituições de saúde, bem como definir guias para ações estratégicas futuras e melhoria dos resultados.[10,14,15]

É também de fundamental auxílio a utilização de sistemas eletrônicos de registros hospitalares, disponíveis para todas as especialidades e monitorados frequentemente por um comitê que avalia a necessidade de introdução

Capítulo 14 • Indicadores de qualidade gerenciais em oncologia

de novas variáveis e relatórios para controles de processos. Indicadores que acompanhem o número de avaliações e/ou evoluções do nutricionista ou de profissionais da Equipe Multiprofissional de Terapia Nutricional (EMTN), por exemplo, também podem ser obtidos de maneira simples e rápida, se existe um sistema de prontuário eletrônico do paciente, caracterizando a assistência diferenciada e especializada em terapia nutricional.

Não se deve esquecer que, para indicadores serem estruturados e avaliados, mesmo que se tenham disponíveis recursos humanos e de tecnologia da informação, é de primordial importância a compreensão educacional da necessidade de registros por parte da equipe de cuidado. Sem registros e protocolos existentes, não é possível, mesmo com recursos disponíveis, chegar a um nível de excelência em qualidade.

O investimento em recursos humanos dentro de uma EMTN deve beneficiar indicadores de estrutura e processo. Uma boa estrutura, por si só, é um potencial promotor de melhores processos relacionados à terapia nutricional.

Estudo transversal conduzido em sete hospitais públicos do Distrito Federal, mostrou que em hospitais onde há profissionais dedicados a atividades da EMTN, os indicadores de qualidade parecem ser controlados em percentual maior que em hospital com profissionais sem tempo exclusivo para essa atividade.[16]

Tipos de indicadores de qualidade

Os indicadores de qualidade podem ser divididos em estrutura, processos e resultados:[5,17]

- **Estrutura:** área física, recursos humanos, materiais, financeiros e modelo organizacional. São as características, em geral, estáveis, das instituições, incluindo financiamento e capacitação dos profissionais.
- **Processo:** atividades desenvolvidas para o atendimento ao paciente, relações entre cliente e os profissionais, que vai da assistência até o diagnóstico e o tratamento. A análise pode ser do ponto de vista técnico e/ou administrativo.
- **Resultado:** efeito de operações técnicas e/ou administrativas entre as áreas e subáreas de uma instituição, retratando os efeitos da assistência na saúde daqueles indivíduos.

Indicadores de estrutura, por exemplo, o indicador de frequência de realização de triagem nutricional, são uma importante estratégia para

191

Manual Prático de Assistência Nutricional ao Paciente Oncológico Adulto e Pediátrico

reduzir a desnutrição ao longo do tempo.[18,19] Estrutura é utilizada para avaliar os atributos de grupos onde o cuidado é entregue. Engloba a presença de *guidelines*, políticas, times de trabalho multidisciplinares e critérios para definição de desnutrição. Tais indicadores podem ser vistos como pontos--chave nos bons cuidados de saúde.[16] A estrutura aqui não é vista somente como parte física, mas também como tecnologia, ferramentas e recursos humanos.[9,20-22]

Os processos podem ser avaliação nutricional, indicação de terapia nutricional, gestão de nutrição enteral e/ou parenteral, seguimento nutricional dos pacientes hospitalizados ou ambulatoriais e planejamento e controle da alimentação oral, por exemplo. Os indicadores de processo são utilizados para avaliar se boas práticas clínicas são seguidas. Efetividade de triagem na admissão, frequência que os pacientes são avaliados, propriedade dos registros e respostas às situações críticas são exemplos desses indicadores.[18,19]

Elaboração de indicadores de qualidade

Cada indicador deve possuir outros componentes, além da sua fórmula para cálculo, como periodicidade de medição, número de dados necessários e fonte dos dados. No início, é preciso que a medição seja frequente, sobretudo se melhorias vão sendo identificadas ao longo do tempo. Mas, após um período, as avaliações podem ir espaçando (p. ex., bimensal, trimestral, semestral). Nem sempre é preciso incluir todos os pacientes que são atendidos, às vezes, uma amostra em um determinado período de tempo pode ser representativa da situação que se deseja medir.[3]

Como unidade de medida utilizam-se indicadores de qualidade, que podem ser representados por uma taxa ou coeficiente (o número de vezes que ele ocorreu dividido pelo número de vezes que ele poderia ter ocorrido, multiplicando por uma base), um índice (relação entre dois números ou a razão entre determinados valores), um número absoluto ou um fato (à medida que se comparam valores iguais, maiores e menores a ele, resultados de ações, atividades e processos).[5]

Conforme Bittar,[23] uma vez definido o indicador, os seguintes elementos devem ser identificados:

• Nome do indicador (ou item de controle).
• Definição do numerador e do denominador (descrição das informações necessárias para inserção no numerador e no denominador).
• Fórmula (maneira de expressão, dependendo do tipo).

192

Capítulo 14 • Indicadores de qualidade gerenciais em oncologia

- Tipo (taxa, coeficiente, índice, percentual, número absoluto, fato).
- Fonte de informação (local de onde será extraída a informação).
- Método (retrospectivo, prospectivo, transversal).
- Fórmula.
- Amostra (porcentagem do produto, da população, do evento etc.).
- Responsável (pela elaboração, pela coleta e pela análise).
- Frequência (número de vezes que será medido em determinado período).
- Objetivo/meta (motivo, valor, tempo, prazo do item que se quer medir).

No Quadro 14.1 será mostrado um modelo de ficha técnica para elaboração de um indicador.

Quadro 14.1 – Modelo de ficha de indicador.

Indicador	Taxa de realização de triagem nutricional
Objetivo	Identificar risco de desnutrição em pacientes hospitalizados em até 24 horas da internação
Cálculo	Fórmula: $$\frac{\text{Número de pacientes triados em 24 horas de internação} \times 100}{\text{Número total de internações no mês}}$$
Unidade	Porcentagem
Definição	Numerador: Número de pacientes triados em 24 horas de internação: serão computadas todas as triagens realizadas em até 24 horas da data de admissão do paciente
Denominador	Número total de internações do mês: representa o número total de internações realizadas nas unidades de internação
Fonte de dados	Prontuário do paciente
Periodicidade	Mensal
Responsável pela informação	Nutricionistas e/ou enfermeiros, EMTN
Meta	> 80%
Referencial comparativo	Hospitais com características similares

Legenda: EMTN: equipe multiprofissional de terapia nutricional.

Fonte: Isosaki et al.[24]

Os indicadores devem possuir uma meta ou um grau mínimo aceitável ou tolerado. A meta é o nível de desempenho pretendido para determinado período de tempo, é o índice de resultado que se espera alcançar com o desempenho do processo que está sendo medido.[3,24] A tolerância ou o grau mínimo aceitável é aquele valor para o qual ainda se permite um risco mínimo em virtude da realidade de ocorrência e a característica clínica do doente oncológico, por exemplo, valores mínimos aceitáveis de diarreia ou perda de cateter para nutrição enteral.

Muitas vezes, é difícil estabelecer metas, especialmente quando não existem históricos de dados registrados ou diretrizes e legislações que embasem esses valores. Neste caso, a elaboração das metas pode se basear em evidência científica ou na experiência do profissional e/ou instituição, traduzida normalmente através de uma série histórica de registros.[3,24]

Os resultados devem ser analisados periodicamente com base nas metas estabelecidas e, caso o valor seja inferior ao esperado, devem ser criadas medidas corretivas e/ou preventivas com elaboração de planos de ações, para reverter o índice e alcançar a meta estabelecida. Para tanto, o uso de ferramentas da qualidade é indicado.[24]

As ferramentas de qualidade definem, mensuram, analisam e propõem soluções para problemas no desempenho dos processos de trabalho, podendo ser utilizadas por todos os integrantes da instituição, desde que treinados. Além disso, elas são úteis no estudo das etapas para se girar o PDCA (do inglês *Plan, Do, Check* e *Act* – Planejamento, Execução, Verificação e Ação), como também, o método 5W2H, a folha de verificação, o diagrama de pareto, o fluxograma, o diagrama de Ishikawa, o *brainstorming*, entre outros.[17]

Não existe padrão-ouro para utilização das ferramentas de qualidade. Elas devem ser escolhidas de acordo com cada serviço ou organização, conforme conveniência.[24]

Exemplos de indicadores

Manipulação de nutrição enteral/parenteral

- **Preparação da dieta:** para hospitais que possuem lactário ou conseguem produzir a dieta parenteral: análise microbiológica, amostragem, análise do ambiente de produção, seguindo legislações pertinentes para cada área.

- **Transporte de nutrição:** principalmente em casos de contratos com empresas terceiras que produzam nutrição enteral ou parenteral ou mesmo envase de água para administração via cateter para nutrição enteral.

Capítulo 14 • Indicadores de qualidade gerenciais em oncologia

- **Entrega da nutrição:** qualidade, estoque, entregadores, manutenção de temperatura, segurança de processos.
- **Administração da dieta: em UTI (Unidades de Terapia Intensivas) e em Unidades de Internação:** registros em prontuário do paciente.
- **Estorno de dieta à farmácia:** motivos de não administração ou perdas.

Assistência clínica ou conduzida por EMTN

- Tempo dedicado dos profissionais da EMTN à assistência aos pacientes em terapia nutricional.
- Seguimento de protocolos existentes.
- Frequência de realização de triagem nutricional (nas UTI e em Unidades de Internação).
- Frequência de realização de ASG (Avaliação Subjetiva Global) em pacientes com risco nutricional – o uso combinado da NRS-2002 seguida da ASG pode predizer desfechos negativos.[8]
- Frequência de cálculo das necessidades energéticas e proteicas em pacientes em uso de terapia nutricional enteral.
- Frequência de administração de > 70% do volume prescrito em pacientes com terapia nutricional enteral – avaliar motivos de não administração como intolerância gastrintestinal, distensão abdominal, diarreia, vômitos, pausas prologadas e repetitivas em virtude do preparo para exames e mesmo para procedimentos cirúrgicos, demora na entrega da dieta para o paciente, recusa do paciente em receber a dieta etc.
- Frequência de jejum > 24 horas em pacientes sob terapia nutricional enteral ou oral.
- Frequência de pacientes com tempo de jejum > 48 horas antes de iniciar terapia nutricional.
- Treinamentos realizados para EMTN e para os demais profissionais do hospital.
- Prescrição de terapia nutricional oral para pacientes em risco nutricional.
- Reuniões da EMTN realizadas segundo cronograma inicialmente proposto.
- Registros de ações para resultados de indicadores além da meta estabelecida (elaboração de um painel de gestão).
- Frequência de avaliações nutricionais realizadas.

Manual Prático de Assistência Nutricional ao Paciente Oncológico Adulto e Pediátrico

- Frequência de diarreia (três ou mais episódios de evacuações líquidas/dia) em pacientes sob terapia nutricional enteral há mais de 72 horas – atentar-se para uso de quimioterápicos e/ou antibióticos, bem como infecção por *Clostridium difficile*, que possam acentuar essa situação.
- Frequência de constipação (evacuação ausente por mais de 3 dias consecutivos) em pacientes sob terapia nutricional enteral há mais de 72 horas – atenção ao uso de opioides ou tempo prolongado de dieta enteral sem fibras.
- Frequência de perda inadvertida de cateter para nutrição enteral.
- Frequência de obstrução do cateter para nutrição enteral.
- Frequência de recuperação do consumo oral de forma satisfatória (independência de terapia nutricional enteral ou parenteral).
- Frequência de infecção de cateter venoso central em pacientes recebendo terapia nutricional parenteral.
- Pacientes desnutridos que não recebem qualquer tipo de terapia nutricional.
- Uso de terapia nutricional sem indicação.
- Uso inapropriado de terapia nutricional parenteral ou terapia nutricional enteral.
- Frequência de prescrição de complemento nutricional oral para pacientes desnutridos recebendo dieta oral.
- Frequência de prescrição de complemento nutricional oral para pacientes em risco nutricional recebendo dieta oral.
- Frequência de adesão a terapia nutricional oral.
- Frequência de pacientes com consumo oral insuficiente e prescrição de complemento nutricional oral (nas UTI e Unidades de Internação).
- Frequência de avaliação do consumo oral (nas UTI e Unidades de Internação).
- Frequência de intolerância ao complemento nutricional em virtude do horário inapropriado de oferta.
- Frequência de intolerância ao complemento nutricional em virtude do sabor.
- Frequência de intolerância ao complemento nutricional em virtude do volume.
- Frequência de reavaliação de pacientes em risco nutricional.
- Prioridade de uso da via enteral na ausência de contraindicações.
- Pacientes desnutridos que possuem um plano de cuidado para terapia nutricional.

Capítulo 14 • Indicadores de qualidade gerenciais em oncologia

- Solicitação de exames conforme protocolo estabelecido (p. ex., checagem semanal de triglicérides para pacientes em uso de terapia nutricional parenteral).
- Frequência de pacientes que desenvolveram lesão por pressão categoria III ou IV durante internação.
- Taxa de melhora e manutenção do estado nutricional de pacientes com risco nutricional.
- Taxa de orientação nutricional na alta hospitalar.
- Taxa de pacientes desnutridos.
- Taxa de pacientes em risco nutricional.
- Taxa de absenteísmo no ambulatório
- Taxa de conformidade do registro do nutricionista em prontuário auditado.

Considerações finais

Não há regra para seleção dos melhores indicadores em terapia nutricional. Essa decisão deve ser feita com base nas necessidades e na experiência de cada instituição.[24]

A implantação de indicadores de qualidade em terapia nutricional tem contribuído para melhorias no cuidado nutricional em hospitais do Brasil. A disponibilidade de treinamento e programas de educação continuada em nutrição clínica é ponto-chave para consciência do cuidado nutricional, bem como dos desfechos para o paciente.[25]

Medir qualidade e quantidade em serviços de saúde é imprescindível para o planejamento, a organização, a coordenação e o controle das atividades desenvolvidas, uma vez que elas proporcionam confiabilidade nas informações e apoiam a tomada de decisão.[23]

Referências bibliográficas

1. Donabedian A. Explorations in Quality Assessment and Monitoring. The Definition of Quality and Approaches to its Assessment. Ann Arbor 1980. Michigan, Health Administration Press.
2. WHO. Health Care Systems in Transition. Belgium. Copenhagen, WHO Regional Office for Europe on behalf of the European Observatory an Health Systems and Policies. WHO – World Health Report 2000: Health Systems: Improving Performance. Geneva, Switzerland, World Health Organization. WHO working group. The principles of quality assurance. Qual Assur Health Care. 1989.1:79-95.
3. Folgueras TM. Gestión en Nutrición Clínica. Nutr Hosp. 2015.31(Supl. 5):5-15.

4. Arenas MD, Álvarez-Ude F, Egea JJ et al. Impacto delseguimiento de indicadores de calidad em hemodiálisis. Nefrología. 2004.XXIV(3):261-75.
5. Alves VLS. Gestão da qualidade. Ferramentas utilizadas no contexto contemporâneo da saúde. 2. ed. São Paulo, Martinari. 2012.
6. Neto GV, Malik AM. Gestão em Saúde. 2. ed. Rio de Janeiro, Editora Guanabara. 2016. p.25-31.
7. Gimeno CV, Compés CC, Puerta AA, Soriano LF, Álvarez MC, Lesmes IB, Mestre RP, Membrilla II, García-Peris P. Implantación de un sistema de gestión de calidaden una unidad de nutrición segúnla norma UNE-EN-ISO 9001:2008. Nutr Hosp. 2015.32(3):1386-92.
8. Raslan M, Gonzalez MC, Torrinhas RS, Ravacci GR, Pereira JC, Waitzberg DL. Complementarity of Subjective Global Assessment (SGA) and Nutritional Risk Screening 2002 (NRS 2002) for predicting poor clinical outcomes in hospitalized patients. ClinNutr. 2011.30(1):49-53.
9. Donabedian A. The quality of care. How can it be assessed? JAMA J Am Med Assoc. 1988.260:1743-8.
10. Waitzberg DL. Indicadores de Qualidade em Terapia Nutricional. São Paulo, ILSI Brasil. 2008.
11. Verotti CC, Torrinhas RS, Cecconello I, Waitzberg DL. Selection of top 10 quality indicators for nutrition therapy. NutrClinPract. 2012.27(2):261-7.
12. Verotti CCG, Torrinhas RSM, Corona LP, Waitzberg DL. Design of quality indicators for oral nutritional therapy. NutrHosp. 2015.31(6):2692-5.
13. Joint Commission on Accreditation of Healthcare Organizations (JCIHO). 1996.
14. Waitzberg DL. Indicadores de Qualidade em Terapia Nutricional: Aplicação e Resultados. São Paulo, ILSI Brasil. 2010.
15. Waitzberg DL, Enck CR, Miyahira NS, Mourão JRP, Faim MMR, Oliseski M et al. Terapia nutricional: indicadores de qualidade projeto diretrizes. São Paulo, Associação Médica Brasileira e Conselho Federal de Medicina. 2011.
16. Ceniccola GD, Araújo WMC, Brito-Ashurst I, Abreu HB, Akutsu RC. Protected time for nutrition support teams: What are the benefits? Clinical Nutrition ESPEN. 2016.16:36-41.
17. Oliveira V, Silva APA, Gandolfo AS, Trevisani V, Modesto V, Lemos PSM. Indicadores. In: Viani K, Oliveira V, Nabarrete J, Silva APA, Feferbaum R. Nutrição e câncer infanto-juvenil. Barueri, Manole. 2017. p.28-46.
18. vanNie NC, Meijers JM, Schols JM, Lohrmann C, Spreeuwenberg M, Halfens RJ. Do structural quality indicators of nutritional care influence malnutrition prevalence in Dutch, German, and Austrian nursing homes? Nutrition. 2014.30(11-12):1384-90.
19. Meijers JM, Tan F, Schols JM, Halfens RJ. Nutritional care – do process and structure indicators influence malnutrition prevalence over time? ClinNutr. 2014.33(3):459-65.
20. Noemi CvNV. Malnutrition in nursing home residents in The Netherlands, Germany and Austria. Exploring and comparing influencing factors. Maastricht: Department of Health Services Research, Universiteit Maastricht. 2014.
21. Paganini JM. Calidad y eficiencia de la atencion hospitalaria. La relacion entre estrutura, proceso y resultado. 1993. Washington (USA).
22. Donabedian A. The role of outcomes in quality assessment and assurance. Qual Rev Bull. 1992.18:356-60.
23. Bittar OJNV. Indicadores de Qualidade e Quantidade em Saúde. 2001. RAS 3(12):21-8.
24. Isosaki M, Gandolfo AS, Jorge AL, Evazian D, Castanheira FA, Bittar OJN. Indicadores de Nutrição Hospitalar. Rio de Janeiro, Atheneu. 2015.
25. Waitzberg DL, Correia MI. Strategies for High-Quality Nutrition Therapy in Brazil. JPEN. 2016.40(1):73-82.

Capítulo 15

Gastronomia hospitalar

- *Fernanda Rodrigues Alves*
- *Janilene Medeiros S. Pescuma*
- *Maria Cecilia Tiburcio*
- *Priscila Po Yee Cheung*

O "Universo da Nutrição", além da busca do estado nutricional adequado, envolve alimentos, receitas e gastronomia. A alimentação é cercada de mitos, tradições, modismos e até sentimentos. "Quase todo mundo conserva lembranças felizes de quando via a mãe na cozinha, fazendo proezas... que costumavam resultar em iguarias saborosas", descreve o pesquisador Michael Pollan em *Cozinhar* – uma história natural da transformação.[1]

O paciente com câncer pode apresentar não só inapetência, alteração de paladar, náusea, dificuldades na mastigação, deglutição, entre outros, mas também alteração de todo universo culinário, desde o que se deve comer, o que se pode comer até o que se consegue comer. A mudança vai da vida social, com a perda da diversão e do contexto social que a alimentação está envolvida, até a alteração na percepção de cheiros e sabores, impactando nas memórias alimentares e criando aversões que antes não existiam.[2] A desnutrição tem sido verificada como grande complicação nutricional de pacientes com câncer. O comprometimento do peso é apontado como fator de pior prognóstico clínico, podendo estar associado ao tipo de tumor, estágio da doença, órgãos acometidos, além do tratamento oncológico adotado.[3]

Manual Prático de Assistência Nutricional ao Paciente Oncológico Adulto e Pediátrico

Manter ou recuperar o estado nutricional tanto no âmbito hospitalar, quanto após a alta, pode ser muito complicado, isso em virtude do quadro clínico, da alteração da rotina e das toxicidades decorrentes do tratamento, que podem impactar negativamente na ingestão alimentar do paciente.[4]

Neste contexto, o risco de desnutrição intra-hospitalar no paciente infantil se torna ainda mais grave, em virtude da fragilidade, da vulnerabilidade alimentar e nutricional e das especificidades deste grupo etário. A falta de apetite na criança enferma pode resultar em importante redução da ingestão de nutrientes, de energia e, consequentemente deficit de crescimento e desenvolvimento. Além disso, o estado nutricional da criança doente é determinante como fator prognóstico nas patologias.[5]

Quando a dieta é capaz de superar as expectativas do cliente, resultando em melhor ingestão alimentar e, consequentemente, em melhores condições nutricionais, gera-se impacto positivo na saúde do paciente. A aplicação de técnicas gastronômicas pode favorecer a realização das refeições. Um estudo publicado em 2013 mostrou que a inovação com preparações específicas, de acordo com cada efeito adverso que os pacientes possam ter, resultaram em melhor aceitação alimentar.[6] A monotonia no cardápio foi identificada como um dos motivos de baixa aceitação alimentar. Outro estudo publicado no mesmo ano observou que pacientes hospitalizados e com câncer apresentaram um elevado índice de resto ingestão (37%). Quanto aos motivos relatados para a não aceitação da dieta foram: falta de sabor (40%), monotonia (33%), quantidade exagerada (29%), falta de apetite (26%) e temperatura (24%). Os autores concluíram o quanto a aplicação de técnicas dietéticas e a implementação da gastronomia hospitalar podem ser fundamentais para elaboração de cardápios nutritivos e que estimulem a ingestão alimentar destes pacientes.[7]

Gastronomia e nutrição são conceitos diferentes, embora complementares. Além disso, entendemos que a nutrição hospitalar necessita da gastronomia, pois por meio dela é que se fez necessário o nascimento da gastronomia hospitalar. A transformação da dieta prescrita em uma refeição atrativa e saborosa, cujo objetivo é aplicar as técnicas da gastronomia para transformar as dietas com restrições em verdadeiros banquetes, garante o sucesso da terapia nutricional oral.[8,9] Este conceito deve ser incorporado no pós-alta, pois muitas vezes as dificuldades não ficam somente no ambiente hospitalar, nas receitas de nas preparações que auxiliam e amenizam os principais efeitos colaterais da quimioterapia e da radioterapia, mas também podem ser disponibilizadas e traduzidas em preparações práticas, simples e acessíveis para serem reproduzidas em

200

Capítulo 15 • Gastronomia hospitalar

domicílio. Cabe ao nutricionista utilizar a gastronomia como ferramenta para divulgar informações nutricionais necessárias para contribuir com a qualidade de vida do paciente oncológico, melhorar o estado nutricional e colaborar para uma melhor resposta ao tratamento.

Bases da gastronomia

A aplicação das bases da gastronomia é que garantirá boa apresentação dos pratos por meio de cortes adequados e finalização, além de resultar em receitas saborosas e aromáticas.[9]

Os fundos e caldos são líquidos claros ou escuros resultantes da cocção de partes de aves, pescados, carnes ou hortaliças. Conhecer e utilizar os fundos originará pratos com grande qualidade sensorial. Os fundos depois de prontos podem ser espessados e passam a servir de base para molhos e sopas. Os molhos são preparações que acompanham os alimentos e que têm a finalidade de conferir umidade, além de realçar o sabor, melhorar a textura do alimento e aparência do prato.

Assim como os fundos e caldos, os aromáticos também fazem parte das bases da gastronomia. Estes consistem em misturas de ervas e especiarias que conferem resultados sensoriais aos alimentos.

A utilização adequada de ervas e especiarias pode ser alternativa assertiva para auxiliar na ingestão alimentar de pacientes tanto com inapetência quanto com alteração do paladar.

Pacientes em quimio ou radioterapia podem apresentar alteração na percepção de sabor. A prevalência desta alteração pode variar entre 16 e 70% no início do tratamento e 50 e 70% entre as últimas sessões.[10]

A percepção do sabor é mediada por células receptoras nas papilas gustativas, e a saliva desempenha um papel fundamental na colocação de estímulos alimentares nessas células receptoras. No entanto, quando há a combinação do cheiro com o sabor, cria-se a percepção completa do sabor, que combinado com a textura e a temperatura, compõem a impressão sensorial geral de cada alimento. Dentre as modalidades de sabor há o doce, o azedo, o salgado, o amargo e o novo quinto sabor, chamado umami.[10] O glutamato é um aminoácido presente naturalmente em alguns alimentos. Derivado dele, há o glutamato monossódico, ofertado como aditivo alimentar. Hoje, diversos órgãos mundiais, bem como a Anvisa, que é nosso órgão nacional, reconhecem o glutamato monossódico como aditivo alimentar seguro, sem a necessidade de restringir sua quantidade de ingestão diária.[11]

Um estudo mostrou que a utilização de pequenas quantidades de glutamato monossódico em preparações culinárias pode melhorar a palatabilidade dos alimentos para pacientes oncológicos sob tratamento quimioterápico. Portanto, vale idealizar receitas que recebam este ingrediente, principalmente em períodos de maior alteração de paladar e recusa alimentar.[12]

As alterações de paladar com gosto metálico e até mesmo o aumento da percepção do sabor doce dos alimentos são relatados como os efeitos adversos mais frequentes no tratamento oncológico.[13] Um estudo publicado em 2017 observou que um terço dos pacientes com alteração de paladar possuíam gosto metálico e que 16% de todos os pacientes relataram sabor metálico durante o tratamento. Ijpma et al. sugerem estratégias para ajudar na percepção deste gosto metálico dos pacientes, como utilizar utensílios de plástico e adicionar ervas e especiarias nas preparações.[14] Portanto, considerando os problemas identificados e as propostas que a gastronomia hospitalar traz, entendemos que a utilização das bases da gastronomia pode auxiliar na ingestão alimentar dos pacientes. Um estudo realizado em um hospital público identificou que ausência de temperos e molhos, bem como monotonia dos cardápios e textura dos alimentos foram apontados como aspectos negativos das refeições servidas.[15]

Cardápio de opções e opção diferencial no ambiente hospitalar

O cardápio certamente definirá o início de uma resultante de sucesso. Ofertar um cardápio composto por alimentos que atendam as preferências alimentares e as restrições clínicas pode ajudar na melhor ingestão alimentar. Preferências alimentares são definidas por situações culturais, financeiras, religiosas e até pela faixa etária. Para a elaboração do cardápio há necessidade de se verificar todas estas questões.

A rejeição do paciente oncológico à refeição-padrão parece ser um dos pontos principais para a recusa alimentar, portanto, ofertar um alimento diferente do habitualmente consumido no almoço ou no jantar pode ajudar a reduzir estas aversões e melhorar a ingestão alimentar. Lanches nutritivos também são propostas inovadoras para a melhoria da ingestão alimentar, quando os pacientes passam a sentir aversão das opções habituais. Um estudo publicado em 2007 avaliou um grupo de crianças com leucemia e observou recusa alimentar das grandes refeições (almoço e jantar), com preferência por lanches. Os autores concluem o trabalho apontando a importância da aplicação das técnicas da gastronomia e o desenvolvimento de cardápio especializado, com o objetivo de melhorar a ingestão alimentar e, consequentemente, o estado nutricional destes pacientes.[16]

As opções diferenciais do cardápio devem ser diversas dos alimentos que habitualmente compõem as refeições do almoço e do jantar. Esta proposta inclui preparações com alimentos que possam ser consumidos em temperaturas mais frias, minimizando os odores que os alimentos quentes exalam e que podem piorar o quadro de náuseas. Além de incluir receitas levemente condimentadas, elas podem auxiliar na ingestão alimentar de pacientes com alteração de paladar ou até mesmo inapetentes, pois empregar ervas e especiarias resulta em alimentos mais palatáveis.[9,16]

Figura 15.1 – Exemplo de opção diferencial: minipimentão recheado.

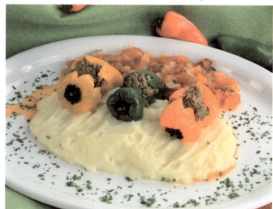

Fonte: Alves, Lins e Oliveira.[27]

Apresentação do prato

A apresentação dos pratos vai além da sua montagem e finalização. A utilização de toalhas e guardanapos adequados possui impacto importante no resultado final. Porcionamento em pratos com divisórias podem não valorizar as preparações, assim como o uso de embalagens descartáveis.[8] O alimento deve ser atraente aos olhos, para tal cortes variados, molhos diferentes, harmonia de cores e disposição dos alimentos no prato são recursos que contribuem para melhorar a apresentação. Silva observou que a melhora do aspecto visual da dieta promoveu um aumento no desejo de consumir a refeição, ocorrendo mudanças significativas na aceitação alimentar após intervenções gastronômicas.[17] Outro ponto importante está relacionado com uso de filme plástico ou tampas com vedação total do prato, pois esses tipos de fechamento tendem a concentrar os aromas dos alimentos, ocasionando piora imediata dos casos de náuseas e vômitos dos pacientes quando os pratos são destampados. Servir a refeição em um prato de louça tampado com uma cloche com furo central permite melhor apresentação dos alimentos, além de possibilitar dissipação do cheiro, permitindo uma refeição mais agradável ao paciente oncológico, principalmente em momentos de náuseas.

Ao pensar no enxoval de mesa para a montagem do prato, a faixa etária do paciente também deve ser considerada. Crianças costumam alimentar-se melhor quando utilizamos cores e montagens em forma de personagens. Já os adolescentes podem não gostar de serem tratados como criança.

Finger food: novo conceito aplicado à prática clínica

O *finger food* é um novo conceito dentro da gastronomia, que apresenta a refeição em porções menores, podendo ser, portanto, mais atrativa ao paciente inapetente.[18] A aplicação deste conceito na prática clínica propõe apresentação de porções menores, que podem ser montadas em pratos de sobremesas ou outras pequenas louças que possam conferir ao paciente uma quantidade menor de alimentos. Os pacientes com inapetência tendem a recusar alimentação. Portanto, porções menores conferem a sensação de que é possível tentar se alimentar, apresentando, assim, maiores chances de incentivo ao doente. Ferreira, em um estudo publicado em 2013, observou que 29% dos pacientes não conseguiam se alimentar, pois a porção continha uma quantidade exagerada de comida.[7]

Figura 15.2 – Exemplo de porcionamento tipo *finger food*: bobó de frango na minimoranga.

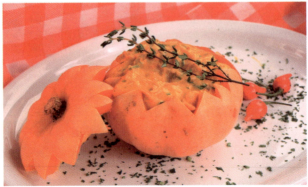

Fonte: Alves, Lins e Oliveira.[27]

Capítulo 15 • Gastronomia hospitalar

Comfort food: alimentos da alma

O *comfort food* tem a proposta de conferir prazer e qualidade de vida por meio da alimentação. O conceito do comfort food, ou comida que conforta a alma, é uma denominação para aqueles alimentos que remetem lembranças de épocas felizes e que, consequentemente, impactam de maneira significativa na qualidade de vida dos pacientes. Não há uma receita específica. A proposta é oferecer alimentos que sejam mais do que nutritivos ou que saciem a fome, mas que sejam capazes de resgatar lembranças de momentos importantes, conectando a pessoa que está comendo o alimento às emoções já vividas.[19,20] Comfort food tenta resgatar sentimentos relacionados à comida e agradar o paladar e a alma. Significa uma alimentação nostálgica e confortável que nos remete aos sabores da infância, de um determinado período de nossas vidas ou até mesmo de uma viagem que fizemos.[21]

Melhora da aceitação dos suplementos nutricionais orais pela gastronomia

Os suplementos nutricionais orais estão entre as estratégias com mais comprovação no combate à desnutrição. Revisões sistemáticas e metanálises indicam, de modo consistente, que os suplementos orais compostos por múltiplos nutrientes são capazes de melhorar o aporte nutricional, energético, aumentar o peso corporal, melhorar a imunidade que podem refletir na resposta ao tratamento e trazer uma série de benefícios clínicos e funcionais para muitos grupos de pacientes.[22]

Tem sido estudada a eficácia da utilização de suplementos em doentes oncológicos, sendo que a maioria dos estudos demonstram que a sua implementação resulta no aumento de peso ou pelo menos na redução da perda de peso, melhoria no funcionamento do sistema imunitário e de qualidade de vida, assim como a diminuição da toxicidade gastrintestinal provocada pelos tratamentos de quimioterapia e radioterapia.[23]

Existem várias opções de suplementos no mercado: pó, líquido, em consistência cremosa, com e sem sabor. Cabe ao nutricionista avaliar qual melhor se adapta a cada etapa do tratamento. Suplemento líquido concentrado com baixo volume pode ser uma boa estratégia para auxiliar os pacientes inapetentes. Os que podem ser misturados em preparações são interessantes para os pacientes que criam aversão ao suplemento.

Considerando os suplementos orais fundamentais no tratamento e/ou prevenção da desnutrição nos pacientes oncológicos, a modificação na sua forma de apresentação auxilia na melhora da aceitação, principalmente quando em uso prolongado.

A gastronomia permite criar, testar, degustar e elaborar com detalhes receitas e preparações que auxiliam as atividades clínicas junto ao doente. Com isso, os mesmos suplementos nutricionais prontos para beber ou que precisem de reconstituição podem, eventualmente, ter o seu sabor e sua apresentação adaptados. Esses novos receituários podem estender um pouco mais a tolerância dos pacientes em regime de suplementação nutricional prolongada.[24]

Figura 15.3 – Suco refrescante com suplemento.

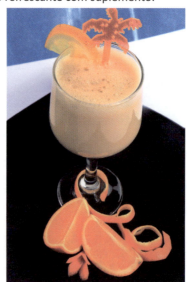

Fonte: Alves, Lins e Oliveira.[27]

A maioria dos Serviços de Nutrição e Dietética de Hospitais da cidade de São Paulo disponibilizam aos seus pacientes várias receitas simples e práticas. Os suplementos nutricionais em pó sem sabor ou líquidos podem ser utilizados em preparações salgadas (p. ex., purê, sopa, patê), bebidas (p. ex., vitaminas, frappés e sucos), sorvetes (p. ex., picolés, geladinhos, *milk-shake*) ou em sobremesas (p. ex., mousse, pavê, cremes etc.).

Figura 15.4 – *Milk-shake* de morango com suplemento.

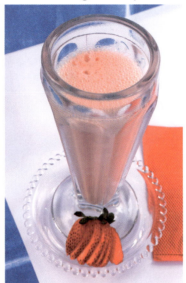

Fonte: Alves, Lins e Oliveira.[27]

Dessa forma, uma suplementação adequada associada à alimentação pode melhorar a oferta de nutrientes, que, normalmente, fica comprometida durante o tratamento oncológico em virtude da redução do consumo de alimentos.

Oficinas culinárias e receitas

A oficina de culinária como eixo estruturante de um método educativo para a promoção da alimentação saudável é uma estratégia que pode ser utilizada para educação alimentar e nutricional. Pode ser uma das ferramentas de promoção de mudança, pois proporciona reflexão e experiência de vivência aos participantes sobre relações entre alimentação, cultura e saúde, motivando-os na manutenção de bons hábitos alimentares.[25]

Existem poucos estudos sobre o tema voltados especificamente ao paciente oncológico. Normalmente, as oficinas culinárias são destinadas à prática clínica de profissionais de nutrição oncológica. Estes profissionais, por sua vez, repassam aos pacientes técnicas de culinária empregadas na gastronomia hospitalar, auxiliando-os na amenização dos principais efeitos colaterais e adaptação às toxicidades do tratamento proposto. É uma ótima oportunidade para conhecer, tocar, sentir o aroma dos alimentos

Manual Prático de Assistência Nutricional ao Paciente Oncológico Adulto e Pediátrico

e degustar as receitas elaboradas. Além de temas voltados às dificuldades mais comuns, como controle de náuseas, hidratação, utilização de suplemento alimentar em preparações, dentre outros, pode-se abordar a alimentação preventiva de câncer.

Receitas de sucesso da gastronomia hospitalar também podem ser divulgadas através de *sites* oficiais das instituições e manuais voltados à população.

Considerações finais

A gastronomia hospitalar, que alia prescrição dietética e restrições alimentares à elaboração de refeições saudáveis, nutritivas, atrativas e saborosas, pode permitir que dietas hospitalares, conhecidas pela insipidez, participem da terapêutica, agregando prazer ao valor nutricional do alimento.[8]

Entretanto, apesar de a gastronomia ser hoje amplamente incentivada, os recursos para investimento nessa área são limitados em determinados hospitais. Trata-se da realidade de grandes centros urbanos e de unidades hospitalares de grande porte e privadas. O custo com a contratação de profissionais qualificados e com a compra de gênero alimentício, equipamento e utensílios diferenciados devem ser discutidos em relação ao custo benefício.[17]

Além disso, a gastronomia é uma importante ferramenta na obtenção de um serviço humanizado, contribuindo não somente para melhor aceitação alimentar durante a internação, mas para possibilidades de autonomia do paciente com a escolha da sua comida para seu próprio conforto.[26]

Referências bibliográficas

1. Pollan M. Cozinhar: uma história natural da transformação. Rio de Janeiro, Intrínseca. 2014. 448p.

2. Juarez LM, Garcua JL, Cipriano CC. Cancer at the Dinner Table: Experiences, Senses and Emotions of Laryngeal Cancer Patients (Spain). Anthropology of food. 2017.2:1-14. (Internet). Disponível em: http://aof.revues.org/8246. Acesso em 10 nov. 2017.

3. Lopes LD, Rodrigues AB, Brasil DRM, Moreira MMC, Amaral JG, Oliveira PP. Prevenção e tratamento da mucosite em ambulatório de oncologia: Uma construção coletiva. Texto Contexto Enferm. 2016:25(1). (Internet). Disponível em: http://dx.DOI.org/10.1590/0104-070720160002060014. Acesso em 01 out. 2017.

4. Reolon LZ, Rigo L, Conto F, Ce LC. Impacto da laserterapia na qualidade de vida de pacientes oncológicos portadores de mucosite oral. Rev Odontol – Unesp. 2017 Jan-Feb.46(1):19-27. (Internet). Disponível em: http://dx.DOI.org/10.1590/1807-2577.09116. Acesso em 01 out. 2017.

Capítulo 15 • Gastronomia hospitalar

5. Gaare J, Maillet JO, King D, Gilbride JA. Perceptions of clinical decision making by dietitians and phiysicians. J Am Diet Assoc. 1990 jan.90(1):54-8.

6. Paiva DCS, Nascimento JC, Cabral BEM, Félix ACF, Lopes MS, Levate DXA. A gastronomia como alívio dos sintomas do tratamento do câncer. Revista científica da faminas. 2013.9(2):11-26. (Internet). Disponível em: http://periodicos.faminas.edu.br/index.php/RCFaminas/article/view/324/299. Acesso em 01 out. 2017.

7. Ferreira D, Guimarães TD, Marcadenti A. Acceptance of hospital diets and nutritional status among inpatients with câncer. Einstein. 2013.11(1):41-6. (Internet). Disponível em: http://www.scielo.br/pdf/eins/v11n1/en_a08v11n1.pdf. Acesso em 01 out. 2017.

8. Souza MD, Nakasato M. Gastronomia hospitalar auxiliando na redução dos índices de desnutrição entre pacientes hospitalizados. O Mundo da Saúde. 2011.34(2):208-14. (Internet). Disponível em: http://bvsms.saude.gov.br/bvs/artigos/gastronomia_hospitalar_auxiliando_reducao_desnutricao_pacientes.pdf. Acesso em 01 out. 2017.

9. Lages PC, Ribeiro RC, Soares LS. Dietas pastosas e gastronomia. Alim, Nutr. Braz. J. Food Nutr. 2013.24(1):91-9.

10. Spotten LE, Corish CA, Lorton CM, Dhuibhir PMUI, O'donoghue NC, O'connor B, Walsh TD. Subjective and objective taste and smell changes in câncer. Annals of Oncology. 2017.28(1):969-84. (Internet). Disponível em: https://DOI.org/10.1093/annonc/mdx018. Acesso em 10 de nov. 2017.

11. SOBOPE. Manejo nutricional em pacientes oncológicos pediátricos. A importância do sabor para o estimula da salivação. (Internet). Disponível em: http://sobope.org.br/apex/f?p=106:13:::NO::DFL_PAGE_ID:4162. Acesso em 01 out. 2017.

12. Elman I, Soares NS, Silva MEMP. Análise da Sensibilidade do Gosto Umami em Crianças com Câncer. Revista Brasileira de Cancerologia. 2010.56(2):237-42.

13. Epstein J B. Quality of life, taste, olfactory and oral function following high-dose chemotherapy and allgeneic hematopoietic cell transplantation. 2003.30:785-92.

14. Ijpma I, Timmermans ER, Renken RJ, Horst GJT, Reyners AKL. Metallic Taste in Cancer Patients Treated with Systemic Therapy: A Questionnaire-based Study. Nutrition and Cancer. 2017.69(1):140-5. (Internet). Disponível em: http://dx.DOI.org/10.1080/01635581.2017.1250922. Acesso em 01 out. 2017.

15. Demario RL, Sousa AA, Salles RK. Comida de hospital: percepções de pacientes em um hospital público com proposta de atendimento humanizado. Ciênc. Saúde coletiva. 2010.15(Suppl.1):1275-82.

16. Guedes TS, Junior JR, Toscano B. Propostas dietoterápicas para crianças com leucemia linfocítica aguda, sob tratamento quimioterápico no hospital de apoio de Brasília. Universitas: Ciências da Saúde. 2007.5(1/2):35-49.

17. Silva SM, Mauricio AA. Gastronomia hospitalar: um novo recurso para melhorar a aceitação de dietas. Conscientia e Saúde. 2013.12(1):17-27. (Internet). Disponível em: http://www.redalyc.org/articulo.oa?id=92926313002. Acesso em 01 out. 2017.

18. Labaki P. *Finger foods* e outras modas de agora (Internet). Disponível em: http://anacreonteos.blogspot.com/2011/05/finger-foods-e-outra-modas-de-agora.html. Acesso em abr. 2011.

19. Papavero CG. Alegrias e Desventuras do Paladar: a alimentação no Brasil holandês. Rev. Nutr. 2010.23(1):137-44.

20. Silva MPO. *Comfort food* – Alimentando as memorias e sensações. Contribuciones a las Ciencias Sociales. (Internet). Disponível em: http://www.eumed.net/rev/cccss/2016/01/food.html. Acesso em abr. 2016.

21. Taldivo BP, Santos MCT. Gastronomia hospitalar. AEMS Rev. Conexão Eletrônica. 2016.13(1). (Internet). Disponível em: revistaconexao.aems.edu.br/wpcontent/plugins/download.../download.php?id=892. Acesso em 01 out. 2017.

22. Stratton R. Suplementos nutricionais orais: evidências favoráveis e aderência ao uso. Desnutrição: Consequências e tratamento. Coletânea Evidências Científicas em Terapia Nutricional Oral. São Paulo, Support Advanced Medical Nutrition. 2011.

23. Mcwhirter JP, Pennington CR. A comparison between oral and nasogastric nutritional supplements in malnourished patients. Nutrition. 1996.12(7):502-6.

24. Waitzberg DL. Nutrição oral, enteral e parenteral na prática clínica. 4. ed. Rio de Janeiro, Atheneu. 2009.

25. Figueiredo SM, Freitas MCD, Silva JMT, Filho SAV, Caligiorne RB. Oficinas de culinária: método educativo de alimentação saudável HU Revista, Juiz de Fora. 2014.40(1 e 2):67-72.

26. Nakasato M, Casseb MO, Costa HM, Cardoso EA. Gastronomia Hospitalar como Instrumento de Humanização. In: Anais do Congresso Internacional de Humanidades & Humanização em Saúde. Blucher Medical: Proceedings. 2014.1(2):72. (Internet). Disponível em: ISSN 2357-7282, DOI 10.5151/medpro-cihhs-10326. Acesso em 01 out. 2017.

27. Alves FR, Lins L, Oliveira ENR. Atenção no Cuidado Nutricional: Receitas e Orientações. 2. ed. Realização Sociedade Hospital Samaritano. 2015 set.

Capítulo 16

Mitos e verdades

- *Juliana Mayumi Iwakura*
- *Ligia Cristina Nobre Moreira*
- *Larissa Cardoso Monteiro*

A terapia nutricional no paciente oncológico tem como objetivo prevenir ou reverter o declínio do estado nutricional, diminuir os efeitos colaterais relacionados ao tratamento, evitar a progressão para caquexia e garantir uma melhor qualidade de vida para o paciente. Existem várias evidências de que a alimentação influencia na carcinogênese.[1]

Desde meados dos anos 1990, a quantidade de literatura científica sobre dieta e câncer tem aumentado de forma significativa.[1] Após o diagnóstico, amigos e familiares buscam alternativas para que o paciente seja curado ou melhore os efeitos adversos causados pela terapia antitumoral ou pelo próprio tumor. São divulgadas por leigos e a mídia oportunista não capacitada receitas, dietas, frutas e chás com poder curativo, porém nem sempre são verdadeiras ou pior, elas podem causar efeitos indesejáveis ou até fatais. Nesses casos, cabe ao paciente questionar o profissional especializado, a fim de sanar suas dúvidas antes de consumir esses alimentos/preparações, evitando maiores prejuízos à saúde e ao tratamento. Por isso, é importante investigar junto ao paciente, nas anamneses nutricionais, se eles estão fazendo uso de terapias ou dietas alternativas.

A seguir, abordaremos alguns alimentos polêmicos na nutrição oncológica.

Manual Prático de Assistência Nutricional ao Paciente Oncológico Adulto e Pediátrico

Chá verde

O chá verde (*Camellia sinensis*) possui uma série de compostos benéficos à saúde, como polifenóis, catequinas, teanina, polissacarídeos, entre outros. As catequinas são uma classe de moléculas bioativas divididas em: epicatequina (EC), galato de epicatequina (ECG), epigalocatequina (EGC), galato epigalocatequina (EGCG), catequina (C), catequina galato (CG), galocatequina (GC), galocatequina galato (GCG), sendo o EGCG a molécula mais abundante na planta e o composto mais estudado ultimamente. Dentre seus benefícios estão: redução da hipertensão, atividade antioxidante, prevenção e tratamento do câncer, cicatrização de feridas, antimicrobiano, antiviral, efeitos na redução de colesterol, antibacteriano, anti-inflamatório, melhora cognitiva e de memória.[2]

A bleomicina para tratamento de câncer de colo de útero combinada com as catequinas mostrou inibir sinergicamente a viabilidade celular e a proliferação através da indução da apoptose, além de aumentar a atividade antitumoral da droga em células *in vitro* em quantidades de 25, 50, 75, 100 e 125 µg/mL comparado com o grupo-controle.[3] A resistência à cisplatina pode ocorrer ao longo do tratamento quimioterápico. Assim, um estudo combinando cisplatina para células de câncer de ovário *in vitro* com o EGCG (dissolvido em etanol, fornecendo uma solução de 1 mM), relatou que os polifenóis podem diminuir ou minimizar o desenvolvimento da resistência aos fármacos, reduzindo, assim, a toxicidade e contribuindo para melhoria na eficácia do tratamento.[4] Em estudo com bortezomib, em que foi administrado entre 50 e 100 mg/kg de peso de EGCG em ratos com peso corporal médio de 25 g, demonstrou-se interação negativa quando as concentrações plasmáticas eram superiores a 200 µM, causando anulação da atividade antitumoral dessa droga. Entretanto, não se observou interação do EGCG com bortezomib em concentrações inferiores.[5]

Para Cao et al., a associação entre tamoxifeno e chá verde aumentou o efeito inibitório na proliferação de células do câncer de mama receptoras de estrogênio *in vitro*, além do EGCG aumentar significativamente a apoptose das células em comparação com a droga isolada. A maioria dos estudos foi realizada em ratos. Os estudos em humanos são realizados a partir do consumo diário de 6 xícaras de chá verde, chegando até 10 xícaras/dia nos países asiáticos.[6]

Uma metanálise mostrou que o consumo do chá verde tem efeito potencial na redução do risco de câncer de mama, além de parecer ter efeito protetor na prevenção da recidiva desse tipo de tumor. Foi encontrado também uma associação estatisticamente inversa entre o consumo de

Capítulo 16 • **Mitos e verdades**

chá verde e o câncer de mama. Ainda que existam dados conflitantes, o benefício do chá verde não pode ser descartado e, por isso, mais estudos devem ser realizados.[7]

Yiannakopoulou avaliou a hipótese da combinação de tamoxifeno com as catequinas do chá verde em aumentar a sua ação no câncer de mama receptor negativo e reduzir a dose do tratamento de câncer de mama receptor positivo.[8] Analisou-se que o EGCG a partir de 20 mcg provocou citotoxicidade de células, resultando na inibição do crescimento tumoral *in vitro*.[9] Estudos com ratos utilizando doses de 25 mg de EGCG/kg de peso, administrado intraperitoneal por 10 semanas, em conjunto com o tamoxifeno via oral, obtiveram efeitos positivos com o extrato de chá verde e o tamoxifeno em câncer de mama receptor negativo, em que apresentaram redução no tamanho do tumor por um bloqueio nas fases da carcinogênese pelo extrato de chá verde, ocasionando a apoptose das células tumorais e a redução da proliferação celular.[10] Entretanto, a autora acredita que a quantidade utilizada de EGCG nos estudos compilados é alta e difícil de alcançar no cenário clínico, porém não descarta a possibilidade de associá-lo ao tratamento com tamoxifeno. Mas em seu parecer, ainda necessitam de mais estudos.[8]

Até então os estudos avaliavam a interação dos antioxidantes com a quimioterapia, uma vez que eles reduzem a produção de radicais livres – substância liberada pelas células quando passam por estresse (a própria célula tumoral e a terapia antitumoral). Porém, alguns estudos relatam que os polifenóis poderiam atenuar os efeitos adversos da quimioterapia induzida pelos radicais livres. Além disso, o EGCG aumentou a acumulação das drogas nas células resistentes à múltiplos fármacos. Já é conhecido que a doxorrubicina pode resultar na cardiotoxicidade. A revisão feita por Cao et al. também mostrou melhora desse sintoma com o uso do chá verde. Contudo, esse estudo foi realizado em ratos.[6]

Rafieian-Kopaei e Movahedi realizaram uma revisão sobre os efeitos preventivos e terapêuticos do chá verde no câncer de mama. Eles averiguaram que o chá tem ações na sinalização do fator de crescimento tumoral da angiogênese e do metabolismo lipídico através da proteção contra a destruição de células ósseas induzidas nesse tipo de câncer. Além disso, o extrato da planta inibiu a proliferação celular por meio da apoptose, de forma dose-dependente, em estudos *in vitro*. Verificou-se que o EGCG tem impacto inibitório na angiogênese tumoral, restringindo, portanto, o desenvolvimento e a expansão da doença, já que essa catequina visa especificamente células e vascularização tumoral. Ainda assim, nesta revisão, alguns estudos clínicos mostraram resultados contraditórios. Fatores como a preparação da bebida, o período de consumo e a quantidade consumida na dieta podem modificar os resultados finais. Sendo assim, os autores sugerem que este composto seja útil na construção de novos medicamentos contra o câncer.[11]

Segundo Chen et al. os polifenóis do chá verde podem agir em todas as fases da carcinogênese (iniciação, promoção e progressão), ocasionando inibição de câncer de pulmão, pele, esôfago e fígado. Foi apurado uma diminuição na incidência de tumores hepatocelulares e de pele em ratos quando a infusão de chá verde foi administrada via oral durante o processo de iniciação e promoção. Estudos *in vitro* mostraram que os polifenóis do chá verde ou EGCG puro inibiram as células de carcinoma oral. Além disso, estudos pré-clínicos também mostraram a inibição na proliferação e na indução de morte celular em tumores de cabeça e pescoço, pulmão, próstata, mama, colorretal, entre outros tumores. Contudo, em um dos estudos, utilizando 6 g de chá verde/dia, não foram obtidos resultados positivos, pois apenas 1 paciente entre 60 pessoas, apresentou redução no PSA – o que não foi mantido por mais de 2 meses. Ademais, 69% dos pacientes tiveram toxicidade, apresentando náuseas, êmese, insônia, fadiga, diarreia e dor abdominal. Por isso, concluem-se que devem ser realizados mais estudos com chá verde, para uma melhor compreensão da farmacocinética, da absorção, da distribuição, do metabolismo e dos mecanismos moleculares, além de ser possível descobrir análogos de polifenol do chá mais potentes, estáveis e específicos, como potenciais agentes anticancerígenos.[12]

Suganuma et al. desenvolveram um estudo para avaliar as catequinas do chá verde na inibição da metástase do câncer através da microscopia de força atômica. Essa hipótese surgiu a partir do estudo realizado em 1992, em que ratos tratados com EGCG diluído em água mostraram inibição da metástase pulmonar de melanoma em dois modelos experimentais. Outros estudos também verificaram a inibição da metástase hepática em câncer colorretal. A partir daí eles começaram a estudar os efeitos multifuncionais das catequinas do chá verde, como: inibição da ligação ao receptor, crescimento de células cancerosas, invasão e migração, angiogênese, produção de citocinas inflamatórias, atividade proteasomal, atividades enzimáticas, caminhos de sinalização etc. Essa revisão analisou que o EGCG torna a membrana da célula tumoral mais rígida, tanto *in vitro* como *in vivo*, sendo um mecanismo fundamental para a inibição da metástase. Tal rigidez ocorre pela interação da catequina na bicamada lipídica das células cancerosas, não ocorrendo nas células normais.[13]

Capítulo 16 • **Mitos e verdades**

É importante verificar se existe interação farmacocinética das drogas com EGCG ou qualquer outra substância presente no chá verde, uma vez que estudos em ratos analisaram a interação com CPT-11, em que a meia--vida dessa medicação foi substancialmente prolongada, além de sua concentração plasmática ter aumentado. Com o 5FU, o extrato de chá verde também aumentou a biodisponibilidade da medicação e a meia-vida no plasma.[6]

Os autores concluíram que não deve ser utilizado chá verde e/ou suplementos com EGCG em pacientes em uso de sunitinib, pois as concentrações dessa droga foram diminuídas quando essa catequina foi consumida. Porém, este estudo acredita ser benéfico o uso de chá verde para melhorar a eficácia terapêutica e diminuir os efeitos colaterais nas drogas que não ocorre essa interação.[6]

A maioria dos estudos são realizados em ratos ou *in vitro* e os estudos realizados em humanos relatam mais a atuação das catequinas na prevenção do câncer. Todos destacam a procedência da folha do chá verde, a forma como a bebida é preparada e qual a atuação em conjunto com a quimioterapia, uma vez que os pacientes devem realizar o tratamento medicamentoso para, posteriormente, pensar em associá-lo com alimentos para verificar se ocorre ou não a inibição ou a diminuição da carcinogênese. O local onde a planta é cultivada e a forma de preparo têm impacto importante na quantidade de catequinas presentes e, muitas vezes, para atingir a quantidade do estudo, o consumo diário passa a ser inviável na dieta do paciente. Além disso, são necessários mais estudos em humanos para avaliar o benefício das catequinas do chá verde sem que ele interaja com o tratamento.

Graviola

A *Annona muricata*, mais conhecida como "graviola" pelos brasileiros, começou a ganhar força nos últimos anos pelas suas propriedades anticancerígenas, sendo mais utilizada em países da América do Sul e da África tropical, e depois difundida para vários outros países.

São 236 compostos bioativos, a maioria são polifenóis, flavonóis, flavonoides e alcaloides presentes nas folhas, segundo estudos realizados por Pieme et al. em 2014 e Coria-Téllez et al. em 2016. Por isso, a maioria dos estudos *in vitro* ou *in vivo* são realizados com extratos da folha.[14,15]

Segundo estudo de Pieme et al. – que avaliaram a atividade antitumoral do extrato de *A. muricata* em células de leucemia promielocítica humana *in vitro* –, foram encontradas modificações nas células tumorais características de célula entrando em apoptose, sendo dose-dependente e após 24 horas, mostrando inibição da proliferação celular. Contudo, trata--se de um estudo realizado *in vitro*, em ambiente e tempo controlados, e ainda não se sabe a reprodução desse achado *in vivo*.[14]

Segundo Coria-Téllez et al. destaca-se ainda a indução da apoptose por espécies ativas de oxigênio (ERO) e a redução de proteínas Bcl-2, que são proteínas anti-apoptóticas que desempenham papel importante na resistência de tumores ao tratamento. Além disso, os compostos bioativos da graviola mostraram ter certa seletividade, sendo que alguns extratos são mais tóxicos para as células tumorais se comparados com as células saudáveis. Os estudos sugerem inibição das vias de sinalização do metabolismo, metástase, indução à necrose e parada do ciclo celular em ratos. Contudo, esse estudo também aponta o poder tóxico relacionado ao consumo de *A. muricata* e a doença de Parkinson, que segundo os mesmos autores, a acetogenina é cerca de 1.000 vezes mais tóxica para cultura de células neurais, pois gera toxicidade para as células dopaminérgicas e ocasiona degradação da produção de energia. Sendo assim, verificaram que os compostos acetogenina (annonacina) e alcaloides de reticulina, presentes na planta, induzem neurotoxicidade e doenças neurodegenerativas em ratos. Portanto, a conclusão é que o seu uso de maneira tradicional não tem validação clínica, e que ainda assim podem causar neurotoxicidade *in vitro* e *in vivo*, precisando de mais estudos para determinar a quantidade, a bioatividade e/ou a neurotoxicidade dos compostos.[15]

Outra revisão analisou os mecanismos *in vitro* do extrato de etanol de *A. muricata* em câncer de pulmão e colo de útero, após a indução da apoptose via mitocôndria. Esta revisão citou a annonacina como um fator de risco para a neurodegeneração. Por isso, os mesmos autores indicam que o consumo excessivo, ou seja, consumo diário por 1 ano, deve ser cautelosamente considerado para evitar danos neurotóxicos. Assim, eles acreditam que seja necessário determinar o limiar de quais compostos contribuem para o efeito neurodegenerativo e, a partir disso, iniciar novas pesquisas sobre atividades biológicas para desenvolver novos agentes farmacológicos.[16]

Para Banerjee et al., os polifenóis dietéticos interferem nas vias de transdução de sinal relacionadas ao processo de carcinogênese. As acetogeninas presentes na *A. muricata* são seletivamente tóxicas para as células cancerosas, incluindo aquelas resistentes às drogas. Os autores avaliaram o potencial de indução de apoptose de células hepáticas com o extrato das folhas de *A. muricata* e verificaram que ocorre um efeito

Capítulo 16 • Mitos e verdades

inibitório no crescimento das células de maneira dose-dependente, tanto relacionado ao tempo de incubação quanto a concentração do extrato. Com essa descoberta, acredita-se que o extrato possa ser utilizado como agente quimioterápico para o câncer. Contudo, concluem que é necessária maior investigação desses mecanismos moleculares para a utilização da *A. muricata* como "alimento quimiopreventivo".[17]

Em virtude dos inúmeros compostos bioativos presentes na *A. muricata,* são diversos os benefícios dessa planta. Estudos *in vitro* mostram um poder apoptótico e antitumoral com a utilização do extrato da planta, mas, ainda assim, todos os estudos relatam doenças neurodegenerativas, como o Parkinson, em função da *Anonacina*, um composto tóxico presente naturalmente na planta.[16] Cabe ressaltar que nenhum estudo avaliou o uso da planta concomitantemente com a quimioterapia e/ou radioterapia. Não sabemos, então, se ocorrem interações, potencializando ou neutralizando um o efeito do outro. Assim, são necessários mais estudos para avaliar a indicação do uso do extrato da graviola como auxiliar no tratamento de pacientes oncológicos, jamais esquecendo que o tratamento proposto pela equipe médica é insubstituível, sendo fundamental a análise de cada composto para não trazer nenhum outro efeito adverso ao paciente.

Dieta cetogênica

Caracterizada por uma alta quantidade de lipídios, razoável em proteína e pobre em carboidratos (entre 20 e 50 g/dia). A dieta cetogênica clássica preconiza uma ingestão de 90% de lipídios, 7% de proteína e 3% de carboidratos. Contudo, existem derivações com distribuição diferente de macronutrientes, conforme mostrado na Tabela 16.1.[18]

Tabela 16.1 – Comparação entre os tipos de dieta cetogênica com base em 1.000 kcal.

Tipos de dieta	Cetogênica clássica	MCT	Atkins modificada	LGIT
Lipídios [g] (%calorias)	100 (90%)	78 (70%)	70 (70%)	60 (45%)
Proteínas [g] (%de calorias)	17 (7%)	25 (10%)	60 (25%)	40 (28%)
Carboidratos [g] (% calorias)	8 (3%)	50 (20%	10 (5%)	40 (27%)

Legenda: MCT: triglicerídeo de cadeia média. LGIT: dieta de baixo índice glicêmico.
Fonte: Paschoal.[18]

A dieta cetogênica induz um estado fisiológico de cetose em virtude do aumento de produção de corpos cetônicos, diminuição de glicose, insulina e manutenção dos níveis de pH sanguíneo através do metabolismo da gordura e do metabolismo limitado dos carboidratos. Neste estado, os corpos cetônicos se tornam a principal fonte de energia para o cérebro.[18]

Em 1920, Otto Warburg verificou que células tumorais apresentam uma mudança metabólica da utilização de glicose independentemente da disponibilidade de oxigênio.[19] O aumento na glicólise induz a carcinogênese, pois as células cancerosas metabolizam preferencialmente o açúcar. A partir disso, a hiperglicemia e a hiperinsulinemia ativam a via PI3K/Akt/mTOR, aumentando a absorção de glicose e, consequentemente, promovendo o crescimento, a sobrevivência, a proliferação e a manutenção das células tumorais.[20]

A partir da descoberta de que a dieta cetogênica resulta em consequências metabólicas em relação ao câncer e uma habilidade prejudicada para metabolizar corpos cetônicos como fonte de energia através da diminuição de glicose, aumento de corpos cetônicos e uma incapacidade de se adaptar ao metabolismo da cetona, gerou-se a hipótese da sua aplicabilidade no paciente oncológico, uma vez que reduz a disponibilidade de glicose para células tumorais enquanto fornece corpos cetônicos como combustível alternativo para as células normais, embora os mecanismos de ação não estejam totalmente compreendidos.[21]

De acordo com a literatura recente sobre o tema, deve-se levar em consideração que:

- A genética é um ponto a se considerar, pois pode influenciar no resultado da intervenção, uma vez que pode haver divergência na capacidade de as células tumorais metabolizarem os corpos cetônicos como fonte de energia.[22]
- A baixa adesão dietética em razão da restrição alimentar grave.[20-22]
- A perda de peso importante independentemente da restrição calórica, resultando na piora do estado nutricional do paciente.[20-22]
- A possibilidade de efeitos colaterais importantes, assim como aumento potencial de sintomas relacionados à doença ou à terapia convencional (p. ex., hiperlipidemia, cardiopatia, vômitos, constipação, irritabilidade, deficiência de micronutrientes, osteopenia, osteoporose, cálculo renal, letargia, hipoglicemia, dores de cabeça), que não devem ser negligenciados.[20-22]

Capítulo 16 • Mitos e verdades

- A dieta cetôgenica resultou na diminuição dos níveis de glicose e secreção de insulina no sangue, alterando, assim, a absorção de glicose pela célula tumoral, atingindo com sucesso o estado de cetose e ocasionando uma melhora clínica.[20]
- As células cancerosas não só se adaptam à situação, como também desenvolvem mutações e características das células-mãe (estudos in vitro). Uma hipótese é que a dieta coloca o tumor sob estresse e, portanto, gera resistência e malignidade. Em um experimento em camundongos, os tumores no grupo tratado com dieta cresceram inicialmente menos, mas o crescimento tumoral posterior acelerou e ultrapassou o grupo-controle.[23]

Os estudos sobre os benefícios da dieta cetogênica na carcinogênese ainda são bem limitados, com metodologia inadequada, por apresentar tamanho de amostra pequeno, ausência de heterogeneidade, diferenças em tipos de tumores, estadiamento, terapia, duração da intervenção e medicamentos utilizados, além da falta de padronização da dieta contribuir para uma má qualidade geral de evidência, limitando a capacidade de tirar conclusões com base em evidências.[20-22]

Restrição de carboidratos

Assim como a hipótese da dieta cetogênica, a dieta com restrição de carboidratos busca diminuir a glicose sanguínea a fim diminuir a proliferação do câncer. Com a progressão da carcinogênese, as células cancerígenas tornam-se cada vez mais dependentes da glicólise aeróbica e vulneráveis à privação de glicose. Vários estudos mostram que as células malignas in vitro perdem ATP em função da falta de glicose, ocasionando a apoptose. A adição de insulina ao meio com maior concentração de glicose aumentou ainda mais as taxas de proliferação e promoveu ativação da via PI3K.[24-26]

A hiperglicemia tem correlação positiva com risco aumentado de desenvolver câncer em vários locais (pâncreas, esôfago, fígado, cólon, reto, estômago e próstata), pois prejudica competitivamente o transporte de ácido ascórbico em células imunes, que é necessária para fagocitose e mitose, de modo que a resposta imune às células malignas diminua. Também demonstrou in vitro e in vivo que a hiperglicemia ativa monócitos e macrófagos para produzir citocinas inflamatórias que desempenham um papel importante para progressão do câncer. Além disso, as altas concentrações de glicose plasmática elevam os níveis de insulina circulante e IGF1 livre, dois potentes fatores antiapoptóticos e de crescimento para a maioria das células cancerígenas. Tanto a insulina quanto o IGF1, ativam a via PI3K/Akt/mTOR, além da insulina estimular a liberação de citocinas pró-inflamatórias.[26]

Outro benefício potencial de dietas com restrição de carboidrato é a sua influência sobre os processos inflamatórios que ocorrem em vários tecidos. Há evidências de que a ingestão crônica de carboidratos de alto índice glicêmico é capaz de promover esse estado inflamatório em leucócitos e células endoteliais. Assim, pode-se ter como hipótese que uma dieta com baixo índice glicêmico diminui o risco de câncer através da redução da hiperglicemia pós-prandial e da resposta inflamatória associada.[26]

Uma vez que a glicose é a principal fonte de energia para as células cancerosas, uma redução na disponibilidade deste combustível pode ser benéfica, controlando a proliferação e a capacidade metastática. No entanto, a influência positiva que a dieta cetogênica e a dieta com restrição de carboidratos pode ter no tratamento do câncer, justifica a necessidade de um estudo randomizado bem controlado que investigue seus mecanismos de ação fisiológicos e os efeitos sobre o estado nutricional.

Dieta alcalina

Esta dieta está sendo promovida com base na afirmação que dietas modernas acidificam o corpo, causando doenças como câncer. A dieta alcalina é projetada para fornecer mais íons alcalinos após o metabolismo, e para alcançar uma maior quantidade de carga básica é preciso consumir mais frutas, vegetais, raízes, tubérculos e leguminosas e moderada ingestão de proteína animal.[27,28]

O organismo possui três mecanismos capazes de regular o equilíbrio do acidobásico: bases químicas, centro respiratório e mecanismos renais. As bases químicas representam a primeira linha de defesa para normalizar as alterações do pH, sendo, então, sucedidas por alterações na taxa respiratória. Caso esses dois mecanismos não consigam normalizar as alterações, o sistema renal passa agir, representando o mais potente mecanismo regulador do equilíbrio acidobásico.[29]

Segundo o American Institute for Cancer Research, a dieta alcalina foi desenvolvida com base em estudos de laboratório que sugerem que as células cancerosas cresçam em um ambiente ácido não sobrevivendo em um ambiente alcalino, sendo esse mecanismo praticamente impossível de ser criado.[30]

Estudos mostram que enquanto o pH da urina altera em resposta a mudanças na dieta, o pH do sague não é alterado, já que nele não se transmite informações sobre o nível de pH do corpo. Alimentos e suplementos afetam a acidez ou alcalinidade da urina, mas é o único fluido que é afetado, não ocasionando, portanto, uma modificação sensível de pH sistêmico.[27,28]

Segundo Schwalfenberg, a eficácia dos agentes quimioterápicos é diretamente influenciada pelo pH, agentes como Epirrubicina e Adriamicina exigem um meio alcalino para sua efetividade, já a Cisplatina, a Mitomicina C e a Tiotepa são mais citotóxicos em um meio ácido. Foi sugerido que induzir alcalose metabólica pode ser útil para melhorar alguns regimes de tratamento usando bicarbonato de sódio. Alcalinização extracelular, utilizando bicarbonato, pode resultar em melhorias na eficácia terapêutica, contudo não há literatura científica que estabeleça o benefício de uma dieta alcalina para prevenção do câncer neste momento.[31]

Um estudo retrospectivo realizado por Hamaguchi et al. com 11 pacientes com Carcinoma de Pulmão de Não Pequena Células (NSCLC) que foram tratados com terapia EGFR-TKI com dose reduzida e padrão alimentar com dieta alcalina, teve por objetivo investigar a associação entre a dieta alcalina e o efeito da terapia com EGFR-TKI. O estudo demostrou uma longa sobrevida livre de progressão e sobrevida global maior comparada à relatada em publicações da população similar tratada com a droga sozinha. Embora seja um estudo realizado em pacientes oncológicos e com benefício da terapia associada à dieta alcalina existem, alguns vieses a serem considerados, como: tamanho da amostra. Estudo retrospectivo e sem um grupo comparador e ausência da análise do pH extracelular nas células cancerígenas.[32]

A dieta alcalina é um equilíbrio entre alimentos ácidos e alimentos básicos que se assemelham a um padrão alimentar saudável. Contudo, a literatura é escassa para afirmar que esta dieta por si só é capaz de influenciar a sobrevida livre de progressão. Há falta de apoio para qualquer conselho sobre a hipótese da relação da dieta alcalina com câncer, portanto, preconizar uma dieta saudável para o paciente oncológico é a melhor estratégia durante o tratamento.

Fruta noni

A noni (*Morinda citrifolia*) é originária da Ásia e, por isso, não era comercializada até então no Brasil. Após a divulgação das suas propriedades nutricionais na cura do câncer, ela foi rapidamente se espalhando pelo país. Assim, a Anvisa (2008) determinou que a comercialização será permitida após comprovação de segurança e registro da própria agência (Resolução n. 16/1999 e Resolução RDC n. 278/2005). Após uma revisão de literatura, os estudos compilados mostraram aumento dos níveis séricos de TGO/TGP e hepatotoxicidade, que foram normalizados após a retirada do suco da fruta noni da rotina alimentar. Por essa razão, a Anvisa divulgou um Informe Técnico (n. 25, de maio de 2007), orientando que até então não existe comprovação de segurança para o uso ou preparações com este alimento e, por isso, não ele não poderá ser comercializado no Brasil.[33-35] Sendo assim, em virtude da escassez de informações, o seu alto índice de efeitos adversos e a proibição da Anvisa, a fruta não deve ser ofertada aos pacientes.

Aloe Vera

Pertence à família *Aloaceae*, uma planta herbácea, que contém componentes ativos (*Acemannan, antraceno* e *antraquinona*) com propriedades antioxidantes, laxativas, anti-inflamatórias, imunomoduladoras e anti-tumorais.[36,37]

O benefício mais defendido da *Aloe Vera* para pacientes com câncer é a prevenção e o tratamento de lesões cutâneas causadas pela radioterapia. Contudo, segundo Ünlun et al. em seu estudo de revisão, mostrou que a *Aloe Vera* é ineficaz a este respeito. Nesta mesma revisão, os autores relataram que a incidência de câncer de pulmão era menor naqueles que utilizavam *Aloe Vera* por via oral, de forma regular. No entanto, o estudo não mostrou resultados que possam ser considerados promissores. Para prevenção de mucosite oral em quimioterapia, os autores concluíram que são necessários estudos bem desenhados para essa comprovação.[36,37]

Embora muitas pessoas pensem que os tratamentos com plantas não apresentam efeitos colaterais, estudos apontaram efeitos adversos com o uso delas, como hipocalemia, hipotireoidismo, hepatite tóxica, desenvolvimento de púrpura de Henoch-Schonlein, diminuição no peristaltismo e lesões na mucosa do cólon. Além disso, constatou-se que os compostos (antraquinona) presentes na *Aloe Vera* são mutagênicos.[36] Segundo a Anvisa (2011), o suco da *Aloe Vera* é de responsabilidade do Ministério da Agricultura, Pecuária e Abastecimento (MAPA), por isso para a sua venda é necessária a avaliação do risco e a segurança por esses órgãos. Ainda não há evidências científicas que comprovem a segurança do uso, como alimento. Assim, a Anvisa determina que produtos com *Aloe Vera* não devem ser comercializados no Brasil até que a sua segurança seja comprovada.[36,37] Os estudos clínicos não determinam a segurança no uso da *Aloe Vera*, indicando a necessidade de mais estudos para verificar seus

Capítulo 16 • Mitos e verdades

efeitos positivos em pacientes oncológicos e que estão em tratamento. Por enquanto, acreditamos que seria ideal não utilizar esse produto até que seja demonstrado um claro benefício dos seus componentes ativos e um perfil de segurança para finalidade de tratamento.

Leite e derivados

O leite e seus derivados são fontes de nutrientes essenciais, como o cálcio, as vitaminas lipossolúveis (A, D, E K) e carotenoides, os ácidos graxos essenciais, entre outros compostos, que trazem benefícios à saúde.[38] Contudo, esse alimento pode estar relacionado ao aumento do risco de câncer, como os tumores de ovário, próstata, pulmão, mama, colorretal, entre outros.

Uma metanálise verificou que a genética influencia muito na relação ingestão de lactose e aumento de risco de câncer de ovário. Pesquisas em ratos mostraram uma relação direta entre excesso de galactose e toxicidade ovariana. Porém, em humanos, quando relacionamos a alteração no gene *GALT* (galactose-1-fosfato uridil transferase) e o alto consumo de lactose por mulheres, nota-se a não metabolização deste carboidrato pelo organismo, gerando acúmulo de metabólitos no ovário. Isso gerou discrepâncias nos resultados desta metanálise.[39]

Os produtos lácteos têm sido examinados em relação ao câncer de próstata, e os dados geralmente sugerem que os produtos lácteos estão associados a um aumento do risco deste câncer entre homens saudáveis, embora os resultados tenham sido inconsistentes.[40]

Um estudo realizado com 1.334 homens com câncer de próstata não metastático realizou um Questionário de Frequência Alimentar para avaliar o consumo quantitativo de leites e derivados, após o diagnóstico. Foi observado uma relação positiva entre o consumo de leite integral superior a 4 porções/semana e o Índice de Massa Corporal (IMC) destes pacientes, em que indivíduos com IMC > 27 kg/m^2 apresentaram um risco 3 vezes maior de recorrência comparado aos pacientes que consumiam leite integral menor que 3 porções/mês. Porém, essa associação não foi observada em homens com IMC < 27 kg/m^2, sugerindo que a composição corporal está mais uma vez relacionada à recorrência de vários tipos de cânceres – no caso deste estudo o câncer de próstata –, uma vez que a adiposidade, principalmente visceral, está associada ao processo inflamatório, ao crescimento tumoral por liberação de citocinas inflamatórias (p. ex., VEGF), ao aumento da angiogênese, à diminuição do sistema imunológico, além de resistência à insulina.[40]

O relatório do WCRF (World Cancer Research Fund International) de 2014, sugere evidências limitadas de que os produtos lácteos podem estar associados aumento do risco de câncer de próstata.[41]

Um estudo de revisão sistemática e metanálise identificou 172 estudos relacionados ao consumo de leite e o aumento de um fator de crescimento semelhante à insulina (IGF-1). Essa relação foi positiva em todas as faixas etárias. Destes, 15 estudos avaliaram uma associação positiva entre o consumo de leite e o aumento da proteína ligadora de IGF-1, chamada IGFBP-3, sendo que este achado foi observado quando os pacientes foram expostos ao leite, não sendo observado quando o exposto à proteína láctea e/ou seus produtos. Assim, estes dados deram suporte à hipótese que o aumento na ingestão de leite, aumenta os níveis séricos de IGF-1 e, consequentemente, pode aumentar o risco de câncer de próstata. Contudo, um viés do estudo foi a combinação destes efeitos na população de diferentes faixas etárias e, portanto, notaram que o consumo de leite em curto prazo, como na infância, pode não estar associado ao risco de câncer de próstata na fase adulto. Já o consumo de leite em longo prazo na idade adulta pode estar relacionado.[42]

Outro estudo realizado em diversos países europeus, contendo 477.122 participantes, avaliou por questionário de frequência alimentar o consumo de leite, queijo e iogurtes, e verificou-se um potencial papel benéfico na prevenção de câncer colorretal, independentemente do teor de gordura presente nos produtos. Porém, este e outros estudos apontaram o aumento no consumo de leite diretamente proporcional ao risco de câncer de próstata.[43]

Em uma metanálise com 26 estudos relacionando consumo de leite e derivados e o risco de câncer de pulmão, mais seis estudos relacionando a ingestão de cálcio e o câncer de pulmão, concluíram que nem a ingestão de leites e derivados ou mesmo a ingestão de cálcio estão associados ao risco deste tipo de câncer.[44]

O consumo de leite e seus derivados e a sua associação ao risco de câncer ainda precisa ser elucidado, já que também sabemos que estes alimentos são fontes de diversos nutrientes. No entanto, estudos ainda são necessários para avaliar a composição desses alimentos nos dias atuais, considerando a quantidade de hormônios, os antibióticos, os pesticidas colocados no pasto onde os animais são criados, a fim de ser possível comprovar a relação desses compostos na saúde do homem e não a composição natural do leite com o risco de câncer. Nesse sentido, uma dieta equilibrada com o consumo moderado de produtos lácteos pode ser o recomendado, de acordo com a conduta de cada profissional.

Capítulo 16 • Mitos e verdades

Carne vermelha

É considerado carne vermelha todo músculo de mamífero que inclui carne bovina, vitela, porco, cordeiro, cavalo e cabra. Em 2015, após uma avaliação do Programa da IARC (International Agency for Research on Cancer), a WHO (Word Heath Organization) passou a classificar a carne vermelha como parte do grupo 2A. Esta classificação indica que com base em estudos epidemiológicos, existe uma associação positiva entre a carne vermelha e o desenvolvimento do câncer colorretal. Já as carnes processadas foram classificadas no grupo 1, indicando que existem evidências com base em estudos epidemiológicos suficientes para apontá-las como causadoras de câncer colorretal.[45]

Estudos mostram que a carne vermelha e a carne processada podem aumentar de 20 a 30% o risco de câncer colorretal.[46] Sendo que 100 g/dia de carne vermelha aumenta o risco de câncer colorretal entre 12 e 17% e 25 g/dia de carne processada aumenta em até 49%.[47] O WCRF e o Instituto Americano de Pesquisa do Câncer (American Institute for Cancer Research) recomendam as seguintes quantidades de consumo de carne vermelha: 500 g/semana ou 50 g/dia.[48]

Existem três hipóteses sobre o mecanismo da carcinogênese. A primeira seria causada em virtude da ingestão de gordura presente nas carnes, em que culminaria na resistência à insulina ou ácidos biliares fecais. No entanto, são necessários estudos epidemiológicos para confirmar essa hipótese, uma vez que a ingesta pode resultar obesidade, processos inflamatórios e estar relacionada ao câncer. A segunda seria a produção de substâncias cancerígenas como as aminas heterocíclicas (HCA), hidrocarbonetos aromáticos policíclicos (PAH) produzidos durante um longo período de cozimento, além da formação de N-nitroso (NOC). A terceira hipótese seria a promoção da carcinogênese pelo ferro. Estudos sugerem que o ferro heme aumenta a proliferação das células intestinais em razão da lipoperoxidação e/ou citotoxicidade no lúmen, em virtude do papel pró-oxidante do ferro, produzindo espécies reativas de oxigênio, gerando danos ao DNA, além da formação de compostos nitrosos, altamente carcinogênicos.[49,50]

A ingestão de carne vermelha também tem sido associada a outros tipos de cânceres, como o câncer de pulmão, o câncer de mama e o câncer de próstata. Porém, ainda não existe nenhum consenso encontrado até hoje que esclarece a relação entre a ingestão de carne vermelha e os demais tipos de cânceres citados.[51,52]

Entretanto, a carne vermelha é um alimento de alto valor biológico, rico em aminoácidos essenciais (lisina, treonina, valina, metionina, fenilalanina, triptofano, leucina e isoleucina) e contém vários micronutrientes, como ferro, zinco, selênio, vitaminas B6, B12 e vitamina D, além de ser fonte de ácidos graxos poli-insaturados.[53]

Desse modo, podemos concluir que apesar dos estudos apontarem que o consumo de carne vermelha e de carnes processadas aumentem o risco de câncer colorretal, o consumo moderado da carne vermelha é benéfico, uma vez que apresenta diversos nutrientes em sua composição. Assim, recomenda-se evitar o consumo de carnes processadas e limitar a ingestão de carnes vermelhas, com o consumo moderado e bastante cautela no modo de preparo, já que este preparo exerce grande influência no aumento do risco para câncer de colorretal.

Glúten

O glúten é um complexo proteico composto por duas estruturas: a gliadina e a glutenina. Ele é encontrado em diversos cereais, como o trigo, o centeio e a cevada.[54] Uma das doenças mais relacionadas à ingestão do glúten é a doença celíaca. Alguns estudos apontam que pode existir uma correlação entre pacientes com doença celíaca e o risco de câncer.[55]

Uma variedade de cânceres como linfomas, carcinomas gastrintestinais, câncer hepático, melanoma e câncer de mama, estão entre os mais pesquisados relacionados à doença celíaca.[54,56] Já é de conhecimento que a incidência de câncer é maior em algumas doenças gastrintestinais, como as doenças intestinais inflamatórias, principalmente quando não tratadas ou descobertas tardiamente. Contudo, deve-se considerar também a duração e o grau da doença para influenciar no risco aumentado ou não de câncer. Ainda assim, existem três tipos de câncer associados à doença celíaca: enteropatia associada ao linfoma de células T. linfoma não Hodgkin e adenocarcinoma de intestino delgado (não são muito comuns e a maioria não os desenvolve). O risco de desenvolver câncer colorretal em paciente com doença celíaca é mais raro. Porém, o diagnóstico de doença celíaca precoce é mais difícil e o mecanismo de desenvolvimento de câncer gastrintestinal na doença celíaca ainda não está totalmente definido.[57]

Segundo o Instituto de Pesquisa Americano de Câncer (Institute American Cancer Research), exceto estudos que relacionam o câncer e a doença celíaca e pacientes não celíacos com sensibilidade ao glúten, não existem trabalhos que relacionam o glúten ao aumento do risco de câncer.[58]

Sendo assim, conclui-se que não existem dados científicos que evidenciem a relação entre o glúten e o desenvolvimento de câncer. As pesquisas

Capítulo 16 • **Mitos e verdades**

mais recentes apenas têm relacionado indivíduos com doenças celíacas ao risco de câncer. Contudo, pesquisas mostram que o consumo de alimentos integrais que contêm glúten pode reduzir o risco de desenvolvimento de tumores. Neste sentido, em pacientes não celíacos, não existe estudos que comprovem e relacionam que a restrição de glúten poderia reduzir o risco de câncer.

Considerações finais

São muitos os mitos alimentares relacionados ao tratamento oncológico, o grande problema é quando o alimento, em forma de extrato ou chá, interage negativamente com o tratamento, trazendo prejuízos ao paciente. Além disso, muitos pacientes fazem restrições alimentares graves e sem orientação adequada, podendo ocasionar perda de peso e uma piora na resposta ao tratamento, uma vez que a desnutrição energético-proteica resulta num aumento da toxicidade pela medicação. É importante salientar que a maioria dos estudos são realizados *in vitro* ou em ratos, sendo escassos em humanos. Por isso, mais estudos devem ser realizados a fim confirmar o benefício ou não do alimento e/ou da sua exclusão durante o tratamento. Cabe ressaltar ao paciente que qualquer dieta e/ou alimento que a mídia impõe como "a cura do câncer" deve ser conversado com a equipe multidisciplinar para aconselhamento individual com base em evidências científicas.

A falta de dados científicos rigorosos que avaliem quase todas as terapias alimentares e complementares atualmente limita sua incorporação na prática oncológica padrão.

Referências bibliográficas

1. WCRF/AICR Cancer Prevention & Survival? Summary of global evidence on diet, weight, physical activity & what increases or decreases your rik of cancer. dec. 2015.
2. Farhan M, Oves M, Chibber S, Hadi SM, Ahmad A. Mobilization of Nuclear Copper by Green Tea Polyphenol Epicatechin-3-Gallate and Subsequent Prooxidant Breakage of Cellular DNA: Implications for Cancer Chemotherapy. Int. J. Mol. Sci. 2017.
3. Ali A, Vaiyapuri SP, Jegan A, Ramesh E. Synergistic anticancer activity of dietary tea polyphenols and bleomycin hydrochloride in human cervical cancer cell: Caspasedependent and independent apoptotic pathways. Chemico-Biological Interactions. 2016.(1 e 10):247.
4. Mohammed EHM, Philip B, Charles C, jun. QY, Fazlul H. Epigallocatechin Gallate Acts Synergistically in Combination with Cisplatin and Designed trans-palladiums in Ovarian Cancer Cells. Anticancer Research. 2012.32:4851-60.
5. Bannerman B, Xu L, Jones M et al. Preclinical evaluation of the antitumor activity of bortezomib in combination with vitamin C or with epigallocatechin gallate, a component of green tea. Cancer Chemother Pharmacol. 2011.68:1145-54.
6. Cao J, Han J, Xiao H, Qiao J, Han M. Effect of Tea Polyphenol Compounds on Anticancer Drugs in Terms of Anti-Tumor Activity, Toxicology, and Pharmacokinetics Nutrients. 2016.8:762.

7. Vincenza G, Daniele N, Angela A et al. Green Tea Consumption and Risk of Breast Cancer and Recurrence – A Systematic Review and Meta-Analysis of Observational Studies. Nutrients. 2018.10(12):1886.

8. Yiannakopoulou EC. Interaction of Green Tea Catechins with Breast Cancer Endocrine Treatment: A Systematic Review. Pharmacology. 2014.94:245-8.

9. Chisholm K, Bray BJ, Rosengren RJ. Tamoxifen and epigallocatechin gallate are synergistically cytotoxic to MDA-MB-231 human breast cancer cells. Anticancer Drugs. 2004 Oct.15(9):889-97.

10. Scandlyn MJ, Stuart EC, Somers-Edgar TJ, Menzies AR, Rosengren RJ. A new role for tamoxifen in oestrogen receptor-negative breast cancer when it is combined with epigallocatechin gallate. British Journal of Cancer. 2008.99:1056-63.

11. Rafieian-Kopaei M, Movahedi M. Breast cancer chemopreventive and chemotherapeutic effects of Camellia Sinensis (green tea): anupdated review. Electronic physician. 2017.9(2):3838-44.

12. Chen D, Wan SB, Yang H, Yuan J, Chan TH, Dou PQ. EGCG green tea polyphenols and their synthetic analogs and prodrugs for human câncer prevention and treatment Adv Clin Chem. 2011.53:155-77.

13. Suganuma M, Takahashi A, Watanabe, T, et al. Biophysical Approach to Mechanisms of Cancer Prevention and Treatment with Green Tea Catechins Molecules. 2016:21:1566.

14. Pieme CA, Kumar SG, Dongmo MS et al. Antiproliferative activity and induction of apoptosis by Annona muricata (Annonaceae) extract on human cancer cells. Complementary and Alternative Medicine. 2014.14:516.

15. Coria-Tellez AV, Montalvo-Gónzalez E, Yahia EM, Obledo-Vázquez EN. Annona muricata: A comprehensive review on its traditional medicinal uses, phytochemicals, pharmacological activities, mechanisms of action and toxicityAnnona muricata. Arabian Journal of Chemistry. 2016.

16. Moghadamtousi SZ, Fadaeinasab M, Niksab S, Mohan G, Ali HM, Kadir HA. Annona muricata (Annonaceae): A Review of Its Traditional Uses, Isolated Acetogenins and Biological Activities Int. J. Mol. Sci. 2015.16:15625-58.

17. Banerjee A, Sengupta A, Maji B, Nandi A, Pal S, Mukherjee S. Possible Cytotoxic Activity of Annona muricata Leaves in Huh-7 Human Liver Cancer Cells. Hepatol Pancreat Sci. 2017.1:1.

18. Paschoal V. Dieta cetogênica. In: Nutrição Clínica Funcional: dos princípios à prática clínica. 2. ed. São Paulo, Valéria Paschoal Editora. 2007. p.82-94.

19. Warburg O, Wind F, Negelein E. The metabolism of tumors in the body. J Gen Physiol. 1927.8(6):519-30.

20. Branco AF, Ferreira A, Simões RF, Magalhães-Novais S, Zehowski C, Cope E et al. Ketogenic diets: from cancer to mitochondrial diseases and beyond. Eur J Clin Invest. 2016.46(3):285-98.

21. Erikson N, Boscheri A, Linke B, Huebner J. Systematic review: isocaloric ketogenic dietary regimes for cancer patients. Med Oncol. 2017.34:72.

22. Oliveira CLP, Mattingly S, Schieemacher R, Sawyer MB, Fine EJ, Prado CM. A Nutritional Perspective of Ketogenic Diet in Cancer: A Narrative Review J Acad Nutr Diet. 2017.

23. Huebner J. Marienfeld S, Abbenhardt C et al. Counseling Patients on Cancer Diets: A Review of the Literature and Recommendations for Clinical Practice Anticancer Research. 2014.34:39-48.

24. Nilsson L M, Winkvist A, Johansson I, Lindahl B, Göran H, Lenner P et al. Low-carbohydrate, high-protein diet score and risk of incident cancer. a prospective cohort study. Nutrition Journal. 2013.12:58.

Capítulo 16 • **Mitos e verdades**

25. Ho VW, Hamilton MJ, Dang N-HT, Hsu BE, Adomat HH, Guns ES et al. A low carbohydrate, high protein diet combined with celecoxib markedly reduces metastasis Carcinogenesis. 2014.35(10):2291-9.

26. Klement RJ, Kämmerer U. Is there a role for carbohydrate restriction in the treatment and prevention of cancer? Nutrition & Metabolism. 2011. 8:75.

27. Fenton TR. Huang T. Systematic review of the association between dietary acid load, alkaline water and cancer BMJ Open. 2016.6:e010438.

28. Welch AA, Mulligan A, Bingham SA, Khaw K. Urine pH is an indicator of dietary acid--base load, fruit and vegetables and meat intakes: results from the European Prospective Investigation into Cancer and Nutrition (EPIC) – Norfolk population study. British Journal of Nutrition. 2008.99:1335-43.

29. Naves A, Baptistella AB. Porque o equilíbrio ácido-basico é tão importante para a manutenção da saúde. In: Análise Crítica das Estratégias Nutricionais para Performance Esportiva e Emagrecimento. São Paulo, Valéria Paschoal Editora. 2016. p.241-3.

30. American Institute for Cancer Research. Disponível em: http://www.aicr.org/patients-survivors/healthy-or-harmful/alkaline-diets.html?_ga=2.6821493.671064622.1513875033-1084224108.1513875033. Acesso em nov. 2017.

31. Schwalfenberg GK. The Alkaline Diet: Is There Evidence That an Alkaline pH Diet Benefits Health? J Environ Public Health. 2012:727630.

32. Hamaguchi R, Toshihiro O, Sato M, Hasegawa M, Wada H. Effects of an Alkaline Diet on EGFR-TKI Therapy in EGFR Mutation-positive NSCLC Anticancer Research. 2017.37:5141-5.

33. Anvisa – Agência Nacional de Vigilância Sanitária Gerência Geral de Alimentos Gerência de Produtos Especiais. Informe Técnico n. 25, de maio de 2007. Atualizado em 2008.

34. Resolução n. 16/1999 – Regulamento técnico de procedimentos para registro de alimentos e ou novos ingredientes.

35. Resolução RDC n. 278/2005 – Regulamento técnico de procedimentos para registro de alimentos e ou novos ingredientes.

36. Ünlu A, Nayir E, Ay H, Kirca Ö, Özdogan M. Aloe Vera and Cancer Turk J Oncol. 2016.31(2):68-72.

37. Anvisa – Agência Nacional de Vigilância Sanitária, Esclarecimentos sobre comercialização de Aloe Vera (babosa) e suas avaliações de segurança realizadas na área de alimentos da Anvisa. Informe Técnico n. 47, de 16 de novembro de 2011.

38. Rodriguez-Alcalá LM, Gómez MPC, Fontecha J. Milk fat components with potential anticancer activity – A review. Bioscience Reports. 2017.37(6).

39. Larsson SC, Orsini N, Wolk A. Milk, milk products and lactose intake and ovarian cancer risk: a meta-analysis of epidemiological studies. Int J Cancer. 2006.118(2):431-41.

40. Tat D, Kenfield SA, Cowan JE, Broering JM, Carroll PR et al. Milk and other dairy foods in relation to prostate cancer recurrence: Data from the cancer of the prostate strategic urologic research endeavor (CaPSURE™). Prostate. 2017. p.1-8.

41. World Cancer Research Fund International/American Institute for Cancer Research Continuous Update Project Report: Diet, Nutrition, Physical Activity, and Prostate Cancer. 2014. Disponível em: www.wcrf.org/sites/default/files/Prostate-Cancer-2014-Report.pdf.

42. Harrisson S, Lennon R, Holly et al. Does milk intake promote prostate cancer initiation or progression via effects on insulin-like growth factors (IGFs)? A systematic review and meta-analysis. Cancer Causes Contro. 2017.28(6):497-528.

43. Murphy N, Norat T, Ferrari P, Jenab M, Bueno-de-Mesquita B et al. Consumption of Dairy Products and Colorectal Cancer in the European Prospective Investigation into Cancer and Nutrition (EPIC). PLOS ONE. 2013.8(9):72715.

44. Yang Y, Wang X, Qinghua Y et al. Dairy Product, Calcium Intake and Lung Cancer Risk: A Systematic Review with Meta-analysis. Sci. 2016.6:20624.

45. World Health Organization. Disponível em: http://www.who.int/features/qa/cancer-red--meat/en/. Acesso em 12 dez 2017.

46. Aikan NF. Read meat and colorectal cancer. Oncology Reviews. 2015.(9):288.

47. De Smet S, Vossen E. Meat: The balance between nutrition and health. A review, Meat Science. 2016.120:145-56.

48. WCRF/AICR Cancer Prevention & Survival? Summary of global evidence on diet, weight, physical activity & what increases or decreases your rik of cancer. 2015 Dec.

49. Ferguson LR. Meat and cancer. Meat Science. 2010.84(2):308-13.

50. Fonseca-Nunes A, Jakszyn P and Agudo A. Iron and Cancer Risk – A Systematic Review and Meta-analysis of the Epidemiological Evidence Biomarkers Prev. AACR. 2013.23(1):12-31.

51. Gnagnarella P, Caini S, Maisonneuve P et al. Carcinogenicity of High Consumption of Meat and Lung Cancer Risk Among Non-Smokers: A Comprehensive Meta-Analysis. Nutrition and Cancer. 2017.10:1-13.

52. Diallo A, Deschasaux M, Latino-Martel P et al. Read and processed meat intake and câncer risk: results from the prospective nutrinet-santé cohort study. Int J Cancer. 2018.142(2):230-7.

53. Celada P, Bastida S, Sánchez-Muniz FJ. To eat or not to eat meat. That is the question. Nutr Hosp. 2016.16.33(1):177-81.

54. Vieille SL, Dubois S, Hayward S et al. Estimated Levels of Gluten Incidentally Present in a Canadian Gluten-Free Diet. Nutrients. 2014.6:881-96.

55. Oliveira F, Schoeps V, Sanvito W et al. Gluten and Neuroimmunology. Rare association with Myasthenia Gravis and Literature Review. Rev. Assoc. Med. Bras. 2018.64(4):311-4.

56. Emilsson L, Murray JA, Leffler DA et al. Cancer in first-degree relatives of people with celiac disease. Medicine (Baltimore). 2016.95(32):458.

57. Daniel G Sur, Borodi Mihaela, Emanuela Floca, Genel Sur Intestinal Cancer in Celiac Disease International Journal of Celiac Disease. 2017.5(1):28-9.

58. American Institute for Cancer Research. Disponível em: http://www.aicr.org/press/health-features/health-talk/2016/01-jan/gluten-diet-cancer.html. Acesso em 6 abr 2018.

Índice remissivo

A

Abreviação de jejum, 79, 80
  em radioterapia pediátrica
  com sedação, 66
Absorciometria radiológica
  de dupla energia, 16
Acesso venoso central, 40
Acetato
  de gosserrelina, 93
  de megestrol, 92
Ácido linoleico, 41
Actinomicina, 56
ADR, 56
Adria, 56
Adriamicina, 56
Adriblastina, 56
Aferição de resíduos, 128
Agentes
  alquilantes, 52
  antimetabólitos, 52
Alcaloides de vinca, 57
Alimentação via sonda nasoenteral, 67
Alimentos com propriedades
  espessantes, 140
Alkeran, 55
Aloe vera, 222
Alquilantes, 54
Alterações
  hormonais, 124
  metabólicas, 123
Altura em pé, 10
Amparo assistencial ao idoso
  e ao deficiente, 176

Anamnese nutricional, 6
  em adultos e idosos, 6
  em pediatria, 7
Anastrozol, 92
Androgênios, 92
Anemia, 146
Anorexia, 135, 157
Anticorpos monoclonais, 95
Antimetabólitos, 55
Aposentadoria por invalidez, 175
Apresentação do prato, 203
Aracytin, 55
Assistência
  clínica ou conduzida por EMTN, 195
  permanente, 176
Atendimento ambulatorial, 167, 168
Atezolizumabe, 89
Auxílio doença, 176
Avaliação(ões)
  antropométrica, 8
    no paciente pré-transplante de
    células-tronco hematopoéticas, 102
  da composição corporal, 16
    no paciente crítico oncológico, 125
  de funcionalidade pela dinamometria, 16
  do consumo alimentar, 7
  nutricional(is)
    em cuidados paliativos, 158
    subjetivas, 14
  subjetiva
    em pediatria (ASG pediátrica), 15
    Global (ASG), 14
    produzida pelo paciente
    (ASG-PPP), 15

B

BCNU, 54
BEP + bleomacinina, 54
Bevacizumabe, 96
Bioimpedância elétrica, 18
Blenoxane, 56
Bleomicina, 56, 212
Bloqueadores de estrógeno, 90
Braquiterapia, 64
Busulfano, 54

C

Caelyx liposomal, 56
Calorimetria
    direta, 29
    indireta, 29
Camptotecina, 57
Câncer de mama, 70
Caquexia, 156
Carboplatina, 54
Cardápio de opções e opção diferencial
    no ambiente hospitalar, 202
Carmustina, 54
Carne vermelha, 225
Catequinas, 212
CCNU, 54
Cetuximabe, 96
Chá verde, 212
Ciclo celular, 53
Ciclofosfamida, 54
Circunferência
    da panturrilha, 12
    do braço, 11
Cisplatina, 54
Citarabina, 55
Citotóxicos, 52
Clorambucil, 54
Comfort food, 205
Comprimento
    do membro inferior a partir do joelho, 11
    superior do braço, 11
    tibial, 11
Consistências dos líquidos espessados, 140
Constipação intestinal, 137
Controle glicêmico, 128
Corticosteroides, 93
Cortisol, 80

CTX, 54
Cuidado(s)
    nutricional aos sobreviven-
        tes do câncer, 182
    paliativos, 153, 154, 155
        avaliação nutricional em, 158
        necessidades nutricionais em, 159
        nutrição parenteral em, 162
        sintomas, 164
        suporte nutricional em, 161
        terapia nutricional em, 160

D

Dacarbazina, 54
Dactinomicina, 56
Daunoblastina, 56
Daunorrubicina, 56
Degarelix, 93
Derivados de plantas, 53
Desnutrição, 1
Dexametasona, 94
Diabético, 35
Dieta
    alcalina, 220, 221
    antifermentativa, 69
    cetogênica, 217, 218
    enteral
        administração, 38
            contínua, 38
            intermitente, 38
            mista, 38
        transplante de células-
            -tronco hematopoéticas, 110
        para imunodeprimidos, 113
Direitos dos pacientes, 175
Disfagia, 138, 139
Disgeusia, 141
Distúrbios eletrolíticos, 130
Dobras cutâneas, 13
Doença
    do enxerto contra o hospedeiro, 114
    renal crônica, 35
    veno-oclusiva hepática, 103
DOX, 56
Doxorrubicina, 56
Drogas antineoplásicas, 52
DTIC, 54

• Índice remissivo

E

Emulsões lipídicas intravenosas, 40
Enemas, 69
Energia, 129, 131
Enterite, 138
Envelhecimento, 25
Equilíbrio hídrico, 132
ERP (programas de aceleração da
recuperação pós-operatória), 78
Esofagite, 141
Estatura, 10
Estimativa do gasto energético, 28
Estrogênios, 93
Etoposídeo, 57
Exemestano, 91
Expectativa de vida, 25
Exposição à radiação ionizante, 64

F

Ferramentas de avaliação nutricional, 170
FGTS (Fundo de Garantia por
Tempo de Serviço), 175
Finger food, 204
Fluorouracil, 55
Força de preensão palmar, 16
Fórmulas padrão, 37
Fruta noni, 221
FU 5 FU, 55
Fulvestranto, 91

G

Gastronomia
bases da, 201
hospitalar, 199
Gastrostomia endoscópica
percutânea, 46, 68
Gestão em nutrição clínica, 188
Glicocorticoides, 94
Glicorticoides, 94
Glúten, 226
Goma de mascar, 82
Gordura visceral, 17
Graviola, 215

H

Hidratação, 163
Hiperglicemia, 219

Hipertrigliceridemia, 47
Hiponatremia, 130
Hormônios da tireoide, 94
Hormonioterapia, 90

I

Ifosfamida, 54
Imunomodulação, 128
Imunossupressão grave, 43
Imunoterapia, 87, 88
Indicadores de qualidade, 188
de estrutura, 191, 192
de processos, 191
de resultados, 191
elaboração de, 192
gerenciais, 187
Índices antropométricos da infân-
cia e da adolescência, 13
Inibidores da ação hipotalâ-
mica e hipofisária, 92
Inquérito Brasileiro de Nutrição
Oncológica (IBNO), 59
Interleucinas, 124
Ipilimumabe, 88

J

Jejum
efeitos endócrinos e metabólicos do, 79
noturno pré-operatório, 79

L

Lapatinibe, 95
Leite, 140, 223
Letrozol, 91
Lomustina, 54

M

Malnutrition Screening Too (MUSTI), 3
Manipulação de nutrição en-
teral/parenteral, 194
Massa muscular, 16
Mecloretamina, 55
Mel, 140
Melfalano, 55
Mercaptopurina, 55
Métodos para avaliação do
gasto energético, 28

233

Metotrexato, 55
Micronutrientes, 30
Miniavaliação Nutricional (MAN), 2
Mitomicina C, 56
MTX, 55
Mucosite oral, 144, 145

N

Náuseas, 136
Navelbine/VNR, 57
Necessidades
  de micronutrientes, 30
  hídricas, 30
  nutricionais, 23, 24, 129, 131
    em cuidados paliativos, 159
    no transplante de células-
      -tronco hematopoéticas, 104
    para o paciente oncológico
      adulto, 24
      idoso, 25, 26
      pediátrico 27
Néctar, 140
Neutropenia, 147
Nitrosureias, 52
Nivolumabe, 89
Nutrição
  artificial em cuidados paliativos, 162
  enteral, 36, 38
  parenteral
    desmame da, 41
    em cuidados paliativos, 162
    periférica, 40
Nutrition Risk Score (NRS), 4
Nutritional Risk Screening, 3

O

Odinofagia, 141
Oferta hídrica, 129, 132
Oficinas culinárias, 207
Oligoelementos, 40
Oncogenes, 53
Oncopediatria, 173
Oncovin/VCR, 57
Orientações ao paciente, 171
Ostomias, 37
Oxaliplatina, 55
  + Capecitabina, 55
Oxaplatin, 55

P

Pacientes em cuidado no fim da vida, 162
Paclitaxel, 58
Paediatric Yorkhill Malnutrition
  Score (PYMS), 5
Paraplatin, 54
Passe livre interestadual, 176
Pediatric Nutritional Risk Score (PNRS), 5
Pembrolizumabe, 89
Peso, 8
  ajustado para amputados, 9
  ideal, 8
  perda de, 10
Podofilotoxinas, 57
Pré-caquexia, 157
Prednisona, 94
Probióticos, 120
Progestinas, 92
Proteína, 129
Provas de funções hepáticas, 41
Pudim, 140
Puri Nethol, 55

Q

Qualidade da atenção, 187
Quimiorradioterapia, 68
Quimioterapia, 43
Quimioterápicos
  alcaloides de vinca, 57
  alquilantes, 54
  antimetabólitos, 55
  camptotecina, 57
  citotóxicos, 52
  efeitos adversos, 53
  podofilotoxinas, 57
  taxano, 58

R

Radiação ionizante, 64
Radioterapia, 63
  desnutrição e perda de peso, 71
  em abdome e pelve, 69
  em cabeça e pescoço, 67
  em pacientes
    adultos, 65
    pediátricos, 65

Índice remissivo

na mama, 70
Radiotoxicidade, 64
Ressonância nuclear magnética, 17
Restrição de carboidratos, 219
Retorno precoce da dieta, 83
Risco nutricional, 65
Rituximabe, 96

S

Sabor do suplemento, 44
Saúde do idoso, 25
Screening Tool for
    Childhood Cancer (SCAN), 6
    for Risk of Impaired Nutritional
    Status and Grow (Strong Kids), 4
    for the Assessment of Malnutrition
    in Pediatrics (STAMP), 5
Síndrome
    da anorexia-caquexia, 163
    da antirresposta compensatória, 124
    da realimentação, 41
    da resposta inflamatória sistêmica, 124
    de caquexia e anorexia, 156
    de lise tumoral, 130
    pós-UTI, 128
Sobreviventes do câncer
    adultos, 181
    infantil, 179
Soluções
    de nutrição parenteral, 40
    polivitamínicas, 40
Sondas, 37
Sopas, 140
Sucos, 140
Suplementação
    de vitaminas e minerais, 36
    oral industrializada, 44
    nutricional oral através da
    gastronomia, 205
Suporte nutricional em cui-
    dados paliativos, 161

T

Tamoxifeno, 90
Taxano, 58
Taxol, 58

Teleterapia, 64
Terapia nutricional, 127
    em adultos, 127
    em crianças e adolescentes, 130
    em cuidados paliativos, 160
    enteral, 36, 45, 130
        transplante de células-
        -tronco hematopoéticas, 108
    no paciente oncológico
        adulto e idoso, 33
        crítico, 123
        pediátrico, 43
    oral, 33
        no paciente pediátri-
    co com câncer, 44
        transplante de células-
        -tronco hematopoéticas, 107
    parenteral, 39, 46, 131
        transplante de células-
        -tronco hematopoéticas, 111
    perioperatória, 81
    transplante de células-tronco
    hematopoéticas, 107
Tioguanina, 55
Tomografia computadorizada, 17
    no paciente crítico oncológico, 126
TopotecanoHycanti, 57
Transplante de células-tronco
    hematopoéticas, 101
    avaliação
        antropométrica no pa-
    ciente pré-TCTH, 102
        nutricional, 102
    complicações relacionadas à terapia
    nutricional parenteral, 112
    dieta enteral, 110
    necessidades nutricionais no, 104
    pós-alta, 103
    terapia nutricional, 107
        enteral, 108
        parenteral, 111
Transporte coletivo gratuito, 176
Trastuzumabe, 95
Tratamento(s)
    antineoplásicos, 87
    cirúrgico, 77
    quimioterápico, 51

consequências nutricionais do, 58
  radioterápico, 63
Triagem e avaliação nutricional
  em criança e adolescente, 3, 126
  no adulto, 2, 124
Trismo, 143
Tumores
  de cabeça e pescoço, 174
  de mama, 175
  de sistema nervoso central, 174
  gastrintestinais, 174
  hematológicos, 173

U

Ultrassonografia, 18
  no paciente crítico oncológico, 125

V

Velban/VLB, 57
Vepeside/VP-16, 57
Vias de acesso, 37
Vimblastina, 57
Vincristina, 57
Vinorelbine, 57
Viscosidade e da textura dos alimentos, 140
Vitaminas de frutas, 140

X

Xelox, 55
Xerostomia, 142